Archives of Gynecology and Obstetrics
Organ of the Deutsche Gesellschaft für Gynäkologie und Geburtshilfe

Founded in 1870 as "Archiv für Gynaekologie". Vols. 1–115 (1870–1922) published by August Hirschwald, Berlin; Vols. 115–175 (1920–1944) published by Springer, Berlin. As of Vol. 176 (1949) published by J. F. Bergmann, Munich. Edited by K. Credé (Vols. 1–41), O. Spiegelberg (Vols. 1–18), A. Gusserow (Vols. 24–77), G. Leopold (Vols. 42–94), E. Bumm (Vols. 78–123), K. Franz (Vols. 124–129), A. Döderlein (Vols. 130–172), H. von Peham (Vols. 130–142), R. Meyer (Vols. 130–167), G. A. Wagner (Vols. 143–175), H. Martius (Vols. 176–201), C. Kaufmann (Vols. 176–229), K. G. Ober (Vols. 190–238), H. A. Hirsch (since Vol. 210), F. E. Loeffler (since Vol. 226), H. Ludwig (since Vol. 230), H. Wulf (since Vol. 230). Since 1922 (Vol. 117) "Archiv für Gynäkologie" has been the organ of the Deutsche Gesellschaft für Gynäkologie und Geburtshilfe. As of Vol. 226 (1978) published under the English title "Archives of Gynecology". As of Vol. 241 (1987) published under the title "Archives of Gynecology and Obstetrics".

Manuscripts and inquiries may be addressed to:

Prof. Dr. H. A. Hirsch
Universitäts-Frauenklinik
Schleichstrasse 4
D-72076 Tübingen, Germany

Dr. F. E. Loeffler, F.R.C.S., F.R.C.O.G.
St. Mary's Hospital
Praed Street
London W2, England

Prof. Dr. H. Ludwig
Wartenbergstrasse 9
CH-4052 Basel
Switzerland

Prof. Dr. K.-H. Wulf
Universitäts-Frauenklinik
Josef-Schneider-Strasse 4
D-97080 Würzburg, Germany

(Continuation on cover page 3)

Archives of Gynecology and Obstetrics

Continuation of Archiv für Gynäkologie, founded in 1870

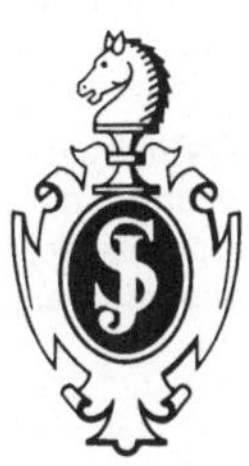

Springer-Verlag Berlin Heidelberg GmbH

Guide for Authors

Papers should be submitted in standard grammatical English. The author must take special care to make certain that either American or British usage is followed consistently throughout the manuscript and in inscriptions in illustrations. After acceptance, all manuscripts will be forwarded to a language editor by the publisher, but this in no way diminishes the responsibility of the author to pay meticulous attention to the linguistic accuracy of his paper.

The maximum acceptable lenght has been limited to 8 printed pages equivalent to 16 typewritten pages including figures and references: a fee of DM 150.00 per page will be charged for additional pages.

Observations of particular interest, i.e., especially written-up single cases, will be published under the heading **"Case Reports"**. Such reports will usually not exceed 4 printed pages, 4 figures, and 1 table, and should be written in English.

"Review articles" and annotations reflect the present state of knowledge in special areas or summarize limited themes in which discussion has led to clearly defined conclusions.

Authors are requested to prepare manuscripts in accordance with the journal's accepted practice in such matters as the division of papers, lay-out of tables, etc.

1. Manuscripts should be typed in double-line spacing with wide margins (one original manuscript typed on one side of the paper only plus one copy photocopied on both sides to keep postage costs at a minimum). Form and content should be carefully checked to exclude the need for corrections in proof because only misprints should be corrected there. Correction costs exceeding 5% of the composition costs will be charged to the author. **The editorial process will be speeded up if two copies of the manuscript and illustrations are submitted.** In order to reduce mailing costs, rejected manuscripts will not normally be returned, except for original illustrations.

2. The **title page** should comprise: title of paper, first name(s) and surname of author(s), institute, any footnotes referring to the title (indicated by asterisks), address for correspondence, running title (not more than 72 typewriter strokes, including spaces).

3. Summary. Each paper should be preceded by a summary of the main points.

4. Key words. Immediately following the summary not more than 5 English key words should be supplied for subject indexing. Key words should be taken from the Index Medicus (Medical Subject Headings) or, failing this, composed on the same principles.

5. Small print. Historical reviews, materials and methods, histological data, and other secondary matter should be marked for small print. This is not done to save money – it costs more to set up – but to improve presentation.

6. Footnotes, other than those referring to the title heading, should be numbered consecutively.

7. The **references** should include only works referred to in the text. They should be cited as follows: journal papers – names and initials of all authors, year, full title, journal as abbreviated in Index Medicus, volume number, first and last page numbers. Papers published in volumes where the heading bears 2 dates should be cited with only **one** date, i.e., that given in the so-called source note on the first page of each paper. Books – names of authors, full title, edition, place, publisher, year.

Examples:
Daume E, Chari S, Hopkinson CRN, Sturm G (1979) Inhibition of follicle stimulating hormone binding to granulosa cells in vitro by human follicular fluid. Arch Gynecol 227:289–292

Lorento C de (1960) Cerebral cortex: architecture, intracortical connections, motor projections. In: Foltun HF (ed) Physiology of the nervous system, 3rd edn. University Press, New York, p 288

References should be listed at the end of the paper in **alphabetical** order under the first author's name, more than one reference to the same author or team of authors in chronological order.
They should be cited in the text by author and year.

8. Figures. The number and size of the illustrations must be kept to the minimum required for clarification of the text. Previously published figures cannot be accepted. Explanations of figures furnished as legends should not be repeated in the text. Numerical data given in graphs or tables must not duplicate each other. As a rule, requests for color reproductions cannot be approved unless the authors bear the costs. All figures, whether photographs, graphs, or diagrams, should be numbered consecutively throughout and submitted on separate sheets.
The figures should not extend beyond the print area 122×195 mm (43/4 $\times$ 71/2 inches) including legend texts. Several figures should be grouped into a plate on one page.

Line drawings. Please submit good-quality prints. The inscriptions should be clearly legible. Letters 2 mm high are recommended. Computer drawings are acceptable provided they are of comparable quality to line drawings. Computer-drawn curves and lines must be smooth.

Half-tone illustrations. Please submit well-contrasted photographic prints, trimmed at right angles and in the desired final size. Inscriptions should be about 3 mm high.
Color illustrations will be accepted; however, the authors will be expected to make a contribution towards the costs (approx. DM 1,200.00 for the first and DM 600.00 for each additional page).

9. Captions. Each figure should be briefly and clearly described. Remarks like: "for explanation see text" are not adequate. Captions are a part of the text and should be appended to it.

10. Papers which are ready to go to the printers can be published within 4 months of receipt. Offprints may be ordered at cost price when the page proofs are returned. Springer will supply the corresponding author with two free copies of the relevant issue.

Verhandlungen der Schweizerischen Gesellschaft für Gynäkologie und Geburtshilfe

Jahresversammlung
Lugano, 24.–26. Juni 1993

Inhaltsverzeichnis

Freie Mitteilungen/Communications libres

Archives of

**Gynecology
and Obstetrics**
© Springer-Verlag 1993

1. Hauptthema / 1er thème principal
Traumatologie und Schwangerschaft / Traumatologie et grossesse

Introduction: La mort cérébrale maternelle

F. Béguin

Département de gynécologie et d'obstétrique, HCUG, CH-1211 Genève, Switzerland

La femme enceinte est aujourd'hui fréquemment exposée à des traumatismes plus ou moins graves. Les accidents de la circulation et la violence urbaine sont des causes importantes de traumatismes maternels et foetaux. Ce type d'accident pose de multiples problèmes médicaux, obstétricaux, psychologiques, éthiques, légaux, d'assurances, de prévention, etc.

Le foetus dont la mère subit un traumatisme plus ou moins grave peut être exposé aux complications suivantes: mort foetale, souffrance foetale, lésions anoxiques, décollement prématuré du placenta, transfusion foeto-maternelle, rupture prématurée des membranes, accouchement prématuré ou menace d'accouchement prématuré, traumatisme atteignant le corps foetal.

En guise d'introduction, nous aimerions vous présenter un cas suivi il y a quelques années à l'Hôpital Cantonal Universitaire de Genève. La mort cérébrale post-traumatique d'une femme enceinte illustre dramatiquement les multiples et délicates implications des accidents touchant les femmes enceintes.

Présentation du cas

Une femme de 20 ans est admise au service d'urgence de notre hôpital à la suite d'un accident de la circulation. On diagnostique une hémorragie diffuse et un oedème intra-cérébraux. On ne constate aucune lésion intrathoracique ou intra-abdominale. L'examen abdominal aux ultra-sons montre la présence d'une grossesse intra-utérine avec un foetus vigoureux d'environ 20 semaines. Dans les heures qui suivent l'entrée, on doit poser le diagnostic d'une mort cérébrale. On ne parvient pas à connaître l'identité du père du foetus ni à atteindre la famille de cette patiente. Dès lors, diverses questions se posent. Faut-il poursuivre le traitement intensif avec assistance ventilatoire pour permettre au foetus d'atteindre un degré suffisant de viabilité? Faut-il au contraire renoncer à toute mesure de conservation des fonctions vitales maternelles et procéder au prélèvement d'organes en vue de greffes? Le Comité d'éthique de l'Hôpital cantonal de Genève se penche sur ce cas et les aspects éthiques, légaux, médicaux et obstétricaux sont étudiés par les spécialistes concernés. Trois jours après l'entrée de la patiente, le foetus meurt in utero et est expulsé spontanément. La famille de la patiente ne peut être atteinte pour un consentement formel. En accord avec les bases légales, on procède au prélèvement d'organes aux fins de greffes.

Discussion

En cas de mort cérébrale maternelle survenant dans les derniers mois de la grossesse, personne ne niera la nécessité de maintenir si possible les fonctions vitales de la mère jusqu'à la naissance de l'enfant viable. La question est beaucoup plus difficile à résoudre lorsque le foetus n'a encore, en cas de naissance, aucune chance de survie. Faut-il maintenir pendant de longues semaines ces fonctions maternelles afin de donner à l'enfant une chance de survie? Certains s'y sont essayés avec succès [1, 3, 4, 6]. La plus longue prolongation de la grossesse est reportée par Bernstein et coll. [1] qui ont traité une mère accidentée au cours de la 15è semaine de gestation, déclarée morte cérébralement 10 jours plus tard, et dont les fonctions physiologiques de base furent maintenues jusqu'à la 32è semaine de gestation, permettant ainsi la naissance par césarienne d'un garçon de 1555 g qui, à 11 mois de vie, se portait bien. Nous suspectons cependant que bien des échecs, comparables au nôtre, de tels traitements n'ont pas été reportés. La littérature consacrée à ce sujet fait état de cas isolés et de soi-disant exploits que seraient certaines réussites.

Le foetus qui se développe pendant de longues périodes dans le sein maternel souffre-t-il des conditions inhabituelles dans lesquelles se trouvent le corps et les fonctions essentielles de la mère? Les complications maternelles en cas de mort cérébrale et réanimation cardio-respiratoire sont nombreuses: syndrome de détresse respiratoire aiguë de l'adulte (SDRA), insuffisance hypophysaire avec diabète insipide, hypothyroïdie, insuffisance surrénalienne, etc., labilité cardiovasculaire, labilité thermique, intolérance au glucose, infections urinaires, pulmonaires, septicémie, motilité gastro-intestinale diminuée, etc. Dans de pareilles conditions, on ne peut placer trop d'optimisme dans les possibilités de développement physiologique du foetus. Que peut-on attendre de ce que R. C. Goodlin, commentant l'article de D. R. Field et coll. [4], appelait durement un «maternal cadaver incubator»?

Cette situation pose de multiples questions [7] qui sont illustrées par une contradiction sémantique [8]: on applique à cette morte – et qui est plus morte que celle qui l'est cérébralement? – des mesures de réanimation, une conservation des fonctions vitales, etc.

Les décisions à prendre dans une telle situation seront le fruit d'une concertation comprenant de multiples personnes au premier plan desquelles viendra le père de l'enfant, la famille de la mère, le plus proche parent («the next of kin»). Bien d'autres personnes participeront à ces échanges de vue: le médecin habituel de la patiente, l'obstétricien, le néonatologue, l'anesthésiste-réanimateur, l'intensiviste, le médecin légiste, les sages-femmes, les infirmières, un éthicien, un ecclésiastique, etc.

Parmi d'autres, on pourra se poser les questions suivantes:

– Que devrons-nous faire pour le foetus? Ses chances sont-elles suffisantes pour utiliser tous les moyens de maintien des fonctions cardio-respiratoires maternelles?

- Peut-on, dans ces circonstances, considérer le prélèvement d'organes maternels en vue de greffes?
- En l'absence d'une parenté ou d'amis interrogeables, qui doit prendre la responsabilité des décisions?

En un temps de restriction des moyens économiques, il faut également envisager le coût de telles mesures. Bernstein et coll. [1] font état d'une facture d'hôpital supérieure à \$ 100 000 au sujet de leur prolongation de grossesse de la 15è à la 32è semaine avec 107 jours de soins intensifs. Field et coll. [4] trouvent un coût total de \$ 217 784 pour la prolongation de la grossesse de la 22è à la 31è semaine avec 9 semaines de soins intensifs. Commentant ce dernier chiffre, le Professeur P. M. Suter de Genève laissait à la réflexion des lecteurs un point de comparaison, à savoir le prix d'une transplantation hépatique qui s'élève dans le même pays, à la même èpoque, à \$ 220 000 également.

Enfin, l'on ne saurait trop insister sur l'importance de la prévention du traumatisme grave maternel. Etant donné la fréquence et la gravité des accidents de la circulation dans le monde entier, il convient de rappeler que la grossesse n'est pas un bon moment pour multiplier les déplacements en automobile. Si ces déplacements sont indispensables, la femme enceinte devrait porter sans exception une ceinture de sécurité correctement placée en fonction de la grossesse. L'efficacité des ceintures de sécurité n'est ajourd'hui plus discutée [2, 5].

Bibliographie

1. Bernstein IM, Watson M, Simmons GM, Catalano PM, Davis G, Collins R (1989) Maternal brain death and prolonged fetal survival. Obstet Gynecol 74:434–437
2. Bettex JD, Schneider H (1989) Polytrauma in der Schwangerschaft. Gynäkol Rundsch 29:129–147
3. Dillon WP, Lee RV, Tronolone MJ, Buckwald S, Foote RJ (1982) Life support and maternal brain death during pregnancy. JAMA 248: 1089–1091
4. Field DR, Gates EA, Creasy RK, Jonsen AR, Laros RK (1988) Maternal brain death during pregnancy. Medical and ethical issues. JAMA 260:816–822
5. Griffiths M, Siddall-Allum J, Reginald PW, Usherwood M McD (1993) Road traffic accidents in pregnancy – the management and prevention of trauma. In Progress in Obstetrics and Gynaecology. Edt. John Studd. Churchill Livingstone, Vol 10, pp 87–99
6. Heikkinen JE, Rinne RI, Alahuhta SM, Lumme JAJ, Kowisto ME, Kirkinen PP, Sotaniemi KA, Nuutinen LS, Jarvinen PA (1985) Life support for 10 weeks with successful fetal outcome after fatal maternal brain damage. Br Med J 290:1237–1238
7. Loewy EH (1987) The pregnant brain death and the fetus: must we always try to wrest life from death? Am J Obstet Gynecol 157:1097–1101
8. Veatch RM (1982) Maternal brain death: an ethicist's throughts (Editorial). JAMA 248:1102–1103

Arch Gynecol Obstet (1993) 253 [Suppl]: S 4–S 14

Archives of

Gynecology
and Obstetrics

© Springer-Verlag 1993

Trauma und Schwangerschaft

H. Schneider

Universitäts-Frauenklinik und Kantonales Frauenspital, Schanzeneckstrasse 1,
CH-3012 Bern, Switzerland

Trauma in pregnancy

Summary. The medical care provided to a pregnant trauma patient by a trauma specialist should be supplemented by a careful evaluation of the pregnant woman by an obstetrician. Motor vehicle accidents account for two-thirds of all trauma events during pregnancy, and both blunt abdominal trauma and trauma to the skull are associated with high mortality of the fetus. The severity of the trauma is an important prognostic factor for survival of both mother and fetus. Fetal injury can be caused even by apparently mild forms of maternal trauma. For early diagnosis of an abruptio placentae after blunt trauma to the abdomen, continuous monitoring of the fetal heart rate and uterine contractions is very useful. Monitoring should be continued for at least 4 h, and whenever the frequency of uterine contractions exceeds one per 15 min or tenderness of the abdomen or vaginal bleeding is present, the pregnant trauma patient should be carefully monitored under hospital conditions for at least 24 h. Extensive burns are rarely encountered during pregnancy. There is a direct correlation between the extent of the burns and survival of the fetus. When more 30% of the maternal body surface is affected by burns, fetal mortality exceeds 50%. In the third trimester, when survival chances of the fetus are better than 50%, premature delivery of the fetus should be considered whenever the mother has suffered extensive burns.

Key words: Pregnancy – Trauma – Motor vehicle accidents – Abruptio placentae – Burns

Zusammenfassung. Beim Zusammentreffen von Schwangerschaft und Trauma ist neben der ärztlichen Versorgung durch den Traumatologen auch die frühzeitige Hinzuziehung des Geburtshelfers für Gesundheit und Überleben von Mutter und Kind entscheidend. Verkehrsunfälle sind für 2/3 aller Traumen in der Schwangerschaft verantwortlich und insbesondere das stumpfe Bauchtrauma wie auch Schädeltraumen sind mit einer hohen Mortalität des Feten assoziiert. Die

Schwere des erlittenen Traumas ist ein wichtiger Prognosefaktor sowohl für das Überleben der Mutter als auch des Kindes. Aber auch scheinbar leichte Traumen, insbesondere wenn es zu Quetschungen des schwangeren Abdomens kommt, können schwerwiegende Folgen für den Feten haben. Für die frühzeitige Diagnose der vorzeitigen Plazentalösung infolge von stumpfem Bauchtrauma hat sich die CTG-Registrierung als besonders hilfreich erwiesen. Diese sollte über mindestens 4 h vorgenommen werden, und bei Nachweis von mehr als 1 Kontraktion/15 min oder aber bei einer Druckdolenz des Abdomens oder einer vaginalen Blutung sollte die Schwangere für eine sorgfältige Beobachtung stationär für mindestens 24 h aufgenommen werden.

Verbrennungen sind seltene Verletzungsursachen während der Schwangerschaft. Es besteht ein direkter Zusammenhang zwischen dem Ausmaß der von den Verbrennungen betroffenen Körperoberfläche und dem Überleben des Feten. Bei Beteiligung von mehr als 30% der mütterlichen Körperoberfläche steigt die Mortalität des Feten auf mehr als 50%. Im 3. Trimenon sollte, sobald die Überlebenschancen des Feten mit mehr als 50% beurteilt werden, die Indikation zur Entbindung bei ausgedehnten mütterlichen Verbrennungen nach Stabilisierung des Zustandes der Mutter großzügig gestellt werden.

Schlüsselwörter: Schwangerschaft – Trauma – Verkehrsunfall – Vorzeitige Plazentalösung – Verbrennungen

Einleitung

Das Zusammentreffen von Schwangerschaft und Trauma stellt für die medizinische Versorgung eine besondere Herausforderung dar, da sowohl Leben und Gesundheit der Mutter als auch des Feten durch ein Trauma gefährdet werden können. Bei jeder Form von Trauma in der Schwangerschaft ist neben der raschen ärztlichen Betreuung durch den Traumatologen der frühzeitige Beizug eines Geburtshelfers entscheidend für Überleben und Gesundheit von Mutter und Kind. Der Geburtshelfer hat dabei nicht nur den Zustand des Feten zu beurteilen, sondern er soll konsiliarisch beraten unter Hinweis auf die schwangerschaftsbedingten Veränderungen sowohl in der Anatomie als auch der Physiologie des mütterlichen Organismus und ihre Bedeutung für die diagnostischen Abklärungen sowie für eine evtl. Therapie. Veränderungen sowohl des physiologischen steady state als auch die speziellen anatomischen Verhältnisse können zu einer Verschleierung bzw. Fehlinterpretation der Symptome nach einem erlittenen Trauma führen.

Die Angaben zur Gesamthäufigkeit traumatischer Ereignisse während der Schwangerschaft variieren in der Literatur nicht zuletzt auch in Abhängigkeit von der Definition sowie der untersuchten Bevölkerung von 5–7% (Baker 1982, Patterson 1984, Rothenberger 1978). Das mütterliche Trauma ist die häufigste Ursache für nicht geburtshilflich bedingte Todesfälle von Mutter und Kind (Rothenberger 1978, Esposito 1991). Die Mehrzahl, d.h. 2/3, aller Verletzungen sind Folgen von Verkehrsunfällen; andere Verletzungsursachen wie Stürze oder Sportunfälle sind vergleichsweise sehr viel seltener (Kissinger 1991, Hoff 1991, Esposito 1991) (Tabelle 1). Insbesondere im angloamerikanischen Schrifttum wird in letzter Zeit auch vermehrt auf Traumen infolge von Gewalteinwirkung, die meist von dem

Tabelle 1. Häufigkeit verschiedener Unfallarten als Traumaursache in der Schwangerschaft

Verkehrsunfall	76,7 % [a]	67 % [b]	85 % [c]
Sturz	15,1 %	10 %	10 %
Gewalteinwirkung (The „battered woman")	–	11 %	–
Penetrierende Verletzungen	6,8 %	8 %	4 %
Verbrennungen	1,4 %	1 %	–

[a] Hoff et al. (1991)
[b] Kissinger et al. (1991)
[c] Esposito et al. (1991)

männlichen Partner ausgeht, hingewiesen. Auch Schwangere sind vor dieser zunehmenden Bedrohung durch männliche Gewalt nicht geschützt (Richwald 1985, Hillard 1985). Die Häufigkeitsangaben über Gewaltanwendung gegenüber schwangeren Frauen variieren von 3–8% (Hillard 1985, Helton 1987, Schei 1989, Berenson 1991). Eine neue Untersuchung mit gezielter Befragung von Frauen im Rahmen eines Schwangerschaftsvorsorgeprogramms einer öffentlichen Klinik in Texas ergab eine Häufigkeit von 17% (McFarlane 1992). Diese wie auch andere Untersuchungen vorher haben gezeigt, daß Gewaltanwendung während der Schwangerschaft bei Angehörigen der weißen Population deutlich häufiger vorkommt als bei Schwarzen oder Frauen hispanischen Ursprungs und daß sich dieses Problem nicht auf die sozial benachteiligten Bevölkerungsgruppen beschränkt. Das American College of Obstetricians and Gynecologists hat bereits 1989 versucht, seine Mitglieder gegenüber diesem zunehmend wichtiger werdenden Problem der Gesellschaft zu sensibilisieren, und dem Frauenarzt als dem primären medizinischen Ansprechpartner für Frauen i.allg. und für schwangere Frauen im besonderen kommt eine große Verantwortung bei der Entdeckung von Gewaltopfern und deren Beratung und Unterstützung zu (ACOG Technical Bulletin No 124, 1989).

Stich- bzw. Schußverletzungen des Abdomens mit Beteiligung des schwangeren Uterus stellen in unseren Breitengraden sicher Seltenheiten dar. In Kriegsgebieten oder in Großstadtghettos mit ihrer besonderen Häufung zwischenmenschlicher Gewalt muß dagegen auch mit penetrierenden Verletzungen des schwangeren Uterus und des Feten gerechnet werden (Awad 1993). Auch Verbrennungen sind während der Schwangerschaft außerordentlich seltene Ereignisse. Die besonderen Aspekte der Behandlung und der Zusammenhang zwischen dem Ausmaß der durch die Verbrennung betroffenen mütterlichen Körperoberfläche und der fetalen Mortalität wurden kürzlich dargestellt (Gang 1992).

Im folgenden soll wegen der zahlenmäßigen Bedeutung auf die diagnostische Abklärung sowie auf die Behandlung stumpfer Bauchtraumen, insbesondere infolge von Verkehrsunfällen, näher eingegangen werden.

Grundsätze der Diagnostik und Behandlung

Bei jeder Erstversorgung nach schwerem Trauma haben Leben und Gesundheit der Mutter Priorität, und notfallmäßige Maßnahmen im Rahmen der primären Reanimation, der Stabilisierung der mütterlichen Vitalfunktionen wie auch diagnostische Maßnahmen zum Nachweis oder Ausschluß schwerer innerer Verletzungen müssen ohne Rücksicht auf den Feten unverzüglich vorgenommen werden.

Durch die Zustandsbeurteilung des Feten vor der Stabilisierung der mütterlichen Vitalfunktionen und vor den notwendigen Sofortabklärungen des mütterlichen Zustandes können lebensbedrohliche Verletzungen übersehen werden, und Verzögerungen bei der Akutbehandlung der Mutter zur Behebung von Hypotonie und Hypoxämie infolge von Schock bedeuten indirekt auch eine Gefährdung des Feten.

Die physiologischen und pathophysiologischen Veränderungen in der Schwangerschaft und ihre Auswirkungen bei einem Trauma wurden kürzlich dargestellt (Bettex 1989). Bei der Beurteilung der mütterlichen Herz-Kreislauf-Funktion ist die physiologische Zunahme des zirkulierenden Blutvolumens um 40–50% zu beachten (Bocka 1988). In der Schwangerschaft ist die Toleranz gegenüber Blutverlusten erhöht, so daß das zirkulierende Blutvolumen um 30–35% abnehmen kann, bevor klinische Zeichen eines hypovolämischen Schocks, wie Blutdruckabfall oder Tachykardie, manifest werden (Lavin 1983, Crosby 1983). Die infolge des Schockzustands vermehrte Ausschüttung von Adrenalin und Noradrenalin führt zu einer peripheren Vasokonstriktion, durch die der Blutdruck gestützt wird, die Uterusperfusion jedoch beträchtlich vermindert wird (Buchsbaum 1974). Infolge von Blutverlust kann die uterine Durchblutung um 20% vermindert werden, ohne daß dies am Absinken des mütterlichen Blutdrucks erkennbar wird (Bobar 1966, Greiss 1966). Ein normaler Blutdruck und Puls sowie ein unveränderter arterieller pO_2 schließen somit eine innere Blutung nicht aus, und deren unverzügliche Diagnose und chirurgische Versorgung können auch für das Überleben des Feten entscheidend sein. Zur Stabilisierung der Vitalfunktionen sollte auch bei Fehlen der typischen Schocksymptome großzügig Volumen substituiert sowie Sauerstoff verabreicht werden (Esposito 1991).

Bei der Erstversorgung, während des Transports sowie auch bei der Weiterbehandlung und bei evtl. zusätzlichen Abklärungen ist darauf zu achten, daß die Patientin, wenn immer möglich, auf die linke Seite gelagert werden sollte, um eine Kompression der V. cava durch den schwangeren Uterus mit zusätzlicher Verschlechterung der Kreislaufsituation zu vermeiden (Crosby 1983). Ist die Rückenlage unvermeidlich, dann sollte zur Entlastung der V. cava der Uterus auf die Seite geschoben werden oder aber eine gewisse Schräglage durch Unterlegen der Hüfte mit einem Kissen angestrebt werden.

Weitere Abklärungen, wie der Nachweis einer intraperitonealen Blutung durch eine Peritoneallavage, oder auch radiologische Untersuchungen, müssen unverzüglich vorgenommen werden. Mutagene oder teratogene Wirkungen von Strahlen sowie ein erhöhtes Risiko von malignen Erkrankungen im Kindesalter sind bei Strahlendosierungen unter 0,05 Gy kaum zu erwarten und die meisten der radiologischen Untersuchungen ergeben bei Beachtung entsprechender Vorsichtsmaßnahmen eine Strahlendosis für den Feten von deutlich weniger als 0,01 Gy (NCRP Report No 54, 1977, ACOG 1985, Brent 1989). Eine Abdomen- oder Beckenübersicht bedeutet für den Feten eine Strahlenbelastung von 0,002–0,003 Gy und auch beim Computertomogramm des Abdomens einschließlich des kleinen Beckens liegt die Belastung unter 0,01 Gy (Bentur 1990).

Spezielle Aspekte des stumpfen Bauchtraumas

Das stumpfe Bauchtrauma ist während des 2. und 3. Schwangerschaftstrimesters wegen der Gefahr der Verletzung des schwangeren Uterus und seines Inhalts be-

Tabelle 2. Verletzungen als Folge eines stumpfen Bauchtraumas

Uterusruptur	Beckenfraktur
Vorzeitige Plazentalösung	Milzruptur
Retroperitoneale Blutung	Leberriß

Tabelle 3. Auswirkungen auf den Feten bei mütterlichem Trauma

- Verletzung der uteroplazentaren Einheit: Uterusruptur, vorzeitige Plazentalösung
- Direkte Verletzung des Feten: Schädelfraktur
- Indirekte Folgen des mütterlichen Traumas durch Schock, Hypoxie, Hypovolämie, Beckenfraktur etc.

sonders gefürchtet (Tabelle 2). Dabei müssen vor allem innere Verletzungen ausgeschlossen werden. Bei Traumen im Bereich des Unterbauchs und des kleinen Beckens werden wegen der verstärkten Vaskularisierung ausgedehnte retroperitoneale Blutungen beobachtet (Buchsbaum 1982). Gleichzeitig kann es auch zu Verletzungen des Uterus in Form der Uterusruptur oder aber der vorzeitigen Plazentalösung wie auch zu Verletzungen der Harnwege kommen (Crosby 1983). Im Bereich des Oberbauchs kann eine Milzruptur oder ein Leberriß Ursache einer mehr oder weniger ausgedehnten intraperitonealen Blutung sein. Sowohl für die intraperitoneale als auch die retroperitoneale Blutung stellt der Ultraschall eine wichtige diagnostische Hilfe dar (Gay 1987). Darüber hinaus muß zum Ausschluß der intraperitonealen Blutung großzügig von der Peritoneallavage Gebrauch gemacht werden, mit Einstich im Bereich des rechten Oberbauchs oder aber Einführen des Katheters unter Sicht durch eine periumbilikale Stichinzision (Gay 1987, Crosby 1983, Buchsbaum 1982). Die offene diagnostische Peritoneallavage hat sich als sehr zuverlässige und auch sichere Methode für die Diagnose einer intraperitonealen Blutung erwiesen (Esposito 1991).

Fetale Verletzungen und diagnostische Maßnahmen

Die fetale Prognose bezüglich Überleben hängt wesentlich von der Schwere des mütterlichen Traumas ab, insbesondere besteht ein Zusammenhang zwischen schweren Bauch- und Schädeltraumen und dem Absterben des Feten (Hoff 1991, Kissinger 1991, Drost 1990). Während eine Schwangerschaft als solche offenbar für das mütterliche Überleben bei einem schweren Trauma keine zusätzliche Belastung bedeutet, stellt umgekehrt ein Trauma eine erhebliche Bedrohung für eine Schwangerschaft dar (Esposito 1991). Auch das sog. leichte Trauma mit Gewebsquetschungen oder Platzwunden, die normalerweise ohne stationäre Aufnahme versorgt werden, bringt im Vergleich mit einer Kontrollgruppe ein deutlich erhöhtes Risiko für den Feten mit sich (Pearlman 1990). Die Auswirkungen auf den Feten können in Verletzungen der uteroplazentaren Einheit, direkte Verletzungen des Feten und indirekte Folgen des mütterlichen Traumas eingeteilt werden (Tabelle 3).

Die Uterusruptur stellt eine seltene, aber lebensbedrohliche Komplikation nach einem stumpfen Trauma des Abdomens dar. Die klinischen Symptome können sich in Form von Druckdolenz des Uterus sowie einer pathologischen Herzfrequenz des Feten präsentieren, oder aber es kann sich rasch ein mütterlicher Blutungsschock entwickeln, der zum Tod der Mutter sowie des Feten führen kann (Crosby 1983). Bei klinischem Verdacht einer Uterusruptur, insbesondere auch bei positiver Peritoneallavage, ist zur Kontrolle der Blutung eine unverzügliche Laparotomie mit chirurgischer Versorgung des Risses oder mit einer Hysterektomie erforderlich. Kommt es zur Eröffnung des Fruchtsacks, ist die Entfernung des Feten unvermeidlich (Senst 1980).

Die vorzeitige Plazentalösung ist eine typische Komplikation und nicht selten für den Tod des Feten verantwortlich (Rothenberger 1978; Goodwin 1990; Pearlman 1990). Nach Verkehrsunfällen ist bei Überleben der Mutter die vorzeitige Plazentalösung die häufigste fetale Todesursache (Crosby 1971). Die Häufigkeit variiert nicht zuletzt in Abhängigkeit von der Schwere des Unfalls von 6–35% (Rothenberger 1978, Pearlman 1990; Crosby 1971; O'Keeffe 1985). Die Ablösung der Plazenta im Zusammenhang mit einem Bauchtrauma wird mit einer plötzlichen Verformung des elastischen Myometriums im Bereich der Implantationsstelle bei mangelnder Anpassung der Plazenta an die Verformung wegen einer vergleichsweise unelastischen Gewebsbeschaffenheit erklärt (Crosby 1968). Als klinische Symptome werden Druckdolenz des Uterus, vaginale Blutung, uterine Kontraktionen oder eine fetale Tachykardie sowie ein pathologisches Muster der fetalen Herzfrequenz gesehen. In einer retrospektiven Untersuchung mit mehrheitlich leichten Unfällen trat bei 5 von 85 Fällen eine vorzeitige Plazentalösung auf (Pearlman 1990). Die Aufzeichnung eines CTG von mindestens 4 h erwies sich als äußerst sensitive diagnostische Methode zur rechtzeitigen Erfassung von vorzeitigen Lösungen, die zu einer Schwangerschaftsbeendigung führten. In allen 5 Fällen fanden sich in der initialen 4stündigen Herzfrequenzregistrierung Kontraktionen mit einer Häufigkeit von mehr als 1 Kontraktion/15 min sowie eine fetale Tachykardie oder auch Dezelerationen. Bei den Patientinnen, die im Anschluß an die 4stündige CTG-Überwachung entlassen wurden, da keine Kontraktionen beobachtet wurden, war der weitere Schwangerschaftsverlauf problemlos. Auch bei 42 weiteren Patientinnen, die wegen vermehrten Kontraktionen für mindestens 24 h zur Beobachtung hospitalisiert worden waren und im Anschluß an diese Beobachtungsperiode nach Abklingen der Wehentätigkeit wieder entlassen wurden, traten keine weiteren Probleme auf. Die Autoren empfehlen daher auch bei Schwangerschaften mit leichtem Trauma bei einem Gestationsalter von mehr als 20 Wochen eine minimale CTG-Überwachung von 4 h. Beim Nachweis von Kontraktionen mit einer Häufigkeit von mehr als 1/15 min oder aber bei einem suspekten Herzfrequenzmuster, einem druckdolenten Uterus, einer vaginalen Blutung oder einem vorzeitigen Blasensprung ist die Hospitalisation zwingend (Tabelle 4). Bei Fehlen sonstiger Symptome und Abklingen der Wehentätigkeit können die Patientinnen nach 24 h entlassen werden (Pearlman 1990). Es sind jedoch auch Fälle mit offenbar verspäteter Plazentalösung beschrieben, wobei nicht klar ist, wieweit nicht doch bereits initial Kontraktionen bestanden haben und die Diagnose der Lösung erst verspätet gestellt wurde (Buchsbaum 1982; Lavin 1981). Eine Regressionsanalyse multipler Variabler bei „nichtkatastrophalen" Traumafällen während der Schwangerschaft hat eine enge Korrelation zwischen Symptomen wie vorzeitigen Wehen, Druckdolenz des Uterus und Blutung

Tabelle 4. Geburtshilfliche Indikationen für eine stationäre Beobachtung

---

Vaginale Blutung
Druckdolenz des Abdomen
Druckdolenz des Uterus
Kontraktionen (CTG: > 1/15 min)
Suspekte oder pathologische Herzfrequenz des Feten (CTG)

---

mit Schwangerschaftskomplikationen wie Frühgeburt, vorzeitige Plazentalösung und intrauterinem Fruchttod gezeigt (Goodwin 1990).

Der Einsatz der Tokolyse bei vermehrter Kontraktionstätigkeit im Anschluß an einen Unfall ist umstritten. Bei nachgewiesener vorzeitiger Lösung ist in der Regel die Schwangerschaftsbeendigung aus fetaler Indikation erforderlich, während bei begrenzten Lösungen die Wehentätigkeit auch ohne Tokolyse sistiert hat (Pearlman 1990). Bei anhaltender Kontraktionstätigkeit ist die kontinuierliche CTG-Überwachung auch über 4 h hinaus zwingend (Higgins 1984). Andere Autoren haben sich jedoch für eine medikamentöse Wehenhemmung ausgesprochen (Drost 1990; Goodwin 1990).

Der besondere Nutzen des Ultraschalls besteht in der Verifizierung des Gestationsalters, der Lokalisierung der Plazenta, der fetalen Zustandsbeurteilung sowie in der Abschätzung der Fruchtwassermenge. Für den Nachweis der vorzeitigen Plazentalösung scheint der Ultraschall dagegen weniger sensitiv als die kontinuierliche CTG-Registrierung (Goodwin 1990; Pearlman 1990; Hurd 1983). Der Ultraschall ist darüber hinaus im Rahmen der Abklärung nach einem Abdominaltrauma auch hilfreich zum Nachweis von freier Flüssigkeit als Hinweis auf eine intraperitoneale Blutung.

Der Übertritt von fetalem Blut in den mütterlichen Kreislauf ist nach Trauma 4 bis 5mal so häufig wie bei Kontrollschwangerschaften (Goodwin 1990; Pearlman 1990; Rose 1985). Allerdings beträgt die Menge des übertretenden Bluts in über 90% der Fälle weniger als 30 ml (Pearlman 1990; Goodwin 1990). Bei der begrenzten Menge des Übertrittes ist die Verabreichung von 250–300 µg Anti-D-Immunglobulin als Vorbeugung gegenüber einer Sensibilisierung von D-negativen Schwangeren ausreichend. Zum Nachweis des fetomaternalen Blutübertritts, wie insbesondere auch zur Erfassung des Ausmaßes der Blutung, hat sich die Färbung eines mütterlichen peripheren Blutausstriches nach der Methode von Kleihauer-Betke bewährt. Ergibt die semiquantitative Schätzung der vom fetalen in den mütterlichen Blutkreislauf übergetretenen Blutmenge mehr als 30 ml, ist die Dosis von Anti-D bei D-negativen Schwangeren entsprechend zu erhöhen. In seltenen Fällen kann die fetomaternale Blutung zu einer Anämie des Feten sowie zu pathologischen Herzfrequenzmustern oder aber sogar zum intrauterinen Fruchttod führen (Pearlman 1990, Rose 1985, Stuart 1980).

Wegen der Möglichkeit einer Sensibilisierung von Rh-negativen Schwangeren auch durch minimale Mengen von Rh-positivem Blut des Feten, die im Kleihauer-Betke-Test nicht erfaßt werden, sollte eine Anti-D-Immunprophylaxe bei allen Rh-negativen Schwangeren zumindest nach einem Bauchtrauma, das jenseits des 1. Schwangerschaftsdrittels stattfindet, vorgenommen werden (Kissinger 1991). Es empfiehlt sich, den Kleihauer-Betke-Test nach 24 h bei allen Schwangeren nach stumpfem Bauchtrauma im 2. oder 3. Trimenon zu wiederholen, um seltene Fälle einer anhaltenden fetomaternalen Blutung mit Gefahr der Verblutung des Feten frühzeitig zu erfassen.

Direkte fetale Verletzungen, bei denen am häufigsten der fetale Schädel und das fetale Gehirn betroffen sind, sind Folge von schweren Verletzungen mit Beteiligung des kleinen Beckens und werden gehäuft in der Spätschwangerschaft, wenn der Kopf bereits in das kleine Becken eingetreten ist, beobachtet (Rothenberger 1978; Lavin 1983; Buchsbaum 1982, Stuart 1980). Seltener wurden auch Frakturen der langen Röhrenknochen oder isolierte Frakturen der Mandibula, der Klavikula und der Wirbelkörper beschrieben (Buchsbaum 1982; Connor 1976; Dyer 1982).

Verwendung von Sitzgurten während der Schwangerschaft

Der Gebrauch von Sitzgurten durch Schwangere beim Autofahren ist Gegenstand verschiedener Kontroversen gewesen. So hat eine umfangreiche Untersuchung in den USA keinen statistisch signifikanten Unterschied in der Müttersterblichkeit oder aber der Anzahl fetaler Todesfälle zwischen Schwangeren, die angeschnallt, gegenüber denen, die nicht angeschnallt waren, zeigen können (Crosby 1971). Dieses unerwartete Ergebnis erklärt sich z.T. sicher dadurch, daß die Untersuchung aus einer Zeit stammt, in der die Fahrzeuge noch nicht standardmäßig mit der 3-Punkte-Angurtung ausgerüstet waren. Die Überlegenheit der 3-Punkte-Angurtung gebenüber dem einfachen horizontalen Gurt über dem Oberschenkel bzw. Becken konnte experimentell eindeutig gezeigt werden (Crosby 1972). Jedenfalls bestand lange Zeit eine intuitive Abneigung Schwangerer gegen den Gebrauch von Sitzgurten. Dabei wurden Argumente vorgebracht wie Angst vor Verletzung des Babys durch den Sitzgurt, Angst, das infolge eines Unfalls in Brand geratene Fahrzeug nicht verlassen zu können, der Vorsatz, in der Schwangerschaft Gefahrenmomente, wie schnelles Fahren, dichten Verkehr oder schlechtes Wetter zu vermeiden etc. In einer erst im Jahre 1991 publizierten Untersuchung von 79 schweren Verkehrstraumafällen bei Schwangeren waren lediglich 35% angeschnallt, während in einer anderen Untersuchung ebenfalls aus den USA aus dem Jahre 1990 immerhin 76% angeschnallt waren (Esposito 1991; Pearlman 1990). Es besteht heute Einigkeit darin, daß gerade auch Schwangere eine 3-Punkte-Angurtung bei jeder Autofahrt nutzen sollten, auch wenn sie auf dem Rücksitz als Beifahrer reisen (Gay 1987; Bettex 1989; Pearce 1992; ACOG No 151 1991).

Entscheidend für den Nutzen von Sitzgurten ist das korrekte Anlegen. Der diagonal verlaufende Gurt sollte über die Schulter zwischen den Brüsten und oberhalb des Fundus des schwangeren Uterus verlaufen, während der horizontale Gurt über den Spinae iliacae anteriores des knöchernen Beckens und über den Oberschenkeln liegen sollte. Der zu hoch, d.h. direkt über dem Abdomen verlaufende Gurt, kann zu Quetschungen des schwangeren Uterus führen und direkte Verletzungen des Kindes, Plazentalösung, Uterusruptur sowie auch retroperitoneale Organverletzungen wie Nierenruptur oder retroperitonealen Blutungen verursachen. Auch ein zu lose anliegender Gurt kann Verletzungen verursachen, indem infolge des Aufpralls der Gurt hochrutscht und zu einer akuten Quetschung des Abdomens führt (Gay 1987). Im Rahmen der Schwangerschaftsvorsorge sollte nachdrücklich auf die Notwendigkeit des regelmäßigen Gebrauchs von Sitzgurten hingewiesen werden, und die Einzelheiten der korrekten Anwendung sind zu erläutern. Dieser Punkt der Information schwangerer Frauen wird häufig vernachlässigt (Griffiths 1992).

Tabelle 5. Geburtshilfliche Intervention bei ausgedehnten Verbrennungen

Körperoberfläche	
<30%	Keine geburtshilfliche Intervention
30–50%	1. Trimester: keine geburtshilfliche Intervention
	2. Trimester: konservativ, evtl. Tokolyse
	>28–32 SSW: Entbindung
>50%	1. und 2. Trimester: Schwangerschaftsbeendigung
	Später: Entbindung sobald Fetus lebensfähig

Nach Gang et al. (1992)

Verbrennungen

Ausgedehnte Verbrennungen während der Schwangerschaft sind ein sehr seltenes Ereignis. Die wenigen Publikationen zu diesem Thema zeigen, daß eine Assoziation zwischen dem Ausmaß der von der Verbrennung betroffenen Körperoberfläche und dem Überleben des Feten besteht (Rayburn 1984). Wenn der Anteil der Körperoberfläche mehr als 30% beträgt, liegt die fetale Mortalität bei 50% oder darüber. Dieser Zusammenhang muß mit dem Flüssigkeits- sowie Elektrolytverlust bei ausgedehnten Verbrennungen und der daraus resultierenden Kreislaufbelastung erklärt werden. Auch infektiöse Komplikationen wie Sepsis spielen sicher in diesem Zusammenhang eine Rolle (Gang 1992). Es muß deshalb bei ausgedehnten Verbrennungen die Schwangerschaftsbeendigung diskutiert werden, insbesondere wenn der Fetus lebensfähig ist, um sein Überleben sicherzustellen. Bei ausgedehnten Verbrennungen unter Beteiligung von mehr als 50% der Oberfläche wird die Schwangerschaftbeendigung im Interesse des mütterlichen Überlebens auch im 1. bzw. 2. Trimenon empfohlen, wobei es in der Mehrzahl zu einer spontanen Beendigung der Schwangerschaft kommt (Tabelle 5).

Literatur

American college of obstetricians and gynecologists (1989) The battered women. ACOG Techn Bull 124

American college of obstetricians and gynecologists (1985) Teratology. ACOG Techn Bull 84

American college of obstetricians and gynecologists (1991) Automobile passenger restraints for children and pregnant women. ACOG Techn Bull 151

Awad J, Azar G, Aswad N, Seoud M, Karam K (1993) High velocity abdominal penetrating injuries to the gravid uterus: Review of 16 years of civil war. Am J Obstet Gynecol 168:432

Baker P (1982) Trauma in the pregnant patient. Surg Clin North Am 62:275

Bentur Y (1990) Ionizing and non-ionizing radiation in pregnancy. In: Koren G (ed) Maternal-fetal toxicology. Dekker, New York Basel, pp 205–254

Berenson A, Stiglich N, Wilkinson G, Anderson G (1991) Drug abuse and other risk factors for physical abuse in pregnancy among white nonhispanic, black and hispanic women. Am J Obstet Gynecol 164:491–499

Bettex JD, Schneider H (1989) Polytrauma in der Schwangerschaft. Gynäkol Rundschau 29:129–147

Bobar A, Linkie D, Plotz E (1966) Effects of vasopressor administration and fluid replacement on fetal bradycardio and hypoxia induced by maternal hemorrhage. Obstet Gynecol 27:408–412

Bocka J, Courtney, Pearlman M et al. (1988) Trauma in pregnancy. Ann Emerg Med 17:829–834

Brent RL (1989) The effects of embryonic and fetal exposure to X-ray, microwaves, and ultrasound: Counselling the pregnant and non-pregnant patient about these risks. Sem Oncol 16:347–368

Buchsbaum HJ (1974) Traumatic injury in pregnancy. In Barber HRK, EA Garber (eds) Surgical disease in pregnancy. Saunders, Philadelphia, p 184

Buchsbaum HJ (1982) Accidental injury in pregnancy. Contemp Obstet Gynecol 20:27–37

Connor E, Curran J (1976) In utero traumatic intraabdominal deceleration injury to the fetus. A case report. Am J Obstet Gynecol 125:567–569

Crosby WM (1983) Traumatic injuries during pregnancy. Clin Obstet Gynecol 26:902–912

Crosby WM, Costiloe JP (1971) Safety of lap belt restraint for pregnant victims of automobile collision. N Engl J Med 284:6326–6329

Crosby WM, Snyder RG, Snow CC, Hanson PG (1968) Impact injuries in pregnancy. I Experimental studies. Am J Obstet Gynecol 101:100–110

Crosby WM, King AI, Stout LC (1972) Fetal survival following impact: Improvement with shoulder harness restraint. Am J Obstet Gynecol 112:1101–1106

Drost TF, Rosemurgy AS, Sherman HF, Scott LM, Williams JK (1990) Major trauma in pregnant women: Maternal/fetal outcome. J Trauma 30:574–578

Dyer J, Barclay DL (1962) Accidental trauma complicating pregnancy and delivery. Am J Obstet Gynecol 83:907–929

Esposito DJ, Gens DR, Smith LG, Scorpio R, Buchman T (1991) Trauma during pregnancy: A review of 79 cases. Arch Surg 126:1073–1078

Gang RK, Bajec J, Tahboub M (1992) Management of thermal injury in pregnancy – an analysis of 16 patients. Burns 18:317

Gay B (1987) Autofahren – Probleme und Gefahren. Gynäkologe 20:160–164

Goodwin TM, Breen MT (1990) Pregnancy outcome and feto-maternal hemorrhage after non-catastrophic trauma. Am J Obstet Gynecol 162:665–671

Greiss F (1966) Uterine vascular response to hemorrhage during pregnancy. Obstet Gynecol 27:408–413

Griffiths M, Usherwood M McD, Reginald PhW (1992) Antenatal teaching of the use of seat belts in pregnancy. BMJ 304:614

Helton A, McFarlane J, Anderson E (1987) Battered and pregnant: A prevalence study. Am J Public Health 77:1337–1339

Higgins SD, Garite TJ (1984) Late abrutio placenta in trauma patients: Implications for monitoring. Obstet Gynecol 63:105–125

Hillard PJ (1985) Physical abuse in pregnancy. Obstet Gynecol 66:185–190

Hoff WS, D'Amelio LF, Tinkoff GH, Lucke JF, Rhodes M, Diamond DL, Indeck M, Smith JS (1992) Maternal predictors of fetal demise in trauma during pregnancy. Surg Gynecol Obstet 172:175–180

Hurd WW, Miodovnik M, Hertzberg V, Lavin JP (1983) Selective management of abruptio placentae: A prospective study. Obstet Gynecol 61:467–473

Kissinger DP, Rozycki GC, Morris JA, Knudson MM, Copes WS, Bass SM, Yates K, Champion HR (1991) Trauma in pregnancy: Predicting pregnancy outcome. Arch Surg 126:1079–1086

Lavin JP, Miodovnik M (1981) Delayed abruption after maternal trauma as a result of an automobile accident. J Reprod Med 12:621–624

Lavin JP, Polsky SS (1983) Abdominal trauma during pregnancy. Clin Perinatol 10:423–438

McFarlane J, Parker B, Soeken K, Bullock L (1992) Assessing for abuse during pregnancy. JAMA 267:3176–3178

National council on radiation protection and measurements (1977) Medical radiation exposure of pregnant and potentially pregnant women. Natl Counc Radiat Prot Mea Rep 54:32

O'Keeffe DF (1985) When the accident victim is pregnant. Contemp Obstet Gynecol: 148–163

Patterson RM (1984) Trauma in pregnancy. Clin Obstet Gynecol 27:32–38

Pearce M (1992) Seatbelt in pregnancy. BMJ 304:586–587

Pearlman MD, Tintinalli JE, Lorenz RP (1990) A prospective controlled study of outcome after trauma during pregnancy. Am J Obstet Gynecol 162:1502–1510

Pearlman MD, Tintinalli JE, Lorenz RP (1990) Blunt trauma during pregnancy. N Engl J Med 323:1609–1613

Rayburn W, Smith B, Feller I, Varner M, Cruikshank D (1984) Major burns during pregnancy: Effects of fetal well-being. Obstet Gynecol 63:393–395

Richwald GA, McCluskey TC (1985) Family violence during pregnancy. Adv Intern Matern Child Health 5:87–96

Rose PG, Strohm PL, Zuspan FP (1985) Feto-maternal hemorrhage following trauma. Am J Obstet Gynecol 153:844–847

Rothenberger DA, Quattelbaum FW, Zabel J, Fischer RP (1977) Diagnostic peritoneal lavage for blunt trauma in pregnant women. Am J Obstet Gynecol 129:479–481

Rothenberger DA, Quattelbaum FW, Perry JF, Zabel J, Fisher P (1978) Blunt maternal trauma: A review of 103 cases. J Trauma 18:173–179

Schei B, Bakketeig LS (1989) Gynecological impact of sexual and physical abuse by spouse: A study of a random sample of Norwegian women. Br Obstet Gynecol 96:1379–1383

Senst W, Schüssling G, Scholz E (1980) Die Schwangere als traumatologische Patientin. Zentralbl Chir 105:1114

Stuart GC, Harding PG, Davies EM (1980) Bland abdominal trauma in pregnancy. Can Med Assoc J 122:901–905

Arch Gynecol Obstet (1993) 253 [Suppl]: S 15–S 20

Archives of

Gynecology
and Obstetrics

© Springer-Verlag 1993

Trauma during pregnancy: predicting pregnancy outcome

G. Rozycki

Washington Hospital Center, 110 W. Irving St. N. W., Washington, DC 20010, USA

The pregnant trauma victim presents a unique challenge to the resuscitating physician because two patients are being treated. Trauma is the most frequent nonobstetric cause of death in the gravid patient, occuring in about 7% of all pregnancies. As pregnancy progresses, gait instability secondary to pelvic ligamentous laxity, increasing abdominal protuberance, and shifting of the center of gravity contribute to an increased risk of trauma. This risk is well recognized and has prompted a systematic approach to the treatment of the injured pregnant patient.

Although the resuscitation priorities for the pregnant patient are the same as those for all other patients, the resuscitating physician must understand the unique anatomic and physiologic changes that occur during pregnancy, because these changes may necessitate a modification of the resuscitation and hence a change in the therapeutic management. In order to understand this process, I would like to discuss the following: (a) maternal/fetal physiology, (b) maternal/fetal assessment and management, (c) key studies in the literature, (d) problems identified, and (e) potential solutions.

Maternal and fetal physiology are approached in a system-by-system process, noting the unique alterations in pregnancy: 1. cardiovascular, 2. respiratory, 3. gastrointestinal, 4. genitourinary, 5. hematopoietic, and 6. endocrine.

As pregnancy progresses, there is a 50% increase in cardiac output. Concomitantly, there is also an increase in heart rate and oxygen consumption. This hyperdynamic state is very important in order to maintain adequate oxygen delivery to the fetus. Furthermore, the mother's peripheral vascular resistance and venous return are decreased. There is also slight decrease in blood pressure until just prior to term when it normalizes. Due to peripheral vasodilatation and the decreased venous return, the supine hypotensive syndrome may occur, which may necessitate placing the patient in the left lateral decubitus position or the right hip-flexed position. In the maternal circulation, oxygenated blood returns form the lungs; however, in the fetus the placenta serves as the organ for transport. Oxygenated blood returns to the right ventricle and the less oxygenated blood to the left ventricle. The fetus adapts to this by increasing peripheral vascular resistance and markedly increasing heart rate. Although supplemental oxygen given to the mother does not appreciably increase the maternal oxygen content, the fetus benefits considerably. Fetal hemoglobin is present in greater concentration and has an increased affinity for oxygen because the fetal oxy-hemoglobin dissociation curve is shifted to the left (in comparison to the maternal curve). Therefore, the fetal hemoglobin can carry more oxygen and hold onto it at a lower oxygen tension.

As the uterus enlarges, the subcostal angle, chest circumference, and diaphragmatic excursions increase. The diaphragm is raised about 4 cm and, consequently, tidal volume and minute ventilation are increased. The functional residual capacity, however, remains the same. This results in a chronic compensated respiratory alkalosis.

Due to a decrease in gastrointestinal motility coupled with the effects of progesterone to decrease gastroesophogeal sphincter competency, these patients have a propensity toward aspiration. Furthermore, as pregnancy progresses, organ displacement makes the clinical examination unreliable. During pregnancy the gallbladder volume increase and emptying time decreases, resulting in cholestasis. Due to cholesterol saturation and a decrease in chenodeoxycholic acid, there is an increased incidence of gallstones in pregnant women.

Laboratory values such as creatinine and blood urea nitrogen (BUN) are about half the normal levels due to the rise in glomerular filtration rate and renal blood flow. The collecting system dilates, contributing to hydronephrosis and hydroureter. Although with advanced pregnancy, the urinary bladder is emptied more frequently, bladder and urethral muscle tone are decreased, resulting in larger residual volumes.

Both plasma volume and red blood cell volume increase; however, the increase in plasma volume is proportionately larger, which causes "physiologic hypervolumia pregnancy". Consequently, volume loss may not be apparent and the physician may have an unfounded sense of security regarding the patient's hemodynamic stability. In fact, the patient can lose up to 35% of her blood volume without any decrease in blood pressure. Additionally, leukocytosis occurs during pregnancy and the white blood count can be as high as 25 000 ml near term. Due to increases in fibrinogen, fibrin split products, and factors VII-X and a decrease in fibrinolysis and antithrombin III, these patients are hypercoaguable, hence contributing to a higher incidence of venous thromboembolism. Finally, due to a rise in parahormone and calcitonin, there is an increase in calcium absorption which contributes to fetal skeleton development.

Knowledge of these anatomic and physiologic changes underscore the importance of supplemental oxygen, increased volume, relief of vascular compromise, and the insertion of a nasogastric tube and Foley catheter.

After completion of the initial resuscitation, the secondary survey is conducted. A thorough history, including obstetric history is taken, then a physical examination and fetal assessment are performed. The obstetric history includes the dates of the last menstrual period, expected date of confinement, first perception of fetal movement, and any information regarding the status of the current and previous pregnancies. Examination of the mother includes estimation of uterine size (20 weeks at umbilicus) and pelvic examination, with attention to presence/absence of amniotic fluid, blood, cervical dilation, effacement, and fetal station. Fetal assessment consists of auscultation of fetal heart tones, ultrasonographic examination, and fetal monitoring. Fetal heart tones are recorded initially (normal is between 120–160 beats per minute) and the presence of bradycardia is usually related to fetal hypoxia.

An ultrasonographic examination of the mother and the fetus is performed during this time. Ultrasound is an ideal diagnostic modality for the examination of the gravid patient because it is noninvasive, rapid, portable, painless, repeatable, and there is no radiation afforded to the mother or the unborn child. The fetal ultrasonographic examination consists of identification of cardiac movement, size, and placenta location. Further fetal assessment includes cardiotocographic monitoring (CTM). This can be external (indirect), which is noninvasive and has a wider clinical application, or internal, direct monitoring, which however, is only performed when membranes are ruptured and the cervix dilated. If CTM is conclusive, then a biophysical profile is performed using real-time ultrasonography.

The Kleinhauer-Betke (KB) smear is another test used to assess fetal well-being. Maternal blood is subjected to an acid elution process and the peripheral smear examined. Fetal red blood cells are stained, but the maternal red blood cells are not and, hence, become "ghost" cells. After estimation of the maternal blood volume and determination of the ratio of fetal to maternal red blood cells, the amount of fetomaternal transfusion may then be estimated. The KB smear is basically utilized to determine Rh immunoglobulin dosage and the presence of fetomaternal transfusion. The KB smear sensitivity, however, is dependent upon the number of cells counted, and most standard laboratories count only between 5000 and 10 000 RBC/ml. It should be noted though that as little as 1 fetal red blood cell in 500 000 maternal red blood cells will sensitize about 70% of Rh-negative women. Administration of Rh immunoglobulin to all Rh-negative pregnant patients includes a recommended dose in the first trimester of 50 µg for 5 ml of fetal blood estimates and after the first trimester 300 µg/30 ml fetal blood. KB smears should be performed on all second and third trimester injured patients and repeated every 24 h if positive.

Assessment of the injured pregnant patient includes diagnostic modalities to assess the type and extent of the injury. The commonly used diagnostic modalities are radiographs, computed tomography (CT), diagnostic peritonial lavage (DPL), and ultrasound. Plain radiographs can be of value in screening for pelvic fractures or diagnosing spine compression fractures. CT scans provide information about the mother and the fetus which can be invaluable for management.

There are some concerns about ionizing radiation and the unborn child. The amount of ionizing radiation received and effects on the fetus depend upon the developmental stage, exposure time, dose delivered, and dose absorbed. The developmental stages for the fetus include the preimplantation phase (0–8 days), the major organogenesis period (9–60 days), and the fetal period (61–270 days). It is during the period of major organogenesis that the fetus is most vulnerable to the effects of radiation. Essentially, 30% of the absorbed by the mother is transmitted to the fetus. If the total absorbed dose is ≤ 5 rads, there is no medical justification for pregnancy termination. When using modalities with ionizing radiation, be specific, ensure proper performance, avoid repetition, and always shield the abdomen with a lead apron.

If diagnostic lavage is used, the open supraumbilical technique is recommended. DPL is used most frequently during the first trimester.

Ultrasound is a very valuable diagnostic modality because it can be used to assess the mother and the fetus almost simultaneously.

Motor vehicle accidents still remain the most common cause of blunt maternal trauma. As the uterus enlarges, the fetus becomes more vulnerable. Injury to the uterus can be direct or by a shearing effect. If uterine rupture occurs, it is usually the result of direct trauma, such as that seen with pelvic fracture. The rupture occurs most commonly at scarred areas and along the posterior wall. Hematuria and meconium are signs of rupture.

The management of the gravid patient with abdominal penetrating trauma is similar to that for other patients. The fetus becomes more susceptible to injury as pregnancy progresses. If operative management is indicated, rapid sequence induction is preferred. Small lacerations to the uterus can be successfully repaired. The risks of anesthesia relate primarily to the physiologic changes that occur during pregnancy, such as that of gastric atony and decreased lower esophageal competence. Both conditions increase the chances of aspiration. Whenever operative management is indicated, the standard midline incision is utilized. Adequate visualization is mandatory and the pregnant uterus should never interfere with maternal repair. However, a celiotomy is not a license for cesarian section. A cesarian section prolongs the operation and increases blood loss by about 1 l. The indications for cesarian section are very specific. They are: shock, exsanguiation, mechanical limitation to repair, risk of fetal distress exceeds that of prematurity, and unstable spine injury.

In cases of maternal death, a post-mortem cesarian section may be required to save the fetus. If the fetus is estimated to have a gestational age of at least of 26 weeks and death to delivery time is less than 5 min, the chance of fetal survival is very good. If there is uncertainty in terms of the maternal death time, a cesarian section is performed anyway.

Only about 0.1% of all women who are pregnant are burned severely enough to require hospital admission. The maintenance of normal volume and avoidance of hypoxia are the basic principles of burn resuscitation. Maternal burn injuries of 50% (second- and third-degree) are associated with a perinatal mortality of over 50%.

If antibiotics are needed, penicillin, erythromycin, and cepholosporins are considered safe; however, aminoglycosides should be avoided because renal compromise in the newborn has been reported. Morphine and demerol may be used, however, sparingly, because placental transfer is rapid and respiratory depression in the newborn has been reported. An excellent guide to the use of pharmaceutical agents used during pregnancy is *Drugs in Pregnancy and Lactation* [1].

Although these basic principles are well accepted, some recent key studies highlight some important issues. In 1990, Drost and others conducted a retrospective 5-year examination of 318 pregnant patients [2]. Only 25 (average injury severity score, ISS = 14) were injured seriously enough to require hospital admission. The purpose of their study was to identify factors affecting fetal and maternal outcome. They concluded that fetal and neonatal survival was related directly to the ISS, trauma score, and direct injury. They recommended that ultrasonography be liberally used to document pregnancy status. Esposito and others, in 1991, retrospectively reviewed 40 patients over a $7\frac{1}{2}$-year period to characterize the diagnostic modalities and the outcome of the pregnancy [3]. They examined the results of observation, DPL, CT, and immediate celiotomy. As expected, patients with observation had the lowest ISS and those who required immediate celiotomy had high ISS. Although the maternal and fetal outcomes are not unexpected, the number of patients in this study is very small and few specific conclusions can be drawn. In a retrospective cohort study, Wolf et al. set forth to determine the effect of seatbelt use on pregnancy outcome [4]. They noted that unrestrained drivers had over twice the change of early delivery within 48 h of the injury event. They concluded the seatbelts not only help the mother, but the fetus as well.

The problems with these studies are that they have small sample sizes and few specific conclusions can be drawn. In the literature, the number of fetal deaths to maternal deaths varies anywhere from 3 to 1 all the way up to 9 to 1; this is indicative of the fact that maternal survival alone is insufficient to ensure fetal well-being. Based on these data, we conducted a multi-institutional study to examine injured pregnant patients. The purpose of this retrospective study was to assess the value for the following in predicting fetal survival: (a) fetal heart rate, (b) maternal physiology, and (c) admission laboratory parameters. There were 93 patients studied. The majority were injured in motor vehicle accidents; 11, however, suffered blunt assault. Of the 93 patients, the average mean ISS was 8.5. Most patients were in their third trimester. There were 3 maternal deaths, 14 fetal/ neonatal deaths in the acute period and 4 neonatal deaths in the late period. The conditions associated with increased incidence in fetal/neonatal demise were direct uteroplacental fetal injury, maternal shock, pelvic fracture, severe head injury, and maternal hypoxia. The ISS and the Glasgow Coma Score (GCS) differed significantly between mothers with viable (GCS = 14.5, ISS = 6.2) and nonviable (GCS = 12, ISS = 21.6) pregnancies. This suggests that in the presence of high risk factors, maternal monitoring by standard, noninvasive modalities may be inadequate to assure fetal well-being.

To set forth some potential solutions, we are now formulating a "trauma during pregnancy registry". Data elements such as diagnostic modalities, base excess, and KB smears will be recorded in a prospective manner and we hope to glean some data regarding trimester stratification or trimester-specific findings.

Because there is no universally utilized noninvasive modality for maternal/fetal assessment, we are investigating bioimpendance as a noninvasive, continuous method for cardiac output measurement in these patients. Hopefully with the accrual of prospective data, better determinants of the maternal/fetal physiology will prove useful in determining fetal outcome.

The relationship of maternal hemodynamic variables in the pregnant trauma patient to fetal outcome

Accidental injury occurs in 6% – 7% of all pregnancies and is the most frequent nonobstetric cause of death in the gravid patient. Although recent literature has delineated a systematic approach to examining and treating the injured pregnant patient, good maternal care does not necessarily equate with fetal survival. The physiologic alterations of pregnancy, such as increased cardiac output and plasma volume and decreased peripheral vascular resistance may mask signs of hypoperfusion and shock.

Although continuous fetal monitoring and ultrasonography are the cornerstones of fetal viability determination, fetal demise has been shown to occur despite information obtained from these modalities. In an attempt to relate maternal physiology to fetal outcome, a multicenter restrospective study of pregnant trauma patients was conducted. The injury severity score (ISS) and the Glasgow Coma Score (GCS) were found to be significantly different between patients whose pregnancy survived and those whose did not survive. The mean ISS in patients with lost and survising pregnancy 21.4 and 6.0, respectively ($P < 0.005$). $ISS \geq 10$ predicted pregnancy was lost with a sensitivity of 0.73, specificity of 0.79, and a positive predictive value of 0.41. The mean GCS in patients with lost and surviving pregnancies were 11.9 and 14.6 ($P < 0.025$), respectively, but this parameter was a much less sensitive predictor of pregnancy loss than the ISS.

Parameters to predict fetal outcome have been elusive. This multicenter study demonstrates that in pregnant traumatized patients with an $ISS \geq 10$ the risk of fetal loss may be as high as 40%. Admission physiology and laboratory parameters are not as useful in predicting fetal outcome as overall injury severity. In addition to ultrasonography and continuous fetal monitoring optimization of hemodynamics may add another dimension to predicting fetal outcome. The objective of this research proposal is to prospectively determine the accuracy of hemodynamic variables (such as oxygen consumption and extraction and lactate levels) in predicting fetal outcome. Based on the results of our retrospective study, patients will be considered for invasive hemodynamic monitoring who have an $ISS \geq 10$ or $GCS < 13$, direct abdominal trauma, or those undergoing general anesthesia. Patients will be accrued and the same variables used in our retrospective study will be monitored. The results will then be compared to see if the hemodynamic monitoring has made any difference in fetal outcome.

References

The reference list can be obtained from the author.

Arch Gynecol Obstet (1993) 253 [Suppl]: S 21 – S 30

Archives of

Gynecology
and Obstetrics
© Springer-Verlag 1993

Traumatisme, grossesse et assurance sociale*

J.-L. Duc

Faculté de Droit de Lausanne, CH-1042 Assens, Switzerland

Traumatisme [1], grossesse [2] et assurance sociale

Généralités

J'aborderai le problème dont il m'a été demandé de traiter ici du seul point de vue du droit de l'assurance sociale. S'agissant de parler de traumatisme, je laisserai également de côté, en principe, les aspects – qui ne manqueraient pourtant pas d'intérêt – touchant aux maladies ainsi qu'aux infirmités congénitales qui ne seraient pas en relation avec un accident.

Je ne traiterai par conséquent pas de droit privé aujourd'hui. En particulier, je n'évoquerai ni les rapports juridiques qui sont régis par la loi sur le contrat d'assurance (il s'agit essentiellement de ceux entretenus avec les compagnies privées d'assurance – qui sont du reste parfois confondues avec les caisses-maladie reconnues par la Confédération), ni les problémes de responsabilité civile [3].

---

* Exposé présenté au Congrès de la Société suisse de gynécologie et obstétrique, le 24 juin 1993, à Lugano.

[1] Il faut entendre par ce terme un «état général particulier, créé de toutes pièces par l'action d'une violence externe sur l'organisme» (M. Garnier/V. Delamare, Dictionnaire des termes techniques de médecine, Paris). Cette référence à une violence externe sur l'organisme évoque la définition traditionnelle de l'accident, qui est l'atteinte dommageable, soudaine et involontaire, portée au corps humain par une cause extérieure extraordinaire (article 9 OLAA). C'est sans doute la raison pour laquelle certains parlent de traumatisme quand ils évoquent un accident. Mon étude se borne à examiner comment les assurances sociales règlent – ou ne règlent pas – le cas de l'accident (au sens juridique du terme) survenu durant la grossesse.

[2] Il s'agira aussi bien de la période précédant l'accouchement que de l'accouchement lui-même et de la période suivant ce dernier.

[3] Voir néanmoins Karl Oftinger, Schweizerisches Haftpflichtrecht, Erster Band, Allgemeiner Teil, 4e édition, Schulthess Polygraphischer Verlag, Zürich, p. 234, qui relève, en matière de responsabilité, qu'il n'est pas nécessaire d'aménager un droit d'action du *nasciturus*, dès lors que la naissance interviendra en tout cas avant l'écoulement du délai de prescription. Voir également Tuor/Schnyder, Das schweizerische Zivilgesetzbuch, 10e édition, Schulthess Polygraphischer Verlag, Zürich, p. 67, ou encore Eugen Bucher, Berner Kommentar, Das Personenrecht, 2. Abt., Die natürlichen Personen, Verlag Stämpfli & Cie AG, Berne, 1976, pp. 98–99.

Début et fin de la personnalité

Il est néanmoins nécessaire de nous arrêter un instant aux règles posées par l'article 31 CCS, s'agissant du début et de la fin de la personnalité. Suivant cette disposition, la personnalité commence avec la naissance accomplie de l'enfant vivant; elle finit par la mort (alinéa 1; faute de temps, je me dispenserai de préciser ici ce qu'il faut entendre par naissance et par mort). Cependant, l'enfant conçu jouit des droits civils à la condition qu'il naisse vivant (alinéa 2). Il faudra avoir ces quelques précisions à l'esprit, pour suivre le cours de mon exposé. En effet, pour jouir de droits subjectifs, il faut être un sujet de droit. L'enfant à naître a donc la jouissance des droits civils, à la condition de naître vivant.[4] Les juristes discutent la question de savoir si le *nasciturus* a déjà cette jouissance ou si, au contraire, il n'a qu'une expectative, dans ce domaine. La discussion est académique, car, quelle que soit la solution admise en doctrine, le résultat est le même (l'expectative constituant un droit subjectif). Certains parlent de jouissance conditionnelle (la naissance constituant une condition suspensive). Au vrai, cette discussion est sans grand intérêt pour la suite de ma conférence.[5]

Recours contre le tiers responsable

Je m'arrêterai également, mais très brièvement aussi, à un autre aspect de droit privé en évoquant une institution très utile, à savoir l'obligation en général faite aux assureurs sociaux de verser à leurs assurés les prestations légales ou convenues, alors même que l'on est en présence d'un tiers tenu à réparation du dommage selon les règles du droit privé. En effet, le corollaire de cette obligation consiste dans la subrogation de ces assureurs aux droits du lésé contre la personne tenue à réparation. En d'autres termes, l'assureur social qui verse ses prestations va prendre la place du lésé dans ses rapports juridiques avec ce tiers responsable, et cela en vertu de la loi, d'une part, et jusqu'à concurrence des prestations servies, d'autre part. Cette solution[6] est prévues aux articles 41 ss LAA, 48ter ss LAVS, 52 LAI, 48 LAM, 34 alinéa 2 LPP et 26 OPP2, 29 et 54 LACI.

Voir aussi Andreas Bucher, Personnes physiques et protection de la personnalité, 2e édition, Helbing & Lichtenhahn, p. 69, où l'on peut lire que le *nasciturus* peut avoir droit à des dommages-intérêts, en particulier dans l'hypothèse d'une atteinte a son intégrité physique. Sur ce point encore, voir Hans Merz, Anfang und Ende der Persönlichkeit, RDA 1957 pp. 321 ss, plus spécialement p. 335, s'agissant de la prétention du *nasciturus* ayant à subir les conséquences d'un comportement illicite (en particulier, en cas d'accident de la circulation survenu à une femme enceinte).

[4] Voir l'étude de Pierre Engel, L'apparence efficace en droit privé, in Semaine judiciaire 1989 pp. 73 ss, plus spécialement p. 76, où l'auteur aborde la délicate question de savoir quel statut attribuer aux «monstres, anencéphales, bicéphales, entre autres». Voir aussi Andreas Bucher, Personnes physiques et protection de la personnalité, 2e édition, Helbing & Lichtenhahn, pp. 67–68.

[5] Voir Mario M. Pedrazzini/Niklaus Oberholzer, Grundriss des Personenrechts, 3e édition, Stämpfli & Cie AG, Berne, 1989, pour plus de détails (pp. 29 ss).

[6] Voir André Ghélew/Olivier Ramelet/Jean-Baptiste Ritter, Commentaire de la loi sur l'assurance-accidents, LAA, Réalités sociales, Lausanne 1992, pp. 160 ss, en ce qui concerne l'assurance-accidents.

Dans l'assurance-maladie, la situation est différente, dès lors que la LAMA ne connaît pas la subrogation. En revanche, l'article 26 LAMA prohibe impérativement la surindemnisation et institue à mon avis une clause de subsidiarité légale, que les statuts des caisses-maladie reprennent pour la plupart, en prévoyant souvent que les prestations assurées seront versées lorsqu'un tiers – quel qu'il soit – conteste sa responsabilité ou n'est pas en mesure de dédommager la victime, à la condition toutefois que cette dernière cède ses droits à la caisse jusqu'à concurrence des prestations accordées.[7]

Il faut bien souligner, cependant, que l'obligation de verser des prestations préalables n'existe que si l'on a affaire à une victime assurée. Ainsi, pour prendre un seul exemple, il ne saurait être question d'obliger une caisse-maladie à verser, à titre de prestations préalables, des indemnités journalières à une personne qui n'est pas au bénéfice d'une telle assurance.

Traumatisme et grossesse

J'examinerai la situation qui se présente en droit des assurances sociales dans trois cas de figure:

– le suicide [8]
– l'accident de la circulation [9]
– l'agression.

Préalablement, il faut cependant examiner si l'enfant à naître est assuré, et pour quels risques et prestations, dans les diverses assurances sociales entrant en ligne de compte. Ces dernières sont

– l'assurance-maladie
– l'assurance-accidents

---

[7] Voir André Ghélew/Olivier Ramelet/Jean-Baptiste Ritter, Commentaire de la loi sur l'assurance-accidents, LAA, Réalités sociales, Lausanne 1992, p. 159. A mon avis, la jurisprudence n'oblige pas une caisse-maladie dont les statuts ne contiennent pas de disposition du genre évoqué plus haut, mais seulement une clause de subsidiarité, à verser des prestations préalables. Le Tribunal fédéral considère à tort que la cession intervenue dans un tel contexte n'est pas opposable à un tiers qui doit répondre du dommage en vertu de la loi, solution que j'ai critiquée dans un article publié dans les Cahiers genevois et romands de sécurité sociale, No 8 – 1992 (Facultés de droit de Genève et Lausanne), pp. 25 ss, que le lecteur que la question intéresse pourra consulter pour plus de détails.

[8] Le suicide et la tentative de suicide peuvent constituer un accident, au sens juridique du terme, lorsqu'ils sont commis par un assuré totalement incapable de discernement. Dans les autres cas, on n'a pas affaire à un accident, mais à une affection couverte par la notion de maladie (au sens large; selon la jurisprudence, ce qui ne constitue pas un accident au sens juridique du terme est une maladie – ATF 98 V 144, 97 V 1 par exemple). Sur ces questions, voir André Ghélew/Olivier Ramelet/Jean-Baptiste Ritter, Commentaire de la loi sur l'assurance-accidents, LAA, Réalités sociales, Lausanne 1992, pp. 144 ss). Cette distinction est importante, pour l'examen de la question qui nous intéresse ici, dès lors que les règles applicables à l'assurance-maladie, d'une part, et, d'autre part, à l'assurance-accidents ne sont pas les mêmes et que les prestations de ces deux assurances sociales diffèrent sensiblement. La distinction ne joue par contre pas de rôle important dans l'AVS/AI, voire dans la prévoyance professionnelle.

[9] La situation qui se présente en cas de responsabilité de tiers n'est pas examinée comme telle.

- l'AVS
- l'AI
- le régime de la prévoyance professionnelle (AVS/AI).[10]

L'assurance-maladie

Dans l'assurance-maladie, c'est le principe de l'affiliation individuelle qui prévaut. On ne connaît pas la notion d'assurance du chef de famille s'étendant automatiquement aux membres de la communauté familiale.

Suivant l'article 5 alinéa 1 LAMA, tout citoyen suisse a le droit de s'affilier à une caisse dont il remplit les conditions statutaires d'admission. Cette disposition confère-t-elle ce droit à l'enfant à naître? Théoriquement, et sous réserve de la réalisation de la condition suspensive à laquelle j'ai fait allusion tout à l'heure, oui, avec une difficulté toutefois: la validité du rapport juridique dépendra de la réalisation de cette condition, à savoir la naissance de l'enfant vivant, ce qui ne nous avance pas, dans l'hypothèse d'un enfant mort-né.[11] Quoi qu'il en soit, un tel droit ne pourrait résulter que des dispositions internes des caisses, qu'il faudrait consulter pour savoir à partir de quel moment l'assurance peut être souscrite et l'enfant, assuré. La conclusion d'une assurance «prénatale»[12] pourra soulever des problèmes délicats dans le domaine des réserves (suivant l'article 5 alinéa 3 LAMA, les caisses-maladie peuvent excepter de l'assurance, en en faisant l'objet d'une réserve, les maladies existant au moment de l'admission[13]): en effet, si l'assurance a été conclue avant la survenance d'un événement ayant laissé des séquelles intéressant l'enfant, l'assurance ne devrait en principe pas pouvoir être grevée d'une réserve en raison de ces conséquences. S'il devait en être autrement, on ne verrait pas l'intérêt que pourraient avoir les parents à conclure une telle assurance avant la naissance de leur enfant. Au demeurant, que déclarer dans la procédure d'affiliation qui se situe avant la naissance de la personne qui doit être assurée, et quels examens est-il possible d'exiger?[14] Si l'enfant est assuré, et si un traitement est nécessaire après la naissance, c'est l'assurance de l'enfant qui, en bonne logique, devra intervenir.

Diverses questions délicates pourront se poser dans ce contexte: ainsi, le nouveau-né assuré contre la maladie mais non pas contre les accidents qui présente des séquelles d'un tel événement survenu pendant la grossesse de sa mère peut-il se voir opposer la clause statutaire d'exclusion des accidents? Je réponds par l'affirmative, même si l'intéressé n'existait juridiquement pas encore lors de cet

---

[10] L'assurance militaire pourrait théoriquement entrer en ligne de compte; mais les circonstances devraient être si particulières que j'en fais abstraction dans le cadre de cette étude.

[11] A noter que, pour l'octroi des prestations de maternité prévues à l'article 14 LAMA, il suffit que la grossesse ait duré au moins 28 semaines, peu important que l'enfant soit né viable ou non (article 42 Ordonnance III sur l'assurance-maladie).

[12] Le terme est mis entre guillemets, car il se pourrait que seule la procédure d'admission se situe avant la naissance, l'assurance débutant lors de cette dernière seulement.

[13] Situation qui ne se présente pas lorsque l'assurance est obligatoire, il faut le rappeler.

[14] Schaer/Duc/Keller, La faute au fil de l'évolution du droit de l'assurance privée, sociale et de la responsabilité civile, p. 77 note 12. Il y a effectivement lieu de se demander si un examen prénatal serait exigible (sur la question de tels examens, voir Ulrich Meyer-Blaser, Perinatale Diagnostik und Krankenversicherung, SZS 1991 pp. 1 ss).

événement. Le *nasciturus* est en effet susceptible d'être victime lui-même d'un accident, pour autant qu'il naisse vivant par la suite.[15] La caisse qui désirerait se mettre à l'abri de toute surprise pourrait grever l'assurance d'une réserve, lors de l'affiliation, pour peu qu'elle n'intervienne pas avant la naissance. Si une telle restriction n'affecte pas l'assurance, une réserve ultérieure ne sera pas possible, sauf en cas de réticence.

Qu'en est-il en revanche si l'enfant n'est pas assuré et doit être soigné après la naissance, ou si une lésion de l'enfant non encore né exige un traitement de la mère et/ou de l'enfant lui-même (si la chose est médicalement possible)? L'enfant doit bénéficier, au titre de l'assurance de sa mère, d'une contribution, fixée par le Conseil fédéral, aux frais de soins dont il a besoin tant qu'il séjourne dans l'établissement hospitalier avec sa mère (5 francs par jour) ainsi qu'aux frais de soins et de traitement lorsqu'il doit être traité dans un établissement hospitalier durant les dix semaines qui suivent la naissance (10 francs par jour; articles 14 alinéa 2 chiffre 3 LAMA et 43 Ordonnance III sur l'assurance-maladie). Les montants fort modestes des indemnités accordées montrent qu'il ne s'agit pas là d'une véritable assurance du nouveau-né qui viendrait se greffer sur celle de sa mère. A défaut d'une assurance en faveur de l'enfant, il faudra se contenter de ces maigres prestations.

La situation se présente autrement lorsqu'une lésion de l'enfant à naître justifie une intervention du médecin avant l'accouchement: pourra-t-on, dans une telle éventualité, soutenir qu'il appartient à l'assurance de la mère d'assumer les frais de cette intervention sur le *nasciturus*? A mon avis, il faut distinguer deux situations, selon que l'enfant naît vivant ou non. Dans la première éventualité, le *nasciturus* n'était certes pas encore une personne (la personnalité commence avec la naissance accomplie de l'enfant vivant; article 31 alinéa 1 CC) mais, une fois la naissance accomplie, il y aura lieu de le considérer comme une personne, rétroactivement. Force sera alors de constater que l'intervention concernait l'enfant non assuré (sauf si, par hypothèse, une véritable assurance prénatale avait été souscrite).[16] En revanche, en cas de venue au monde d'un enfant mort-né, la condition déja évoquée n'étant pas réalisée, le *nasciturus* ne pourra pas être considéré comme une personne, et je ne vois pas d'autre solution que d'admettre que l'intervention concernait la mère. Une telle construction me paraît présenter le mérite d'être logique, mais l'inconvénient d'obliger à attendre la délivrance, pour régler le cas d'assurance (ce qui au vrai ne sera pas un inconvénient majeurs dans de nombreux cas).

Un arrêt du Tribunal fédéral des assurances du 19 décembre 1986[17] concerne la prise en charge de l'amniocentèse à titre de prestation obligatoire dans le cadre d'un examen de contrôle au sens de l'article 14 alinéa 2 chiffre 4 LAMA, lorsque la future mère est âgée de 35 ans au moins. Cet arrêt nous intéresse ici, parce qu'il

---

[15] Cette condition ne sera pas remplie en cas de fausse couche (voir Mario M. Pedrazzini/Niklaus Oberholzer, Grundriss des Personenrechts, 3e édition, Stämpfli & Cie AG, Berne, 1989, p. 30).

[16] Ulrich Meyer-Blaser (SZS 1991 pp. 1 ss, Perinatale Diagnostik und Krankenversicherung, p. 14) se demande s'il ne faudrait pas considérer que le *nasciturus* et sa mère forment un tout jusqu'à la délivrance et si cette circonstance ne justifierait pas une prise en charge des soins par l'assurance de la mère.

[17] ATF 112 V 303.

aborde la question – qui me préoccupe – de la prise en charge par l'assurance de la mère de prestations intéressant le *nasciturus*. L'amniocentèse est une ponction de l'utérus gravide qui est pratiquée, généralement, de la 12e à la 14e semaine, ou de la 23e à la 24e semaine, par voie supra-symphysaire, dans le but de prélever du liquide amniotique. L'examen de ce liquide permet de dépister l'iso-immunisation foetomaternelle et aussi de préciser le sexe nucléaire du foetus, ainsi que l'existence possible chez ce dernier de certaines aberrations chromosomiques, de certaines maladies héréditaires ou anomalies du système nerveux central (Garnier/Delamare, Dictionnaire des termes techniques de médecine, 20e édition). L'argumentation de la Haute Cour est intéressante: les prestations obligatoires en vertu des articles 12 ss LAMA ne comprennent pas seulement les mesures servant à éliminer des troubles physiques ou psychiques. En font aussi partie des mesures grâces auxquelles un dommage menaçant la santé, ou l'aggravation d'un mal existant, peuvent être évités. La condition requise est alors qu'il y ait effectivement un état morbide. Les quatre examens de contrôle prénataux prévus à l'article 14 alinéa 2 chiffre 4 LAMA ont pour objet de permettre une surveillance de la grossesse, dans le but de prévenir la survenance de complications éventuelles. Selon le Tribunal fédéral des assurances, il est incontestable que l'amniocentèse constitue une mesure diagnostique scientifiquement reconnue en cas de grossesse présentant une plus ou moins forte probabilité de se terminer par la naissance d'un enfant anormal. Cette prestation ne constitue cependant pas une mesure dont la prise en charge s'impose à titre de prestation en cas de maladie; elle constitue plutôt une mesure qui doit être indemnisée dans le cadre d'un contrôle de routine au sens de l'article 14 alinéa 2 chiffre 4 LAMA, et non pas comme un examen autonome constituant pour elle-même l'un des dits examens de contrôle obligatoires. Or, il est permis de se demander si cette solution est bien fondée en droit, dès lors qu'il s'agit – si j'ai bien compris les explications de nature médicale – d'un examen dans le sein de la mère concernant non pas cette dernière mais l'enfant à naître. La Haute Cour n'examine pas cet aspect de la question, soit celle de savoir s'il incombe à l'assurance de la mère de payer les frais d'un examen fait à première vue dans l'intérêt prédominant de l'enfant. Dans un arrêt du 22 janvier 1987[18], le Tribunal fédéral des assurances avait du reste déjà jugé que l'amniocentèse subie par une femme enceinte âgée de moins de 35 ans était à la charge de sa caisse-maladie, dès lors qu'il existait une indication médicale suffisante pour procéder à un tel examen (un premier enfant étant atteint de mongolisme). Il ne s'était pas non plus inquiété de la question de savoir si l'examen concernait bien la mère.[19]

Dans la même ordre d'idée, un article très intéressant est celui que l'on doit à la plume de Ulrich Meyer-Blaser.[20] Cet auteur rappelle opportunément que les caisses-maladie n'ont en principe pas à assumer les frais de mesures prophylactiques, sauf si, comme c'est le cas des examens de contrôle mentionnés à l'article 14 alinéa 2 chiffre 4 LAMA, la loi prescrit aux caisses d'en prendre en charge. Tel est le cas en particulier des examens par ultrasons, de l'amniocentèse (à certaines conditions), etc. L'auteur n'examine cependant pas la question de la prise en charge de ces mesures du point de vue de la personne assurée (il constate qu'il y a obli-

---

[18] RAMA 1987 No K 735 p. 212.
[19] On peut faire ici la même remarque que celle figurant dans la note 16.
[20] SZS 1991 pp. 1 ss (Perinatale Diagnostik und Krankenversicherung).

gation pour la caisse-maladie de la future mère de prendre les frais à sa charge). Il procède en revanche à cet examen, lorsqu'il aborde la question des soins prénataux.

L'assurance-accidents

En cas d'accident, il est bien évident que la femme enceinte dont l'état nécessite un traitement à la suite d'un accident aura droit à la prise en charge de ce traitement par l'assurance-accidents obligatoire. Les frais d'un accouchement prématuré ou d'un avortement occasionnés par cet événement devront à mon avis être assumés par cette assurance. Qu'en est-il en revanche d'une intervention sur l'enfant encore dans le sein de sa mère? Il faut faire ici la même distinction que dans l'assurance-maladie: en cas de naissance de l'enfant vivant, le *nasciturus* devra être considéré comme un sujet de droit, rétroactivement; dans le cas contraire, on aura affaire à une atteinte à la santé de la mère.

Délicate aussi est la question de savoir si l'enfant né invalide à la suite d'un accident, survenu à la mère, dont répond l'assurance a qualité d'assuré susceptible de bénéficier des prestations de cette assurance. La résponse est à mon avis négative: naîtrait-il vivant, l'enfant ne saurait être considéré comme assuré, faute de remplir les conditions mises à une affiliation à l'assurance obligatoire ou facultative.

L'hypothèse qui fait l'objet de cet exposé intéresse l'enfant à naître à d'autres titres encore: si la mère du *nasciturus* demeure invalide, en raison des séquelles de l'accident dont elle a été victime durant sa grossesse, cela ne jouera pas de rôle direct pour l'enfant, sur le plan économique et du point de vue de l'assurance-accidents régie par la LAA, dès lors que cette loi ne connaît pas l'institution des rentes complémentaires pour enfants (par contre, les allocations familiales sont prises en compte dans le calcul du gain déterminant pour fixer la rente accordée à la mère; article 22 alinéa 2 OLAA). Mais la mère peut décéder des suites de l'accident, en quel cas l'enfant venu au monde après la mort de cette dernière aura qualité d'orphelin et pourra à mon avis bénéficier des prestations légales, quand bien même la loi ne règle pas expressément cette situation. Un refus serait si choquant qu'une application dans le domaine de l'assurance-accidents du principe qui me paraît applicable dans l'AVS – que je vais examiner maintenant – me semble s'imposer.

L'AVS

Le décès de la mère des suites d'un accident après la venue au monde de l'enfant qu'elle portait dans son sein lors de cet événement ouvrira bien entendu à l'enfant le droit à une rente de survivant de l'AVS, si les conditions légales sont réunies. Mais le cas qui nous intéresse plus spécialement ici est celui où le décès de la mère précède la naissance d'un enfant viable.[21] A mon avis, ce décès pourra ouvrir le droit à une rente d'orphelin suivant les articles 25 alinéa 1 LAVS et 48 alinéa 1 RVAS. En effet, aux termes de l'article 47 RAVS, le droit à une rente d'orphelin

---

[21] A ma connaissance, cette hypothèse est médicalement plausible.

est également donné lorsque l'enfant est né postérieurement au décès du père (à certaines conditions). Rien n'est certes prévu pour le cas où le décès de la mère serait survenu avant la naissance de l'enfant (ce qui ne paraît médicalement pas exclu). Je ne vois toutefois pas que l'on puisse refuser d'appliquer par analogie la règle de l'article 47 RAVS dans une telle hypothèse.

L'AI

L'enfant d'une mère invalide ouvrira le droit à une rente complémentaire pour enfant de cette assurance.

D'autre part, dès sa naissance, l'enfant domicilié en Suisse sera obligatoirement assuré à l'AI et pourra donc bénéficier de toutes les prestations prévues par la LAI, en cas d'invalidité, à certaines conditions en tout cas: traitement d'une infirmité congénitale, si l'enfant présente une telle affection qui figure dans la liste dressée par le Conseil fédéral conformément à la loi (article 13 LAI); mesures médicales de réadaptation de l'article 12 LAI; puis, le moment venu, mesures de formation scolaire spéciale, mesures de réadaptation professionnelle, moyens auxiliaires, indemnités journalières; rente; allocation pour impotent. La LAI est donc la loi qui réserve le meilleur sort aux enfants dont le statut fait l'objet de cet exposé. Je rappelle pour mémoire l'existence d'un régime de prestations complémentaires à celles de l'AVS/AI, régime destiné à garantir un certain minimum vital aux rentiers de l'AVS/AI (ainsi qu'à quelques autres catégories d'assurés).[22]

Le régime de la prévoyance professionnelle

L'enfant de la mère invalide ouvrira droit à une rente complémentaire pour enfant. A ce titre, donc, l'atteinte portée à la mère pourra intéresser indirectement l'enfant né vivant. Si celui-ci vient au monde invalide, il n'aura pas de prétention à faire valoir contre une institution de prévoyance, pour des motifs identiques à ceux qui ont été retenus dans le cadre de l'assurance-accidents. En cas de décès de la mère, on rencontrera les mêmes problèmes que dans cette dernière assurance.

Examen de quelques situations de traumatisme

Transposons maintenant les remarques faites ci-dessus dans les quelques situations de traumatisme que nous avons évoquées plus haut.

Suicide constituant un accident, accident de la circulation, agression

Si le suicide ou la tentative de suicide constituent un accident (ce qui présuppose l'incapacité de discernement de la mère, on l'a vu), en cas d'accident de la circu-

---

[22] Pour plus de détails, voir Ulrich Meyer-Blaser (SZS 1991 pp. 1 ss, Perinatale Diagnostik und Krankenversicherung, pp. 14–15).

lation, ou en cas d'agression[23], les frais de traitement de la mère seront à la charge de l'assurance-accidents. Il en ira de même des frais d'un accouchement prématuré et d'un avortement provoqué par ces événements, ainsi que des frais d'une intervention faite sur le *nasciturus*, en cas de mise au monde d'un enfant mort-né. Quant à l'enfant né vivant, il n'aura pas qualité d'assuré; les frais d'un traitement dont il aurait eu besoin dans le sein de sa mère ou dont il pourrait avoir besoin après la naissance ne seront pas à la charge de l'assurance-accidents, mais bien à celle d'une éventuelle autre assurance couvrant les accidents (et plus particulièrement celui survenu avant la naissance). Ce pourrait être une caisse-maladie, ou l'AI.

Suicide ne constituant pas un accident

Si le suicide ou la tentative de suicide ne constituent pas un accident, ce serait à l'assurance-maladie d'intervenir, en principe. Or, dans cette hypothèse, on se trouvera en présence d'un acte intentionnel, qui en règle générale n'ouvre pas droit aux prestations d'assurance. Si l'on applique à l'assurance-maladie le raisonnement tenu par le Tribunal fédéral des assurance dans le cadre de l'assurance-accidents (pour exclure la prise en charge de la tentative de suicide par cette assurance), force sera de refuser les prestations de l'assurance-maladie – ce qui n'est sans doute pas plus satisfaisant que le refus opposé par l'assureur-accidents. Il n'en reste pas moins qu'on ne voit pas les raisons pour lesquelles l'assurance-maladie devrait être plus généreuse que l'assurance-accidents, en présence d'une tentative n'ayant pas abouti au résultat espéré. En bonne logique, la Haute Cour de Lucerne aurait dû suivre l'opinion du Professeur Alfred Maurer et considérer que la tentative de suicide (manquée) constitue un accident.[24] Le refus ne pourra bien entendu concerner que la mère, et non pas l'enfant qui remplirait les conditions requises pour bénéficier de prestations d'une caisse-maladie (elles ont été évoquées tout à l'heure).

Dans l'AVS, le suicide ne prive pas les survivants de leur droit à une rente, en particulier à une rente d'orphelin.

---

[23] Une agression constitue un accident, au sens de la législation sur l'assurance-accidents obligatoire.

[24] Le fait que l'assurance-accidents réponde uniquement des accidents (et maladies professionnelles) pourrait certes justifier qu'on s'en tienne strictement à l'exigence d'un dommage consécutif à un acte involontaire (telle est la position du TFA: ATF 115 V 151), bien que l'exigence d'une atteinte involontaire n'impose pas une solution aussi rigoureuse que le refus d'indemniser la victime d'une tentative de suicide manquée. Tel est l'avis d'Alfred Maurer, Unfallversicherungsrecht, pp. 194 ss. Voir également son article: Le suicide et la tentative de suicide dans l'assurance-accidents (LAA/OLAA), dans la publication de l'Institut de recherches sur le droit de la responsabilité civile et des assurances (IRAL), Colloque de Lausanne 1989, Risques totalement ou partiellement exclus de l'assurance sociale (y compris la prévoyance professionnelle), Lausanne, 1990, pp. 45, 51. Il serait probablement plus simple de considérer que le suicide réussi est la manifestation ultime d'une maladie (sauf s'il constitue la suite inéluctable d'un accident ayant laissé des séquelles pénibles, par exemple, ou en cas de suicide commis en état d'incapacité totale de discernement); le suicide manqué, lui, étant alors un accident. Cela reviendrait cependant à soumettre à un régime différent le suicide et la tentative de suicide. Voir également André Ghélew/Olivier Ramelet/Jean-Baptiste Ritter, Commentaire de la loi sur l'assurance-accidents, LAA, Réalités sociales, Lausanne 1992, p. 146.

Dans l'AI, s'il y a défaut de discernement, la situation sera claire: on ne pourra pas retenir d'acte intentionnel et, par conséquent, aucune faute ne pourra être admise et aucune sanction, prononcée. En revanche, s'il y a discernement, la question du refus des prestations ou celle de leur réduction se posera forcément. Si l'on estime pouvoir appliquer les principes posés par le Tribunal fédéral des assurances en matière d'assurance-accidents, on admettra que l'article 7 LAI autorise une réduction pour faute grave, ou pour cause d'entreprise téméraire, ou encore qu'il permet de réduire les prestations dans la mesure de la capacité de discernement de l'assuré. Mais on pourrait aussi considérer le but réellement voulu par l'auteur de la tentative, à savoir le décès. L'invalidité n'étant pas visée, la faute de l'intéressé consisterait à ne pas avoir réalisé son intention par un mauvais choix des moyens, ou alors à avoir enfreint une règle interdisant de se tuer (le fait de vouloir attenter à sa vie constituant en soi une faute). De tels motifs de refus ou de réduction seraient cependant incongrus, et l'on ne voit pas pourquoi le suicide réussi ouvrirait droit à des prestations de l'AVS, alors que le suicide manqué ne devrait pas être indemnisé – ou ne l'être qu'en partie – par l'AI. La question se pose en des termes différents pour l'assurance-accidents, qui ne répond pas des conséquences d'événements ne constituant pas des accidents (ou d'autres événements assurés).[25]

Au vrai, dans l'AI, la tentative de suicide ne paraît (à juste titre) pas être traitée comme un acte fautif justifiant une réduction de la rente en application de l'article 7 LAI (sanction qui au demeurant ne pourrait pas concerner les rentes complémentaires, donc la rente complémentaire pour l'enfant, et encore moins celle versée à celui-ci – le moment venu – en raison de sa propre invalidité).

Conclusion

Ce bref tour d'horizon devrait montrer que le sujet que vous m'avez demandé de traiter brièvement recèle de nombreux aspects délicats, que mon exposé ne fait qu'aborder. La jurisprudence est loin d'avoir fait le tour des questions évoquées, et la doctrine ne les examine guère – sinon pas du tout. J'espère dès lors que cette modeste étude pourra contribuer à apporter quelques éléments supplémentaires de réflexion au débat juridique.

C'est la raison pour laquelle je remercie les organisateurs de ce congrès de m'avoir invitè à en parler.

---

[25] Voir, de manière plus générale, ATF 106 V 86 quant au caractère obligatoire pour l'AI des appréciations des organes de l'assurance militaire et de l'assurance-accidents.

Arch Gynecol Obstet (1993) 253 [Suppl]: S 31 – S 38

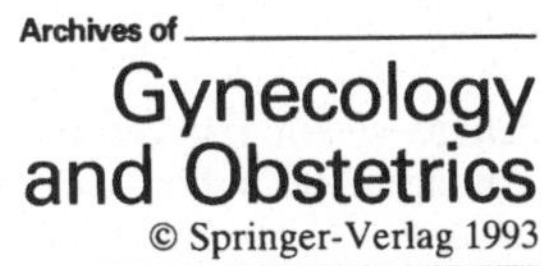

Archives of

Gynecology and Obstetrics

© Springer-Verlag 1993

La protection juridique du foetus victime de traumatismes

M. Mandofia-Berney and T. W. Harding

Institut Universitaire de Médecine Légale, C.M.U, 9 av. de Champel,
CH-1211 Genève 4, Switzerland

Introduction

L'enfant dans le sein de sa mère a une protection naturelle qui est généralement efficace. Il n'en reste pas moins vulnérable et peut subir des atteintes à son intégrité corporelle, sa santé ou sa vie.

«Si home bate un feme per que el est delyvere dun mort enfaunt il nest felonye, autre si lenfaunt soit nee et baptiste et puis morust per lestroke qil resceit en le ventre sa mer il est felonye».

Cet extrait de la loi de Westminster de 1285 illustre clairement l'influence que peut avoir le sort de l'enfant conçu sur la qualification pénale de l'acte qui lui a porté préjudice. La mort in utero ou la naissance vivante restent aujourd'hui encore une distinction pertinente pour l'établissement de la responsabilité dans certaines législations, notamment en droit suisse.

Cas n°1 (1989)

En Ecosse, Mme Duncan, enceinte d'un foetus de 35 semaines, est victime d'un accident de la route. Suite aux blessures reçues par le foetus, une césarienne est pratiquée en urgence. L'enfant meurt peu après. M. McCluskey, qui provoqua l'accident en excès de vitesse, fut reconnu coupable d'homicide. Selon le juge, l'enfant décédé était bien une personne vivante et il n'était précisé nulle part que la personne devait être en vie au moment de l'accident. En appel, le condamné tenta le raisonnement suivant: pour qu'il y ait homicide, il faut la «mort d'une autre personne», ce chef d'accusation ne peut exister que pour un individu déjà vivant au moment de l'accident. Cette objection fut écartée par la Haute Cour, qui confirma la condamnation (Journal of the Forensic Society, 1989, 29, 1: 413 ss).

Cas n°2 (1991)

Lors d'une dispute à propos de la paternité de l'enfant qu'elle porte en son sein, Mme Nelson est violemment agressée par son mari qui lui porte de nombreux coups dans le ventre. L'enfant, délivré vivant par césarienne à 31 semaines, meurt des suites de l'agression. M. Nelson est condamné pour homicide par négligence. Le tribunal de l'Etat de New-York invoque ici non seulement le fait que l'enfant est né vivant, mais aussi qu'il avait atteint le seuil de viabilité au moment du dommage (Contemporary Ob/Gyn., april 1993:19)

Cas n°3 (1987)

Mme Craig, enceinte de six mois et demi, est victime d'un accident de circulation. Suite à cet impact, le foetus meurt in utero et est expulsé mort. Les parents du feu dénommé Michael John Craig réclamèrent à leur assurance automobile un dédommagement pour les lésions mortelles subies par leur fils. Rejetée en première instance, cette demande fut reçue en appel par la Cour Suprême de l'Iowa: vu les termes du contrat, les parents d'un foetus qui n'est pas encore né mais viable peuvent recouvrer la police d'assurance contractée en cas de mort de leur enfant (Drake Law Review, 37, 1987/8:731 ss).

Cas n°4 (1992)

Peu de temps avant son accouchement, Mme Y est victime d'un accident de la circulation. Dès ses premières années de vie, son petit garçon manifeste des troubles mentaux. Ceux-ci sont les suites des lésions au cerveau qu'il a subi pendant l'accident. Le tribunal que le jeune garçon saisit en Irlande du Nord lui accorde 700 000 livres de dommages et intérêts (Journal international de bioéthique III, 1993, 4:281).

Ces quelques situations tendent à illustrer que les préjudices subis par le foetus in utero peuvent faire l'objet de prétentions juridiques diverses, tant pénales que civiles, qui seront menées par l'enfant lui-même ou par ses parents, et qui aboutiront à des résultats très différents suivant le statut attribué à l'enfant conçu.

Ainsi, s'il est nécessaire, sur le plan légal, de connaître le contexte dans lequel le foetus a été lésé, de savoir quel est l'auteur de l'atteinte ou de déterminer si l'acte est volontaire ou commis par négligence, l'élément essentiel reste le statut juridique de l'enfant conçu.

Statut juridique de l'enfant conçu

Une des particularités du foetus est d'être totalement dépendant de la femme qui le porte. Par ailleurs, les traumatismes dont il sera victime in utero seront toujours également subies par sa mère, mêmes si les conséquences seront généralement différentes pour chacun. Sur le plan juridique, cette étroitesse des liens rend la situation particulièrement complexe. C'est probablement la raison majeure de la diversité des positions défendues quant au statut de cette entité.

Situation en Suisse

En droit suisse, selon l'article 31 al. 1 CCS «la personnalité commence avec la naissance accomplie de l'enfant vivant». Il y a «naissance» lorsque l'enfant a atteint le seuil de viabilité, soit lorsqu'il est apte à continuer son développement hors du sein de sa mère. La naissance est «accomplie» lorsqu'il est entièrement sorti du corps de sa mère. Enfin, l'enfant sera considéré comme «vivant» dès la première manifestation de vie, sans que l'on se préoccupe de savoir s'il est viable. «La personnalité» qui lui est alors accordée lui permet de bénéficier de toutes les protections dont jouit n'importe quel autre individu [1].

Qu'en est-il alors du foetus? Le même article 31 précise à son alinéa 2 que «l'enfant conçu jouit des droits civils à la condition qu'il naisse vivant». Ainsi pour autant qu'il naisse vivant, l'enfant est considéré comme une personne dès sa conception. Il est donc titulaire de droits dès ce moment mais ne pourra les exercer qu'après sa naissance, en faisant notamment valoir l'un ou l'autre de ses intérêts qui auraient été lésés pendant la grossesse.

Dans les hypothèses que nous envisageons ici, le foetus subit des atteintes à son intégrité corporelle. C'est donc la sphère des droits de sa personnalité qui est touchée. Ces droits sont protégés par les articles 28 et ss CC. L'article 28 al. 2 CC prévoit qu'une atteinte à la personnalité est illicite sauf si l'auteur de l'atteinte peut invoquer un motif justificatif (le consentement de la victime, un intérêt prépondérant privé ou public, l'autorisation de la loi).

Ici, la seule justification envisageable est l'intérêt prépondérant de l'auteur de l'atteinte ou d'un tiers. Mais dans la plupart des cas cet intérêt n'entrera pas en ligne de compte et l'atteinte sera donc illicite. Le lésé a alors deux types de moyens à sa disposition. L'article 28 a CC prévoit en effet à son alinéa 1 des actions protectrices (prévention, cessation et constatation de l'atteinte) et à son alinéa 3 des actions réparatrices (dommages-intérêts, tort moral et remise de gain).

Il est difficile d'imaginer des actions protectrices pour l'enfant conçu dans les cas de figure que nous analysons ici. En effet, on ne voit pas comment on pourrait prévenir des lésions qui surviennent dans des circonstances accidentelles. Il s'agira donc essentiellement de voir quelles actions réparatrices sont envisageables et à quelles conditions. Nous reviendrons néanmoins sur la possibilité de prendre des mesures pendant la grossesse lorsque nous évoquerons les développements récents des droits du foetus.

«C'est au moment de la naissance que se concrétise juridiquement les préjudices subis en cours de grossesse et que s'ouvre le droit de demander leur réparation» [2]. Ainsi, l'enfant conçu ne pourra intenter action pour les dommages subis in utero qu'après sa naissance, ses droits resteront suspendus jusque-là.

L'enfant est né vivant

a) *Sur le plan civil.* Le droit d'action de l'enfant né vivant pour des dommages subis in utero est accepté depuis longtemps en doctrine [3], il n'y a en revanche pas de jurisprudence à ce sujet. Il s'agira pour l'enfant d'intenter une action en responsabilité contre l'auteur de l'atteinte. L'article 46 CO prévoit des dommages-intérêts

---

[1] Cf. à propos du statut du nouveau-né anencéphale, Guillod O., Le nouveau-né, l'embryon et le diagnostic périnatal – quelques repères juridiques, BMS, 1991, Heft 20:842 et Bucher A., Personnes physiques et protection de la personnalité, Bâle 2ème éd., 1992:68.

[2] Guillod O., Parenté et responsabilité civile: un couple mal assorti?, Annales de l'Université de Neuchâtel 1990–1991:277.

[3] Cf. Grossen J.-M., Les personnes physiques, Traité de droit privé suisse II/2, Fribourg 1974: 18; Deschenaux H. et Steinauer P.-H., Personne physique et tutelle, Berne 1980:120; Tercier P., Le nouveau droit de la personnalité, Zürich, 1984:509; Bucher A., Personnes physiques et protection de la personnalité, Bâle 2ème éd., 1992:69.

en cas de lésions corporelles. Il faudra donc établir s'il y a faute de l'auteur de l'atteinte, et, selon la formule consacrée, si «selon le cours ordinaire des choses et l'expérience de la vie», les blessures subies par la mère pendant sa grossesse sont propres à entraîner les lésions que présente l'enfant. Le comportement volontaire ou négligent intervient donc dans l'appréciation de la faute. C'est un élément essentiel à prendre en considération.

Pour l'établissement d'une responsabilité civile, la qualité de l'auteur de la lésion n'entre pas en ligne de compte. En particulier, que l'atteinte soit portée par un parent de l'enfant ou non ne change rien à la possibilité de ce dernier de réclamer des dommages et intérêts[4]. Aucune disposition légale ne prohibe, à titre général, l'action en responsabilité d'un enfant contre ses parents[5]. Dans cette hypothèse, il faudra lui nommer un curateur pour intenter l'action (art. 392 ch. 2 CC) puisque les intérêts du mineur seront en opposition avec ceux du représentant légal.

b) Sur le plan pénal. En droit suisse, un certain nombre de dispositions pénales sont consacrées aux infractions contre la vie et l'intégrité corporelle. Toutes ces dispositions s'adressent aux actes perpétrés contre un individu vivant au moment de l'acte. Les seules infractions concernant un enfant conçu sont celles liées à l'avortement.

Ainsi, dans le cas où l'enfant naît vivant, il ne pourra intenter une action pénale pour lésions corporelles (art. 123ss CP) ou pour mise en danger de sa vie ou de sa santé (art. 127 CP) puisqu'au moment de la lésion il n'y avait pas encore à proprement parler une personne juridique.

L'enfant n'est pas né vivant

En droit suisse il y a clairement une différence entre les atteintes portées à la santé de l'enfant conçu et les atteintes portées à sa vie. Si les lésions subies sont suffisamment importantes pour entraîner le décès du foetus, ni lui ni personne à sa place ne pourra faire valoir de droits puisqu'il ne sera jamais «né vivant».

Il ne peut donc y avoir d'action civile ni, sur le plan pénal, de condamnation pour homicide intentionnel (art. 111 CP) ou par négligence (art. 117) si l'enfant

---

[4] Cela sur le plan du principe, même si dans diverses situations le statut de proche influence les conditions d'actions et, dans certaines hypothèses, exclut même ce droit d'action (cf. notamment l'article 44 al. 1 de la loi fédérale sur l'assurance-accident: «La personne assurée à titre obligatoire et ses survivants ne peuvent faire valoir de prétentions civiles contre le conjoint de l'assuré et ses parents en ligne ascendante ou descendante que s'ils ont provoqué l'accident intentionnellement ou par une négligence grave»). Cf. Guillod O., Parenté et responsabilité civile: un couple mal assorti?, Annales de l'Université de Neuchâtel 1990–1991:270 ss.

[5] Même si en fait concrètement elle n'est pas utilisée. Elle a de plus un intérêt limité vu le devoir d'entretien des parents, qui implique de toute façon une prise en charge des soins nécessaires à l'enfant. Le seul dommage patrimonial dont l'enfant pourrait alors demander réparation serait l'atteinte à son avenir économique. Reste, dans les cas de lésions volontairement provoquées, la possibilité de faire une demande pour tort moral. (cf. Guillod O., Parenté et responsabilitié civile: un couple mal assorti?, Annales de l'Université de Neuchâtel 1990–1991:272 ss).

conçu meurt in utero[6]. En revanche, on pourrait concevoir que des lésions corporelles infligées de façon consciente et volontaire et qui entraîne la mort in utero soient assimilées à un avortement au sens des articles 118 et 199 CP[7]. La mère (art. 118 CP) ou le tiers (art. 119 al.2 CP) seraient alors punissables.

Situation aux Etats-Unis

Traditionnellement, la common law ne reconnaissait pas un statut autonome pour l'enfant conçu[8]. De ce fait, les actions tant civiles que pénales intentées pour des dommages subis in utero étaient rejetées. L'enfant était considéré comme une partie du corps de sa mère et aucun droit spécifique ne pouvait lui être accordé puisqu'il n'y avait qu'une vie impliquée pendant la grossesse, celle de la femme enceinte[9].

Depuis une cinquantaine d'années, les prérogatives accordées à l'enfant conçu ont drastiquement changé en droit américain. On a passé d'une extrême à l'autre: du déni complet d'un quelconque droit, aujourd'hui il est difficile d'imaginer une action suite à des préjudices subis par un enfant conçu qui ne serait pas prise en compte par un tribunal: «the unborn child is legally non longer an 'it' but rather a 'person' with legal rights»[10].

L'enfant est né vivant

L'évolution s'est faite par étapes. Depuis les années quarantes, on abandonna l'idée d'un foetus partie du corps de la femme enceinte, en invoquant le fait qu'il existait de nombreux cas dans la littérature médicale où l'on avait extrait un enfant vivant du corps de sa mère décédée. Ainsi, à partir du moment où l'enfant était viable, il ne pouvait plus être considéré comme une partie de sa mère. On admit donc l'idée qu'un enfant né vivant pouvait agir pour des dommages subis in utero[11]. L'élément essentiel retenu fut le fait d'avoir atteint le seuil de viabilité au moment du dommage.

Si cette jurisprudence fut appliquée de nombreuses années par plusieurs tribunaux, certaines juridictions abandonnèrent rapidement la condition de viabilité. Il apparut en effet à celles-ci que viable ou pas au moment de l'atteinte, l'enfant à

---

[6] Cette position a récemment eu l'occasion d'être défendue par la Chambre d'accusation de Genève. Celle-ci a en effet confirmé la décision d'un juge d'instruction qui avait refusé d'inculper pour homicide par négligence une gynécologue. Une de ses patientes attribuait le fait que son enfant était mort né au mauvais suivi de sa grossesse. «En l'état du droit, le terme de personne ne concerne l'être humain qu'à partir du moment ou l'accouchement à commencé» (Journal de Genève, 12 juin 1993).

[7] Tercier P., Le nouveau droit de la personnalité, Zürich, 1984:508.

[8] Cf. pour un bon historique de l'évolution de la jurisprudence en la matière aux Etats-Unis jusqu'en 1975 Harthye F., Tort Recovery for Unborn Child, Journal of Family Law 15, 1976–1977:277–278.

[9] Cf. notamment l'affaire Dietrich v. Inhabitants of Northampton jugée en 1884 (138 Mass. 14, 52 Am. Rep. 422) et l'affaire Allaire v. St. Luke's Hospital, 184 Ill. 359, 56 N.E. 638 (1900)

[10] Harthye F., Tort Recovery for Unborn Child, Journal of Family Law 15, 1976–1977:277.

[11] Le premier arrêt rendu dans ce sens date de 1946 (Bonbrest v. Kotz, 65 f. Supp. 138 (D.D.C 1946). Il s'agissait d'un médecin quit était poursuivi pour faute professionnelle pour avoir causé des lésions à un enfant au moment de la naissance.

sa naissance subissait le même préjudice et qu'il n'y avait donc pas de raison de distinguer ces hypothèses. Le seuil de viabilité (viability theory) leur paraissait un mauvais critère car il traçait une ligne non seulement arbitraire mais encore changeante au gré des progrès de la médecine. On proposa donc de considérer uniquement le lien de causalité entre le dommage subi et l'acte reproché (causation theory).

Actuellement, dans l'ensemble du territoire américain, un enfant conçu a droit à réparation du préjudice subi en tout cas lorsqu'il naît vivant et qu'il était viable au moment des lésions [12]. Dans certains Etats, ce droit existe également avant le seuil de viabilité et même parfois lorsque le dommage survient avant la conception, notamment en cas d'irradiation de la mère [13].

L'enfant n'est pas né vivant

Dans tous les cas envisages jusqu'à présent, la naissance vivante de l'enfant était déterminante. Nous allons maintenant exposer la situation lorsque l'enfant conçu meurt des suites du préjudice subi, et cela, sans remplir la condition d'être né vivant. Dans ces hypothèses, il est plus difficile d'échapper à la question particulièrement épineuse de la qualification juridique de l'enfant conçu: le foetus est-il une personne juridique ou non?

a) Sur le plan civil. Dans la fameuse affaire Roe v. Wade, la Cour Suprême avait jugé que l'enfant conçu n'était pas une personne juridique protégée par la Constitution mais une vie potentielle, «a potential life» [14]. Si cet arrêt, rendu par la plus haute instance des Etats-Unis, eut des conséquences extrêmement importantes dans le domaine de l'avortement, il joua pendant un certain temps un rôle de frein en matière de wrongful death actions pour les enfants conçus (cette action civile est ouverte aux parents d'un enfant mineur qui serait décédé suite à un acte illicite). Mais actuellement la majorité des Etats considère l'enfant conçu mort in utero comme une personne dans les lois sur les actions en «wrongful death».

Dans le contexte des actions menées à propos d'un enfant mort né, c'est également ment généralement le seuil de viabilité qui est le moment clé à partir duquel un enfant conçu est considéré comme une personne juridique. Dans la common law traditionnelle, un autre stade était déterminant, soit celui des premiers mouvements du foetus dans le sein de sa mère [15]. Ce critère fut encore appliqué en 1955 dans l'Etat de Georgie («the child was ‹quick› at the time of its death») [16].

---

[12] N.B.T. Douglas v. Town of Hartford: The fetus as Plaintiff Under Section 1983, Alabama Law Review, 35, 2 1984:404.

[13] Cf. Robertson, Toward Rational Bounderies of Tort Liability for Injury to the Unborn: Prenatal Injuries, Preconception Injuries and Wrongful Life, 1978 Duke L.J. 1401, 1418. et Marketos, Tort Liability for Preconception Injuries, 1978 Ann. Surv. Am. L. 69. cités par N.B.T. Douglas v. Town of Hartford: The fetus as Plaintiff Under Section 1983, Alabama Law Review, 35:2 1984:404.

[14] 410 U.S. 113, at 169 (1973).

[15] Cette notion «a woman be quick with childe» apparaît dans un jugement pénal rendu en 1327 en Angleterre, Temkin J., Pre-natal Injury, Homicide and the Draft Criminal Code, Cambridge Law Journal, 45, 1986:415.

[16] Dans une affaire civile Porter v. Lassiter 91 Ga. App. 712, 87 S.E. 2d 100 (1955) il fut jugé que l'enfant ayant déjà tressailli dans le sein de sa mère, il devait être considéré comme une personne au sens de la loi.

b) Sur le plan pénal. En matière pénale, la Cour Suprême du Massachusett a été la première à rompre avec la longue tradition de common law consistant à ne considérer possible la perpétration d'un homicide qu'envers une victime née vivante. Elle a en effet considéré un foetus mort in utero comme une victime potentielle, le considérant comme une personne[17]. Actuellement certains Etats ont des lois qui qualifient d'homicide le fait de tuer un enfant conçu d'une autre manière que par un avortement légal[18], d'autres, sans assimiler formellement le foetus à une personne, prévoient, lors de sa destruction, une peine similaire à celle établie pour le meurtre d'une personne. Le critère de la viabilité au moment du préjudice reste généralement le critère déterminant.

Développements récents des droits foetaux à l'encontre de la mère aux Etats-Unis

En 1891, alors qu'il n'y avait aucun précédent en la matière, un tribunal du Mississipi avait admis l'existence d'une règle qui empêchait l'enfant de mener une action civile en réparation de dommages personnels à l'encontre de l'un de ses parents. Cette jurisprudence fut progressivement abandonnée.

Dans le contexte de la protection accordée au foetus, se développent paticulièrement depuis quelques années ses droits à l'encontre de sa mère. Vu la dépendance de l'enfant conçu vis-à-vis de la femme enceinte, il est clair que le comportement de celle-ci aura des implications importantes sur lui. Actuellement on connaît beaucoup plus précisément ces interactions et l'on sait ce qui peut affecter la santé du foetus. Une littérature abondante existe à ce sujet et des études sont menées sur les conséquences pour l'enfant conçu, notamment de l'usage de drogues, de l'abus d'alcool ou de cigarettes. D'autres comportements, à priori plus insignifiants, sont aussi analysés, comme la pratique intensive de l'aerobic, l'alimentation par «fast food» ou les relations sexuelles immodérées[19]: tout ce que vit la femme est passé au peigne fin. Par ailleurs, d'autres études s'intéressent au coût de la prise en charge des enfants qui présentent des troubles suites aux abus de cigarettes, de drogues ou d'alcool de la mère. A titre d'indication, en 1980, 2,7 milliards de dollars auraient été dépensés aux Etats-Unis uniquement pour les dégats causés, sur les enfants, par l'alcoolisme de la mère pendant la grossesse[20].

Ainsi, à l'opposé extrême de la position du droit de common law traditionelle où le foetus est une partie du corps de sa mère, certains défendent actuellement l'idée d'un foetus comme entité entièrement indépendante et qu'il faut également

---

[17] Johnsen D., The Creation of Fetal Rights: Conflicts with Women's Constitutional Rights to Liberty, Privacy, and Equal Protection, The Yale Law Journal 95, 1986:602.

[18] Lifschutlz B. et Donoghue E., Fetal Death Following Maternal Trauma, Journal of Forensic Sciences, vol. 36 n°6 nov. 1991:1740–1744.

[19] Cf. notamment Johnsen D., The Creation of Fetal Rights: Conflicts with Women's Constitutional Rights to Liberty, Privacy, and Equal Protection, The Yale Law Journal 95, 1986:602 ss; Risemberg H., Fetal Neglect and Abuse, New York State Journal of Medicine, march 1989:148 ss; Balisy S., Maternal Substance Abuse: the Need to Provide Legal Protection for the Fetus, Southern California Law Review, 60, 4, may 1987:1209 ss; Kennedy M., Maternal Liability for Prenatal Injury Arising from Substance Abuse During Pregnancy: The Possibility of a Cause of Action in Pennsylvania, Duquesne Law Review, 29 1991:562.

[20] Balisy S., Maternal Substance Abuse: the Need to Provide Legal Protection for the Fetus, Southern California Law Review, 60, 4, may 1987:1221.

protéger contre les agissements de sa mère. Cette tendance a été renforcée par certains considérants du jugement rendu dans l'affaire Rose v. Wade. La Cour Suprême y avait reconnu que l'Etat avait un intérêt important et légitime dans la protection de la vie d'un foetus une fois que celui-ci avait atteint le seuil de viabilité[21].

Désormais, les procés à l'encontre de la mère ne sont pas rares. Un tribunal du Michigan fut le premier, en 1980, à condamner une femme dans une situation de ce genre. Il accorda des dommages et intérêts à un enfant dont les dents étaient d'une couleur inesthétique suite à un traitement de tetracycline pris par la mère pendant sa grossesse[22]. Dans certains Etats, la garde de l'enfant peut être retirée à la mère même avant la naissance si son comportement pendant la grossesse est estimé dangereux pour le foetus. Des tribunaux ont été saisi pour ordonner à des femmes de se soumettre à une transfusion sanguine dans l'intérêt du foetus ou pour permettre de pratiquer une césarienne contre leur volonté. Pas moins de dix-huit Etats ont adopté des lois incriminant les «mauvais traitements envers les foetus» («fetal abuse laws») et plusieurs tribunaux ont condamné pénalement des mères dont le comportement (essentiellement la toxicomanie) avait nuit au foetus[23].

Ce sont donc désormais non seulement les actions réparatrices mais également celles protectrices qui se développent et qui seront menées, au nom de l'enfant conçu, pendant la grossesse.

Développements possibles en droit suisse?

Il est clair que les moyens protecteurs sont utiles avant la naissance et n'ont pas de sens après; peut-on de ce fait les envisager en droit suisse? La nomination d'un «curateur au ventre» pour défendre les intérêts de l'enfant conçu est théoriquement envisageable, mais on voit mal concrètement quelles actions préventives pourraient être mise en place de façon efficace, sans porter atteinte à la liberté personnelle de la mère d'une façon excessive au regard de notre droit. Parmi les situations américaines évoquées, la seule hypothèse où la nomination d'un curateur au ventre nous semble pouvoir permettre une protection efficace, sans nécessairement être considérée comme une atteinte trop importante aux intérêts de la mère, est celle de la transfusion sanguine effectuée malgré l'opposition de la femme enceinte. Ainsi, dans certains rares cas, pour des actions ponctuelles, la mise en place d'une action protectrice nous paraîtrait envisageable, mais de façon générale, il n'existe pas de moyens qui nous paraissent réellement adéquats pour protéger, in utero, l'intérêt de l'enfant conçu.

---

[21] 410 U.S. 113, at 163–164 (1973).

[22] Grodin v. Grodin, 102 Mich. App. 396, 301 N.W. 2d. 869 (1980).

[23] C'est un tribunal de Floride qui en 1989 a jugé pour la première fois qu'une femme était coupable d'avoir donné de la cocaïne à son enfant nouveau-né par le cordon ombilical (Steinbock B., The Relevance of Illegality, Hasting Center Report, jan–feb 1992:21).

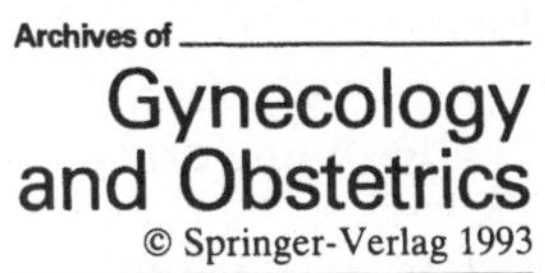

Archives of

Gynecology
and Obstetrics
© Springer-Verlag 1993

2. Hauptthema / 2 ème thème principal
Genitale Mißbildungen: Diagnose und Therapie/
Malformations génitales: Diagnostic et traitement

Diagnose der genitalen Mißbildungen

E. Dreher und K. Saurer

Universitäts-Frauenklinik and Kantonales Frauenspital, Schanzeneckstrasse 1, CH-3012 Bern, Switzerland

Zusammenfassung. Es sollte keine hysteroskopische Septumoperation durchgeführt werden, ohne vorher die Umrisse des Uterus zu kennen. Die Magnetresonanz oder die Laparoskopie eignen sich hierfür am besten. Bei Verdacht auf uterine Mißbildungen sollte die Hysterosalpingographie nicht mehr durchgeführt werden. Die Magnetresonanz und zum Screening die vaginale Ultraschalluntersuchung sind hierfür besser geeignet. Für die invasive Diagnosestellung sollte die Hysteroskopie mit der Laparoskopie kombiniert und ggf. zum therapeutischen Procedere erweitert werden.

Einleitung

Malformationen in der Gynäkologie sind für die Reproduktion von großer Bedeutung. Anomalien der Müller-Gänge weisen eine Prävalenz von 2–3% auf. Bei ca. 25% davon finden sich Fertilitätsprobleme. Unter den kongenitalen und erworbenen Organveränderungen des Uterus nimmt das Uterusseptum die erste Stelle ein, es hat eine Abortrate von ca. 90%. Trotz dieser Wichtigkeit finden sich auch in größeren Zentren wenig vollständig dokumentierte Fälle. Größere Statistiken sind rar. An der Universitäts-Frauenklinik Bern zählten wir in einer 6-Jahres-Periode von 1987–1992 10 187 Eintritte auf der Gynäkologie. Nur 37 Patientinnen kamen zur Behandlung von erworbenen oder angeborenen Malformationen zur Hospitalisation. Zur Diagnosestellung genügen Anamnese und klinische Untersuchungen selten, es bedarf apparativer oder invasiver Methoden.

Angeborene Malformationen des Uterovaginaltrakts

Eine einfache, praktikable Einteilung kongenitaler Uterusfehlbildungen wurde von Buttram u. Gibbons [1] vorgeschlagen und von der American Fertility Society 1988 [6] eingeführt (Abb. 1).

– Agenesie (Vagina, Zervix, Uterus, Tube und Kombinationen davon),

- Uterus unicornis (kommunizierend, nichtkommunizierend, ohne Cavum, ohne Horn),
- Uterus didelphys,
- Uterus bicornis (unicollis, partialis),
- Uterus septus (komplett, partiell),
- Uterus arcuatus,
- Diethylstilbestrol-abhängige Uterus-Zervix-Anomalien, Uterus hypoplasticus.

Erworbene Organveränderungen des Uterus

Zu den erworbenen Uterusveränderungen, die im Verdacht stehen, Ursache habitueller Aborte zu sein, zählen neben der erworbenen Zervixverschlußinsuffizienz intrauterine Synechien sowie Uterusmyome.

Diagnostik

Die apparative und invasive Abklärung von Malformationen im Genitalbereich erfolgt erst nach der gründlichen Erhebung der Anamnese und nach der Wertung der Symptome. Inspektion und Palpation lassen ebenfalls vaginale und zervikale, aber auch uterine Anomalien erkennen. Angeborene Anomalien des Genitaltrakts können asymptomatisch sein oder ein breites Spektrum von Symptomen auslösen. Die Symptome variieren mit dem Typ der Anomalie und dem Alter der Frau, sie können in der Kindheit schon bemerkbar werden oder vor, während oder nach einer Schwangerschaft auftreten.

Hymenalatresie und quere Septen, Vaginalaplasie

Bei Hymenalatresie (Defekt des Sinusepithels) und ganz verschlossenen queren Septen kommt es im Menarchealter meist zu typisch starken Schmerzen im Un-

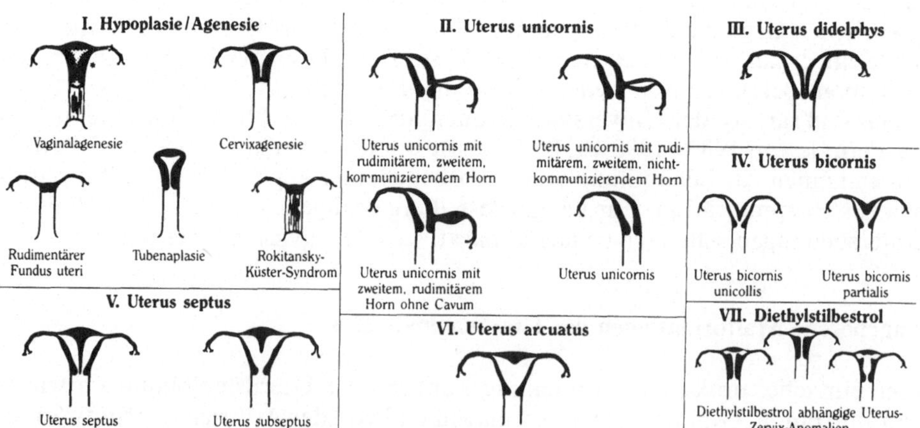

Abb. 1. Anomalien der Müller-Gänge [6]

terbauch. Anamnese, Symptome, Inspektion und Palpation führen zur Diagnose. Die queren Septen können präzervikal oder wenig oberhalb des Hymens (häufigste Lokalisation) oder im Hymenalniveau selbst auftreten. Der Verschluß ist meistens diaphragmaartig, er kann anulär, falziform, komplett oder inkomplett mit kleiner Restöffnung sein.

Die Aplasie der Vagina wird bei funktionstüchtigem Endometrium früher erkannt, da sie zu Symptomen führt. Das klassische Mayer-Rokitansky-Küster-Hauser-Syndrom wird häufig erst bei Nichteintreten der Menarche mit 16 Jahren oder später oder sogar erst bei Kohabitationsunmöglichkeit erkannt.

Längsverlaufende vaginale Septen

Sie kommen in verschiedener Ausdehnung vor und reichen manchmal bis zum Introitus. Selten sind sie die Ursache von Kohabitationsbeschwerden. Sie werden häufig erst bei der Geburt entdeckt.

Mißbildungen des Uterus

Eigentlich erst bei Auftreten von Fertilitätsstörungen wird nach uterinen Mißbildungen gefahndet. Annähernd bei 25% der Frauen mit Anomalien der Müller-Gänge sind Störungen der Fertilität während der Schwangerschaft und Geburt bekannt. Spontane Aborte im 1. und 2. Trimenon, Lageanomalien des Feten, Frühgeburten, Dystokien, pathologische Geburtsverläufe, Totgeburten und extrauterine Schwangerschaften sind häufiger als bei Frauen mit normalem Genitaltrakt. Postpartale Blutungen treten vermehrt bei Uterus septus und Uterus bicornis auf. Beim Uterus bicornis kommt es öfter zu Dystokien und Frühgeburten. Die spontane Abortrate bei Vorliegen eines Uterusseptums wird in einer Sammelstatistik von Buttram [2] mit 67% angegeben. Im Gegensatz zum Uterus septus bzw. subseptus spielt der Uterus bicornis wahrscheinlich nicht die ihm häufig zugeschriebene Rolle bei der Entstehung habitueller Aborte. In vielen Arbeiten wird nämlich zwischen Uterus septus bzw. subseptus und Uterus bicornis nicht richtig unterschieden. Der sog. Doppeluterus wird meistens nur mit der Hysterosalpingographie diagnostiziert. Der Uterus unicornis und der Uterus didelphys haben verschiedene Genese, aber fast die entsprechende Spontanabortrate.

Der Uterus hypoplasticus oder die Uterusformen, die bei Frauen entstehen, deren Mütter in der Schwangerschaft Diethylstilbestrol eingenommen hatten, führen ebenfalls zu gehäuften Aborten. Kaufmann et al. [3] fanden bei 267 Diethylstilbestrolpatientinnen in 185 Fällen (69%) Cavumveränderungen in Form eines sog. T-Uterus oder Uterus hypoplasticus. Die Abortrate lag bei 23–39%.

Die Abklärung organisch bedingter uteriner Aborturachen erfolgte bisher mit Hilfe der Sonographie, Hysterosalpingographie, Hysteroskopie und Laparoskopie bzw. durch die kombinierte sukzessive Anwendung dieser Verfahren. Neu hinzu kommt die Magnetresonanz (MRI).

Sonographisch ergibt sich der Verdacht auf Uterus septus, Uterus subseptus oder Uterus bicornis durch das Vorhandensein 2er endometrialer Echos. Am horizontalen Schnittbild fallen sie dem Untersucher sofort ins Auge, auch die Mittelwand kann dargestellt werden (Abb. 2). Bei der Erkennung von Uterusanomalien eignet sich die Transvaginalsonographie als nichtinvasive Basisuntersuchung.

Die Hysterosalpingographie gibt Auskunft über das Cavum, aber sagt nichts über die äußere Kontur des Uterus, auch nicht über rudimentäre Segmente. Abb. 3 zeigt den gleichen Uterus wie das Ultraschallbild (Abb. 2). Ob es sich um einen Uterus subseptus oder bicornis handelt, läßt sich nicht unterscheiden. Ein besonders großer Nachteil dieser Methode ist das Kontrastmaterial, das zu überempfindlichen Reaktionen führen kann, und die Belastung durch ionisierende Strahlen. Die Hysterosalpingographie (HSG) gibt recht gute Auskunft über die Tubenpathologie und über intrauterine Adhäsionen. Buttram [2] berichtet über 39 Patientinnen mit Uterus septus, wobei das HSG 38mal die Falschdiagnose Uterus bicornis ergab. Reuter et al. [5] konnten nur in 55% den Uterus septus vom Uterus bicornis mit dem HSG unterscheiden, während bei Zuhilfenahme des Ultraschalls die richtige Diagnose in 90% gestellt werden konnte.

Teilweise unbemerkt von den Gynäkologen hat sich in den letzten Jahren die Magnetresonanzuntersuchung (MRI) mit 100%iger Sicherheit bei uterinen Mißbildungen etabliert. Mit der MRI lassen sich die Beckenorgane dreidimensional und in allen gewünschten Schnittebenen darstellen. In Abb. 4 ist der Uterus längs getroffen, die obliquen Schnittebene sind eingezeichnet. Abb. 5 zeigt das fleischige Septum im obliquen Schnitt. Es handelt sich um den gleichen Uterus wie in Abb. 1 und 2. Die durch den Ultraschall gestellte Verdachtsdiagnose Uterus subseptus wird bestätigt. Das HSG war nicht aussagekräftig. Pellerito et al. [4] fanden für Uterus septus und Uterus subseptus bei der endovaginalen Ultraschalluntersuchung eine Sensitivität von 100% und eine Spezifität von 80%, während mit der Magnetresonanz Sensitivität und Spezifität 100% waren. Bei den anderen uterinen Malformationen ergab der vaginale Ultraschall eine Sensitivität von 67% und eine Spezifität von 100%, während auch hier die Magnetresonanz 100%ige Resultate ergab. Die Hysterosalpingographie war nur in 4 von 20 Fällen richtig.

Die Hysteroskopie hat in den letzten Jahren eine große Anhängerschaft gewonnen. Sie wird häufig ambulant in der Praxis ohne Dilatation und Traumatisierung des Zervikalkanals durchgeführt. Durch direkte Betrachtungsmöglichkeit der Wandstrukturen lassen sich endozervikale und intrauterine Pathologien leicht erkennen. Aber auch hier gilt, wie bei der Hysterosalpingographie, daß die äußere Struktur des Uterus nicht abgeschätzt werden kann. Uterus septus bzw. Uterus subseptus und Uterus bicornis lassen sich nicht unterscheiden. Diese beiden Malformationen haben nämlich verschiedene Operationszugänge. Es empfiehlt sich also, die Hysteroskopie mit der Laparoskopie zu kombinieren.

Folgendes Vorgehen zur Abklärung organischer Ursachen bei habitueller Abortneigung ist einzuschlagen (Tabelle 1): Nach der gynäkologischen Untersu-

Tabelle 1. Diagnostisches Vorgehen bei Verdacht auf Malformation des Uterus

Endovaginale Sonographie (EVS)
Hysteroskopie (evtl. Hysterographie)
MRI
Laparoskopie zur DD Uterus septus/Uterus bicornis evtl. kombiniert mit Hysteroskopie
Abklärung der harnableitenden Wege bei Vorliegen einer uterinen Malformation

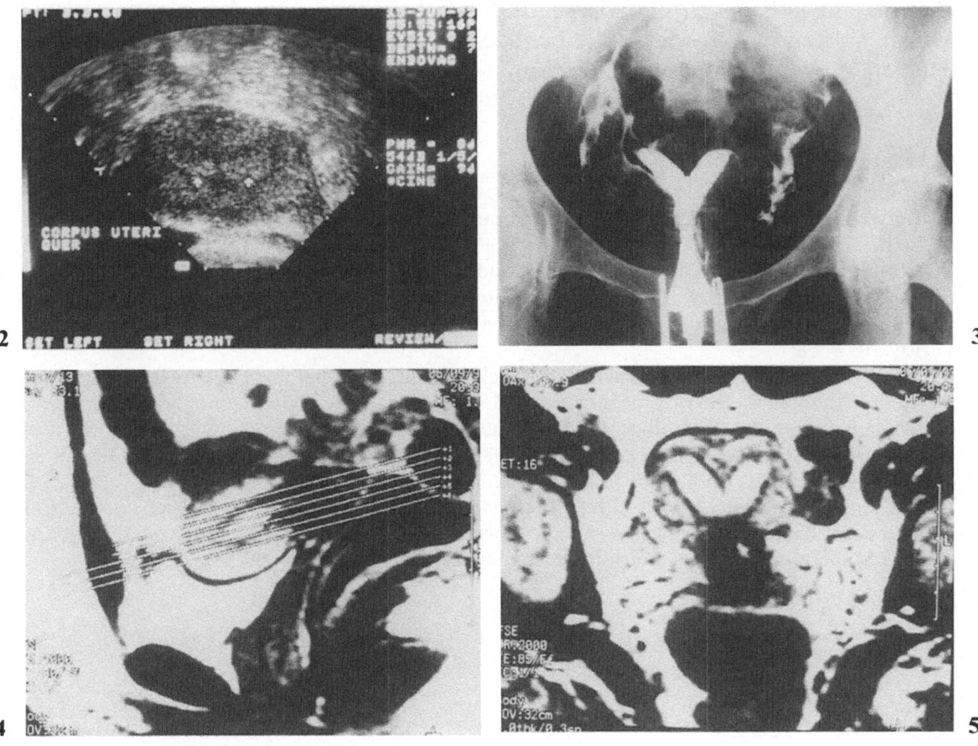

Abb. 2. EVS: Uterus subseptus

Abb. 3. HSG: Uterus subseptus oder Uterus bicornis

Abb. 4. MRI: Übersichtsbild mit obliquen Schnittebenen

Abb. 5. MRI: Obliquer Schnitt bei Uterus subseptus

chung folgt die transvaginale Ultraschallbeurteilung des inneren Genitale. Anschließend erfolgt evtl. ambulant die Hysteroskopie oder besser noch die Magnetresonanzuntersuchung. Dadurch kann die Hysteroskopie mit der Laparoskopie zur Diagnostik eingespart werden. Diese beiden invasiven Methoden bleiben dann für die Therapie.

Kombination mit anderen Anlagestörungen

Angeborene Anomalien im Genitalbereich sind meist kombiniert mit Fehlbildungen innerhalb anderer Systeme, besonders innerhalb der Harnwege. In 10−12% der Fälle treten mit den Malformationen im Genitalbereich auch Fehlbildungen im Muskel- und Skelettsystem auf, die die oberen und unteren Extremitäten ebenso wie den Gesichtsschädel betreffen. Beim Mayer-Rokitansky-Küster-Hauser-Syndrom beträgt die Inzidenz 10%. Im Blut von Frauen mit kongenitalen Uterusfehlbildungen wurden in 7,5% der Fälle antinukleare Antikörper gefunden, die zu kollagenen Gefäßerkrankungen beitragen. Der Anus imperforatus wurde nahezu in 12% der Fälle beobachtet. Bei 6% wurden Fehlbildungen an Herzen, Augen und Ohren gefunden.

Literatur

1. Buttram VC, Gibbons WE (1979) Müllerian anomalies: A proposed classification. Fertil Steril 32:40–46
2. Buttram VC (1983) Müllerian anomalies and their management. Fertil Steril 40:159–163
3. Kaufmann RH, Adam E, Binder GL, Gerthoffer RN (1980) Upper genital tract changes and pregnancy outcome in offspring exposed in utero to diethylstilbestrol. Am J Obstet Gynecol 137:299–308
4. Pellerito JS, McCarthy SM, Doyle MB, Glickman MG, DeCherney AH (1992) Diagnosis of uterine anomalies: Relative accuracy of MR imaging, endovaginal sonography, and hysterosalpingography. Radiology 183:796–800
5. Reuter KL, Douglas CD, Cohen SM (1989) Septate versus bicornuate uteri: Errors in imaging diagnosis. Radiology 172:749–752
6. The American fertility society (1988) The American fertility society classifications of adnexal adhesions, distal tubal occlusion, tubal occlusion secondary to tubal ligation, tubal pregnancies, Müllerian anomalies and intrauterine adhesions. Fertil Steril 49:944–955

Arch Gynecol Obstet (1993) 253 [Suppl]: S 45 – S 49

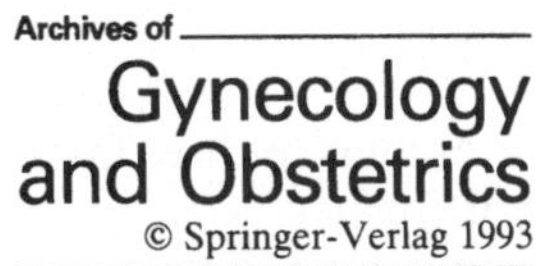

Gastvorlesung/Conférence magistrale

Climacteric symptoms and hormonal replacement therapy: a risk or an opportunity?

R. Lindgren

Department of Obstetrics and Gynecology, University Hospital, S-58185-Linköping, Sweden

Menopause is defined as the permanent cessation of menstruation resulting from loss of ovarian follicular activity [29]. It can only be defined retrospectively. The time before menopause is termed premenopause and the time after menopause postmenopause. Postmenopause cannot be determined until after a 12-month period of spontaneous amenorrhea has been observed [29]. Perimenopause includes the period immediately prior to menopause and at least the first year after menopause [29]. Notelovitz [18] suggested the period to be defined as ranging from 46 to 55 years for most women. In a prospective study of 2570 women, McKinlay et al. [16] showed that the perimenopausal transition with irregular bleedings started at a median age of 47.5 years and lasted for a median period of 3.8 years.

The concet of the climacteric period is less well defined and accounts for a longer period of time around menopause than the perimenopause. Notelovitz [18] suggested that the climacteric period starts already at the age of 35 years. After this age major changes of the ovarian function take place, including the transition from the reproductive to the nonreproductive stage of life.

Epidemiology

The vasomotor symptoms often begin in the premenopausal years in women with natural menopause, but may be registered even earlier in life. Neugarten and Kraines [17] found an incidence of hot flushes of 6% in a group of women between 20–29 years. McKinlay et al. [16] found a 10% baseline rate of hot flushes before perimenopause in a prospective study of 2570 middle-aged American women. Hammar et al. [6] reported a prevalence of 45% for vasomotor symptoms in a population of 52- and 54-year-old Swedish women who had not yet reached menopause. The vasomotor symptoms are most common around menopause and then decline over time. Jaszmann [8] reported from a population of 6628 Dutch women a peak incidence of 60% for hot flushes 3 years after menopause. Some women suffered from vasomotor symptoms even a long period after menopause. Jaszmann [8], also reported that 40% of the women experienced hot flushes 5–10 years after menopause.

In another Dutch study Oldenhave [19] reported a prevalence of hot flushes of 40%, 10 years after menopause. We found in a study of 55- to 65-year-old women that 18% still had symptoms even 15 years after menopause.

Cardiovascular disease

Cardiovascular disease (CVD) is the leading cause of death in the western world. Risk factors for CVD include atherosclerosis, elevated blood pressure, impaired glucose tolerance, obesity, heredity, advanced age, cigarette smoking, and changes in the plasma lipids. The Framingham Study has shown that before the age of 50, CVD is mainly a male disease with an incidence ratio between male and female of 9:3. By the age of 70 years the ratio is almost 1:1 [10].

The relation between CVD and menopause has received increasing attention during recent years. This has partly been caused by the reported changes in plasma lipids and lipoproteins due to estrogen deficiency in women after menopause [9, 14]. Increased plasma cholesterol, low density lipoprotein (LDL)-cholesterol and triglycerides are reported to be some of the risk factors for CVD in women [2, 11]. Data from the Lipid Research Clinics study [15] have indicated that every 1% decrease in total plasma cholesterol in men decreases the risk of myocardial infarction by 2%.

The effect of Hormone Replacement Therapy HRT on CVD has until recently been judged as negative. But lowering LDL cholesterol and elevating high density lipoprotein (HDL) cholesterol might have a positive effect on CVD. During recent years it has also been found that HRT might have a direct effect on atherosclerosis by reducing atherosclerotic formations through lowering LDL cholesterol since oxidized LDL cholesterol that is accumulated in the vessel walls has been found to be extremely atherogenic [22]. HRT also has a direct effect of dilatation on the vessels by increased production of prostacyclin.

Hillard et al. [7] have shown that transdermal administration of estradiol and oral administration of progestogens decrease arterial tonus in postmenopausal women. Cross-sectional studies by Bain et al. [1], Ross et al. [21], and Sullivan et al. [26] have reported reduced relative risks for atherosclerotic CVD in women after postmenopausal estrogen use. The same has been reported in prospective cohort studies by Bush et al. [5] and Stampfer et al. [23]. Studies on secondary prevention still remain to be done.

We evaluated the effect of transdermal administration of estrogen/NETA on the lipoprotein metabolism in 18 postmenopausal women undergoing transdermal treatment with 17β-estradiol and 17β-estradiol/Norethisterone Acetate NETA for 3 years [12].

Lipoprotein analysis was performed before treatment, in the estrogen phase and combined phase in cycles 3 and 12, and in combined phase in cycles 24 and 36. No changes in the triglycerides were recorded except for a significant ($P < 0.05$) decrease in combined phase in cycle 3. Total cholesterol and LDL cholesterol were significantly ($P < 0.05$) reduced throughout the 36 months. HDL cholesterol was significantly reduced ($P < 0.05$) during the combined phase in cycles 3 and 12 but otherwise unaltered. The significant reduction in total cholesterol and LDL cholesterol is beneficial with respect to the incidence of CVD. The importance of the transient HDL cholesterol reduction has to be further evaluated.

Breast cancer

Breast cancer makes up about 25% of all new cases of cancer among the female population. Low age at menarche, high age at menopause, high age at first childbirth and absence of pregnancies have been reported as risk factors for breast cancer, all factors related to long estrogen exposure.

Steinberg et al. [24] conducted a meta-analysis and found that the relative risk for breast cancer was 1.3 after 15 years of estrogen use. The increase was most prominent in studies including premenopausal women and in women using estradiol.

One of the studies by Bergkvist et al. [3] reported an overall relative risk with HRT 1.1 and a relative risk 1.7 after 9 years. Progestogen did not reduce the effect. However, studies in the last 30 years have found that there might be a low increased risk for breast cancer after treatments exceeding 10 years with high doses of estradiol. Progestogen seems not to reduce this effect.

Endometrial effects

Estrogen therapy stimulates the endometrium and the increased risk of hyperplasia and atypia is well known. Progestogens act on the endometrium by reducing DNA synthesis and reducing the content of nuclear estradiol receptors in the cells. Furthermore, progestogens increase the activity of estradiol dehydrogenase [28], which in turn increases the conversion of estradiol (E_2) to the less active steroid estrone (E_1).

Unopposed oral estrogen replacement therapy has a proliferative effect on the endometrium. Whitehead et al. [27] reported a prevalence of 18%–32% for hyperplasia with various doses and preparations of unopposed estrogen after 15 months of treatment. Unopposed oral estrogen replacement treatment for over 2 years has been reported to increase the relative risk for endometrial cancer between 3.1 and 15 times, in 15 case-control studies (review in [20]).

Progestogens are used to oppose the estrogen effect on the endometrium and have been shown to reduce the prevalence of hyperplasia to 3% with 7 days of oral progestogen every cycle [27]. Studd et al. [25] later reported that further use of progestogen for 10 days per cycle reduces the frequency to 2% and no hyperplasia at all was found in 190 women with 13 days of progestogen therapy per cycle.

The endometrial effect of 1 year of transdermally administered estrogens/ gestagen have been studied [13].

In a follow up study, 136 postmenopausal women initially received transdermal treatment with 50 µg 17β-estradiol during 2 weeks followed by 0.25 mg norethisterone acetate and 50 µg 17β-estradiol for 2 weeks. Endometrial biopsies were performed before the study and on day 8–10 during combined phase in cycles 12, 24, and 36. The bleeding patterns from cycle 1 to 11 were recorded (Table 1).

Table 1. Results of a multicenter study in 136 postmenopausal women

	Started study (n)	Dropped out (n)	Completed study (n)	Endometrial biopsy (n)
12 Cycles	136	26	110	110
24 Cycles	90	15	75	68
36 Cycles	75	8	67	66

Some 110 women completed 12 cycles, 75 completed 24 cycles, and 67 completed 36 cycles of treatment. Two cases of hyperplasia were diagnosed after 1 year of treatment. Of samples obtained during cycles 24 and 36 56% and 67% were secretory and no further hyperplasia was diagnnosed. Of all 2442 cycles reported among the 67 women who completed 36 cycles, 74% ($n=1810$) were regular, 11% ($n=257$) irregular, and 12% ($n=285$) without bleedings. Data from 3% of the cycles were missing.

The most common reason for discontinuation was that the women did not want to continue to have bleedings. Transdermal combined treatment with estradiol and estradiol/norethisterone acetate offers good protection of the endometrium and good control of the bleeding pattern.

References

1. Bain C, Willett W, Hennekens CH, Rosner B, Belanger C, Speizer FE (1981) Use of postmenopausal hormones and risk of myocardial infarction. Circulation 65:42–46
2. Barrett-Connor E, Bush TL (1991) Estrogen and coronary heart disease in women. JAMA 265:1861–1867
3. Bergkvist L, Adami HO, Persson I, Hoover R, Schairer C (1989) The risk of breast cancer after estrogen and estrogen-progestin replacement. N Engl J Med 321:392–397
4. Bush T, Cowan L, Heiss G, Chambliss L, Wallace R (1984) Ovarian function and lipid/lipoprotein levels: results from the Lipid Research Clinics Program. Am J Epidemiol 120:489
5. Bush T, Barrett-Connor E, Cowan L et al. (1987) Cardiovascular mortality and non-contraceptive estrogen use in women: results from the Lipid Research Clinics' Program Follow-Up Study. Circulation 75:1102–1109
6. Hammar M, Berg G, Farhaeus L, Larsson-Cohn U (1984) Climacteric symptoms in unselected sample of Swedish women. Maturitas 6:345–350
7. Hillard T, Bourne T, Whitehead M, Crayford T, Collins W, Campbell S (1992) Differential effects of transdermal estradiol and sequential progestogens on impedance to flow within the uterine arteries of postmenopausal women. Fertility and Sterility 58:959–963
8. Jaszmann L (1976) Epidemiology of climacteric syndrome. In: Campbell S (ed) The management of the menopause and postmenopausal years. MTP Press, Lancaster, pp 11–23
9. Jensen J, Nilas L, Christiansen C (1990) Influence of menopause on serum lipids and lipoproteins. Maturitas 12:321–331
10. Kannel W, Hjortland MC, McNamara PM, Gordon T (1976) Menopause a risk of cardiovascular disease: The Framingham Study. Ann Intern Med 85:447–452
11. Lapidus L, Bengtsson C, Lindquist O, Sigurdsson JA, Rybo E (1985) Triglycerides main lipid risk factor for cardiovascular disease in women? Acta Med Scand 217:481–489
12. Lindgren R, Berg G, Hammar M, Larsson-Cohn U, Olsson AG (1992) Plasma lipid and lipoprotein effects of transdermal administration of estradiol and estradiol/norethisterone acetate. Eur J Obstet Gynecol Reprod Biol 47:213–221

13. Lindgren R, Risberg B, Hammar M, Berg G, Pryse-Davies J (1992) Endometrial effects of transdermal estradiol/norethisterone acetate. Maturitas 15:71–78
14. Lindquist O, Bengtsson C (1980) Serum lipids, arterial blood pressure and body weight in relation to the menopause. Results from a population study of women in Göteborg, Sweden. Scand J Clin Lab Invest 40:629–636
15. The Lipid Research Clinics Program (1984) The Lipid Research Clinics coronary primary prevention trial results. I. Reduction in incidence of coronary heart disease. JAMA 251:351–364
16. McKinlay SM, Brambilla DJ, Posner JG (1992) The normal menopause transition. Maturitas 14:103–115
17. Neugarten BL, Kraines RJ (1965) "Menopausal symptoms" in women of various ages. Psychosomatic Med 27:266–273
18. Notelovitz M (1986) Climacteric medicine and science: a societal need. In: Notelovitz M, van Keep P (eds) The climacteric in perspective. MTP Press, Lancaster, pp 19–22
19. Oldenhave A (1990) Hot flushes and their relation to other symptoms: results from the third Ene study in The Netherlands. Sixth International Congress on the Menopause, Bangkok, November 1990 (Abstract No. 093)
20. Peterson H, Lee N, Rubin G (1987) Genital Neoplasi. In: Mishell D (eds) Menopause, physiology and pharmacology. Year Book Medical, Chicago, pp 275–289
21. Ross PK, Paganini-Hill A, Mack TM, Arthur M, Henderson BE (1981) Menopausal oestrogen therapy and protection from death from ischemic heart disease. Lancet i:858–860
22. Samsioe G (1991) Cardiovascular disease and lipid metabolism: the influence of HRT. In: Utian WH, Riggs BL, Samsioe G (eds) Long-term HRT, perceptions and realities. Parthenon, Carnforth, pp 17–24
23. Stampfer MJ, Willett WC, Colditz GA et al. (1985) A prospective study of postmenopausal estrogen therapy and coronary heart disease. N Engl J Med 313:1044–1049
24. Steinberg KK, Thacher SB, Smith SJ et al. (1991) A meta-analysis of the effect of estrogen replacement therapy on the risk of breast cancer. JAMA 265/15:1985–1990
25. Studd JW, Thom MH, Paterson MEL, Wade-Evans T (1980) The prevention and treatment of endometrial pathology in postmenopausal women receiving exogenous estrogens. In: Pasetto N, Paoletti R, Ambrus J (eds) The menopause and postmenopause. MTP Press, Lancaster, pp 127–139
26. Sullivan JM, Zwagg RV, Lemp GF et al. (1988) Postmenopausal estrogen use and coronary atherosclerosis. Ann Intern Med 108:358–363
27. Whitehead MI, King RJB, McQueen J, Campbell S (1979) Endometrial histology and biochemistry in climacteric women during estrogen and estrogen/progestagen therapy. J R Soc Med 72:322–327
28. Whitehead MI, Townsend PT, Pryse-Davies J, Ryder TA, King RJB (1981) Effects of estrogens and progestins on the biochemistry and morphology of the postmenopausal endometrium. N Engl J Med 305:1599–1605
29. WHO Scientific Group on Research on the Menopause (1981) Research on the menopause. WHO Technical Report, p 670

Arch Gynecol Obstet (1993) 253 [Suppl]: S 50–S 53

Archives of
Gynecology
and Obstetrics
© Springer-Verlag 1993

3. Hauptthema/3 ème thème principal
Endoskopische gynäkologische Chirurgie/
Chirurgie endoscopique gynécologique

Chirurgie gynécologique endoscopique
Problèmes actuels

P. De Grandi

Département de Gynécologie-Obstétrique, CHUV, Centre CCL, Avenue Piérre Decker,
CH-1011 Lausanne, Switzerland

L'avènement de la chirurgie endoscopique dont les gynécologues ont sans aucun doute été les inventeurs et les promoteurs constitue une véritable révolution dans le développement de la chirurgie en général et de notre discipline en particulier.

Au cours de ces dernières années de très nombreux problèmes techniques ont été résolus par la mise au point de dispositifs efficaces et fiables.

Il en résulte qu'actuellement, en dehors de certaines opérations oncologiques majeures, tous les actes chirurgicaux gynécologiques sont réalisables à ventres fermés grâce au développement efficace des concepts et de l'instrumentation endoscopiques.

Pour le chirurgien endoscopiste se trouvant face au foisonnement des techniques nouvelles le problème principal est celui du choix, de la réflexion nécessaires à l'adoption de solutions cohérentes en ce qui concerne:

1. la sécurité
2. l'instrumentation
3. la formation
4. les indications.

La sécurite

En chirurgie laparosocopique, les complications et les accidents de nature purement anesthésiologique sont relativement peu fréquents.

Ceci est certainement à mettre à l'actif de l'excellence des anesthésistes mais reflète probablement aussi le fait, que jusqu'à un passé très récent, la chirurgie endoscopique était pratiquée essentiellement par des gynécologues qui appliquaient ces techniques à des pathologies concernant des femmes jeunes et par suite très généralement en bon état général. Avec l'extension des indications, il est

Assemblée Annuelle de la Société Suisse de Gynécologie-Obstétrique 24–26 juin 1993, Lugano

important que l'anesthésiste connaisse la physiopathologie liée aux conditions particulières de cette chirurgie (pneumopéritoine, position de Trendelenburg), sache en délimiter les risques et soit à même de se prémunir des complications et, le cas échéant, de les traiter.

Parallèlement, il est déterminant que le chirurgien connaisse également ces problèmes et en reconnaisse suffisamment l'importance pour respecter les options et les exigences formulées par les anesthésistes. Il s'agit là d'un problème bien entendu général et ancien qui prend cependant un relief particulièrement aigu dans les conditions d'exécution de la chirurgie laporoscopique et de ses développements rapides.

La sécurité des opérées, de même que l'efficacité des gestes opératoires sont directement liés à la préparation des malades et plus particulièrement à leur installation dans le réseau de l'infrastructure technique.

Il est fondamental que chaque équipe opératoire se soit livrée à une réflexion systématique des choix qui lui paraisse les plus adéquats en terme d'ergonomie, d'efficacité et de niveau minimal de risques et de nuisances pour les malades. Cette réflexion est importante même pour des questions qui, bien que relativement banales, sont tout à fait déterminantes pour la sécurité et l'efficacité de la routine en chirurgie endoscopique.

Enfin la recherche de la sécurité passe par une connaissance des diverses complications potentielles de chacun des gestes opératoires tant au niveau de la paroi abdominale qu'en ce qui concerne les viscères et les éléments vasculaires. Les complications rapportées dans la litérature sont assez nombreuses pour faire déjà l'objet d'ouvrages spécifiquement voués à ce sujet (I).

Même s'il ne les a pas personnellement vécues, le chirurgien doit connaître ces complications pour se préparer à les éviter. Qui plus est, il doit y avoir réfléchi de manière à avoir en tête, au cas où elles surviendraient, un plan d'action cohérent et efficace.

Techniques

Dans le domaine de l'instrumentation, l'avènement de perfectionnements et de développements techniques, fait reculer, presque quotidiennement, les limites de la chirurgie endoscopique.

Il n'en reste pas moins vrai que si l'évacuation de tissus potentiellement dangereux (par exemple malins) est résolue par l'utilisation de sacs en plastique, celle des pièces opératoires volumineuses n'a actuellement pas encore trouvé de solution. Il s'agit là d'une difficulté majeure à laquelle nous tenterons ultérieurement d'apporter un élément de réponse.

La place respective des diverses énergies, à savoir mécaniques, laser, électriques conventionnelles ou à hautes fréquences n'est souvent déterminée que par les préférences et les habitudes des opérateurs. El laporoscopie, le rapport coûts/bénéfices spécifique devrait revêtir une importance déterminante dans l'opportunité et le cas échéant le choix de l'tulisation du laser. S'agissant de la chirurgie d'exérèse du col utérin, les avantages de l'utilisation des anses diathermiques relativement peu onéreuses sont indéniables. Reste cependant à savoir jusqu'à quelle limite cette technique est susceptible de remplacer de laser CO_2 avec la même efficacité et la même fiabilité.

Formation

Les nombreux avantages de la chirurgie endoscopique ont pour corollaire que chacun d'entre nous doit, par un effort de formation continue, se former à cette technique opératoire. La formation à la chirurgie endoscopique est un impératif pour les gynécologues qui sont actuellement en formation post-graduée et qui doivent avoir accès à cet apprentissage aussi bien qu'à l'entraînement à la chirurgie conventionnelle. Cette exigence pose un problème encore non résolu systématiquement et qui nécessite de la part de notre Société une réflexion approfondie dans le but d'actualiser le catalogue des interventions requises pour l'obtention du titre FMH.

En plus de l'entraînement à l'exécution des actes chirurgicaux endoscopiques, la formation médicale passe par la connaissance de la technologie et de la manipulation des divers dispositifs parfois complexes que nécessite cette chirurgie. Le chirurgien est responsable de la sécurité de l'appareillage utilisé. Son efficacité opératoire est directement liée à ses capacités de maintenir un bon fonctionnement de l'infrastructure technique.

Pour être efficacement secondé dans cette tâche, le chirurgien doit se préoccuper d'assurer une formation adéquate de l'ensemble du personnel intervenant en salle d'opération pour l'installation, la surveillance et l'entretien d'instruments délicats et d'appareils souvent coûteux.

Indications

Constituant la finalité de l'ensemble du concept et de la technologie de la chirurgie endoscopique, l'apport thérapeutique aux patients dépend, en majeure partie, de la valeur des indications opératoires.

Le médecin doit impérativement garder à l'esprit que les progrès de la technologie ne doivent pas le conduire à des erreurs de jugement.

Ainsi la possibilité technique d'effectuer un geste chirurgical par voie endoscopique ne suffit pas à en poser l'indication.

Certains développements encore insuffisamment aboutis techniquement démontrent que cette évidence n'est pas toujours reconnue, voire même parfois délibérément méconnue. L'exemple le plus caractéristique à cet égard est celui de l'hystérectomie laparoscopique.

Tous les utérus opérés actuellement par cette voie seront susceptibles de faire l'objet d'une hystérectomie vaginale comme le démontre le dernier temps, toujours vaginal, de cette intervention.

La coelio-preparation à l'hystérectomie a un sens lorsqu'elle facilite une hystérectomie vaginale, par exemple par une adhésiolyse, ou lorsqu'elle permet, chez les femmes ménopausées, d'associer une annexectomie à l'hystérectomie vaginale qui devient ainsi un acte valablement équivalent à l'hystérectomie abdominale.

Le problème reste cependant entier lorsque l'utérus est trop volumineux pour être extrait par voie basse.

L'apport de la laporoscopie opératoire ne sera vraiment significatif dans le domaine de l'hystérectomie que lorsque les techniques auront été développées pour morceler les utérus volumineux pour faciliter leur extraction.

Il s'agit là d'un des défits majeurs pour lesquels de nouveaux procédés techniques doivent être imaginés et mis au point.

Bibliographie

1. Corfman RS, Diamond MP, Dechermey AH (1993) Complications of Laporoscopy and Hysteroscopy. Blackwell Scientific Publications

Arch Gynecol Obstet (1993) 253 [Suppl]: S 54 – S 60

Archives of
Gynecology
and Obstetrics
© Springer-Verlag 1993

Particularités anesthésiologiques associées à la laparoscopie

D. Thorin

Service d'anesthésiologie, Département de Gynécologie-Obstétrique, CHUV, Centre CCL, Avenue Pierre Decker, CH-1011 Lausanne, Switzerland

Introduction

La coelioscopie opératoire, technique privilégiée de la chirurgie gynécologique jusqu'en 1980, se généralise rapidement à tous les domaines de la chirurgie abdominale. Les avantages de cette technique ne sont plus à démontrer: traumatisme chirurgical minimal, diminution de la morbidité, réduction du temps d'hospitalisation, diminution des douleurs postopératoires, amélioration du préjudice esthétique (Harvey, 1992).

Les complications graves qui lui sont associées sont peu fréquentes et doivent être anticipées pour conserver le bénéfice de ce type de chirurgie. Que leur cause soit liée à la technique opératoire ou à l'anesthésie, elles découlent principalement des modifications physiologiques induites par le pneumopéritoine et par la position de la patiente au cours de l'intervention. La morbidité liant l'âge, l'état pathologique pré-opératoire et la durée de l'intervention est par contre moins bien connue. Une appréciation individualisée du rapport risque–bénéfice de ce type d'intervention est indispensable chez les patients dont l'état général est précaire.

La compréhension des principaux mécanismes physiologiques mis en œuvre devrait permettre d'éviter ou, le cas échéant, de traiter les complications caractéristiques de cette technique opératoire.

Sans être exhaustive cette revue ne considère que les principales modifications cardio-respiratoires induites par la coelioscopie et par la position en cours d'intervention.

Pneumopéritoine

Le pneumopéritoine modifie profondément le fonctionnement du système cardio-vasculaire et respiratoire; le type de gaz insufflé, la pression intra-abdominale, la durée du pneumopéritoine, la technique d'insufflation, l'inclinaison de la table d'opération, la technique d'anesthésie et l'état pré-opératoire de la patiente jouent un rôle important. Une complication grave est rarement consécutive à un seul facteur, mais plutôt à l'addition des effets de plusieurs d'entre eux.

Physiologie respiratoire

West a décrit les changements de pression dans les artères pulmonaires (Pap), dans les veines pulmonaires (Pvp) et dans les alvéoles pulmonaires (Palv) induits par la gravité (West, 1990). Le modèle physiologique qu'il propose divise les poumons en 3 "zones" (zone 1: Palv > Pap > Pvp; zone 2: Pap > Palv > Pvp; zone 3: Pap > Pvp > Palv). Le rapport ventilation/perfusion ($\dot{V}A/\dot{Q}$) optimal se trouve dans la zone 3 de West avec des alvéoles pulmonaires bien perfusées et bien ventilées.

En position verticale, la zone 3 de West correspond au 1/3 inférieur des plages pulmonaires parce que la compliance thoraco-pulmonaire et la vascularisation sont meilleures aux bases qu'à l'apex des poumons. En position horizontale, les zones de West se déplacent, la troisième zone se situant vers le 1/3 postérieur des poumons. La position de Trendelenburg et l'augmentation des pressions intra-thoraciques modifient profondément ce modèle physiologique et accentuent l'effet shunt intrapulmonaire en modifiant le rapport $\dot{V}A/\dot{Q}$.

Indépendamment du pneumopéritoine, d'autres facteurs concourent à augmenter l'effet shunt intrapulmonaire. L'anesthésie générale provoque par elle-même une diminution de la capacité résiduelle fonctionelle (C.R.F.) d'environ 20% du fait d'une redistribution du volume sanguin du thorax vers l'abdomen, d'une réduction du tonus de la paroi musculaire de la cage thoracique, d'une élévation du diaphragme et d'une fermeture des petites voies aériennes ($\varnothing < 1$ mm). Lorsque la C.R.F. diminue suffisamment pour être inférieure à la capacité de fermeture, les petites voies aériennes s'obturent provoquant un «gas trapping» qui favorise la formation d'atélectases et l'effet shunt intrapulmonaire.

Deux phénomènes concourent à augmenter l'effet shunt:

– la capacité de fermeture qui augmente avec l'âge et les pathologies pulmonaires,
– la C.R.F. qui diminue progressivement en fonction de la position (debout → couché → lithotomie → Trendelenburg) et en fonction de l'augmentation des pressions de ventilation (Johannsen, 1989).

Probablement sans traduction clinique chez les patientes jeunes et en bonne santé (ASA I) cet effet shunt ne doit pas être ignoré chez les patientes présentant un risque (ASA II et III) (Wittgen, 1991).

Lorsque la ventilation minute est maintenue constante, l'hypercapnie se développe dès l'insufflation péritonéale. Son origine est mixte: l'absorption de CO_2 à partir de la cavité péritonéale et les altérations du rapport ventilation/perfusion associées à la technique opératoire et à la position. Cette acidose respiratoire est partiellement compensée par une augmentation de la fréquence respiratoire en respiration spontanée ou en anesthésie loco-régionale (Ciofolo, 1990).

Elle se corrige facilement en modifiant la ventilation minute, mais elle peut être difficile à maîtriser pendant les laparoscopies de longue durée (> 3 heures) (Puri, 1992). Elle peut même nécessiter la conversion d'une laparoscopie en laparotomie. Le gradient alvéolo-artériel d'oxygène, les pressions inspiratoires et la P_aCO_2

augmentent plus chez les patients souffrant d'une altération de l'état général et plus particulièrement du système respiratoire que chez les patientes sans pathologie pulmonaire (Wittgen, 1991). Les valeurs de PCO_2 dans le gaz expiré ($ETCO_2$) sont largement inférieures à celles que l'on mesure dans le sang artériel (P_aCO_2) et peuvent sous-estimer l'importance de l'acidose respiratoire pendant les laparoscopies de longue durée. L'indication à une mesure invasive de la pression artérielle et des gaz sanguins peut être justifiée dans les situations à risque. Il n'est par ailleurs pas certain que ces altérations se corrigent spontanément en fin d'intervention et une surveillance continue dans la période post-opératoire est prudente.

Système cardio-vasculaire

Le pneumopéritoine provoque des perturbations cardio-vasculaires complexes qui dépendent principalement de la pression intra-abdominale, de la position de la patiente et de l'importance de l'hypercapnie.

La pression veineuse centrale (PVC), la pression dans les veines fémorales et la pression intrathoracique (PIT) augmentent en même temps que la pression intra-abdominale. Pendant une laparoscopie, le gradient de pression (PVC-PIT) permet d'apprécier plus précisément la pression de remplissage de l'oreillette droite, en particulier lorsque la pression intra-abdominale est élevée. La transmission de pression de la cavité péritonéale au parenchyme pulmonaire et à l'oreillette droite augmente artificiellement les valeurs de PVC et surestime la pression de remplissage de l'oreillette droite (Kelman, 1972).

La réponse cardio-vasculaire à l'insufflation péritonéale est controversée; elle varie considérablement selon les auteurs. Le débit cardiaque augmente (Kelman, 1972), diminue (Andel, 1992) ou ne varie pas (Se-Yuan Lui, 1991) dès l'insufflation de la cavité péritonéale, mais des pressions intra-abdominales supérieures à 20 mmHg le diminuent systématiquement (Ivankovich, 1975). Le modèle expérimental de pneumopéritoine d'Ivankovitch a montré que la postcharge augmente alors que la précharge diminue lorsque la pression intra-abdominale augmente progressivement au dessus de 20 mmHg. Cette situation hémodynamique particulière, indépendante de l'hypercapnie est responsable d'une tachycardie et d'une hypertension progressive qui peuvent augmenter le travail cardiaque et compromettre l'apport en oxygène myocardique chez une patiente coronarienne.

L'association d'une position de Trendelenburg et d'un pneumopéritoine est habituelle en chirurgie gynécologique. Cette association peut être dangereuse pour des valeurs excessive d'inclinaison et/ou de pression. En effet, la position de Trendelenburg modérée ($\approx 15°$) augmente le retour veineux, mais une position extrême ($>45°$) tend à le dimineur progressivement par un effet de drainage sanguin en direction céphalique (Coonan, 1983). Il existe un gradient de pression hydrostatique dû à la gravité et égal à la différence de hauteur entre un organe en position déclive, en l'occurrence la tête et l'oreillette droite (gradient proportionnel à l'angle d'inclinaison de la table d'opération). Coonan définit une valeur seuil du gradient de pression hydrostatique au-delà de laquelle un pooling sanguin et une extravasation progressive se produisent dans les régions en aval du cœur droit. Le concept de point d'indifférence hydrostatique tel que le définit l'auteur est utile. Il représente le point de transition entre une zone de régulation des pressions intravasculaires indépendante de la pression hydrostatique et une zone qui devient de plus en plus dépendante de la pression hydrostatique. Ce point de référence est spécifique d'une position donnée et dépend de plusieurs facteurs. Une pression intra-abdominale excessive diminue le retour veineux des parties en amont du cœur droit (membres inférieurs et abdomen) et des parties en aval du cœur droit (tête). Dès lors, le défaut de drainage veineux associé à la diminution de débit cardiaque augmente la pression intravasculaire en aval et favorise la formation d'oedème des parties déclives.

La diminution de la précharge peut être telle que le remplissage du ventricule droit devient insuffisant: dès lors, une augmentation de la force de contraction du ventricule droit, un défaut de remplissage ventriculaire et des résistances périphériques élevées peuvent initier un réflexe de Bezold-Jarish entraînant une hypotension et une bradycardie évoluant parfois vers un collapsus cardiovasculaire (Epstein, 1968).

Les arythmies ne sont pas rares au cours des coelioscopies: leur incidence est d'environ 47% (Myles, 1991); la plupart (30%) se manifestent sous la forme de bradyarythmies au moment de l'insufflation péritonéale ou pendant une traction viscérale. L'utilisation de médicaments sans activité sympathique intrinsèque (vécuronium, atracurium) et l'absence d'effet vagolytique (médicaments anticholinergiques – atropine ou glycopyrrolate) au moment de l'insufflation péritonéale peuvent favoriser une bradycardie progressive, voire un arrêt cardiaque (Doyle, 1990).

Autres effets du pneumopéritoine

La coelioscopie ne semble pas favoriser le reflux gastro-oesophagien, pour autant que l'on n'utilise pas de médicaments de type anticholinergique (atropine ou glycopyrrolate) qui diminuent la pression du sphincter du bas oesophage (Jones, 1989).

Les modifications cardio-respiratoires évoquées ci-dessus peuvent également favoriser les hémorrhagies rétiniennes, par le biais d'une augmentation de pression dans les veines rétiniennes, (Stow, 1986).

Complications associées au pneumopéritoine

La mortalité globale de la laparoscopie est relativement faible: 0.008% dans la plupart des études (Phillips, 1977; Carron-Brown, 1978). Selon les mêmes auteurs, l'incidence de complications majeures est de 3 à 4%, avec par ordre décroissant l'échec de la méthode, l'hémorragie, le traumatisme d'un viscère, l'infection, les complications anesthésiques (plus particulièrement l'hypoventilation au cours de l'anesthésie générale) et les brûlures du tube digestif.

L'emphysème sous-cutané se produit lorsque le gaz s'accumule dans le tissu sous-cutané ou entre les fascia et le péritoine si l'aiguille de Veress est mal positionnée. Il est décrit dans 0.3 à 2% des laparoscopies et il peut être massif (Kalhan, 1990). Il peut parfois être mis en relation avec une curarisation insuffisante en cours d'intervention. Les mécanismes qui facilitent l'accumulation de gaz dans le tissu sous-cutané sont multiples: brèche congénitale ou iatrogène depuis le prépéritoine, la cavité péritonéale ou l'espace rétropéritonéal favorisant la constitution d'un pneumomédiastin, d'un pneumopéricarde ou d'un pneumorétropéritoine. Ces complications devraient être systématiquement recherchées lorsque l'on est en présence d'un emphysème sous-cutané (radiographie pulmonaire). Un pneumothorax uni ou bilatéral peut se produire au moment de l'insufflation soit par effraction du CO_2 dans l'espace pleural, soit par un barotraumatisme consécutif à un pic de pression inspiratoire (Gabbott, 1992).

Les lésions vasculaires comptent toujours parmi les complications les plus fréquentes. L'aorte, le tronc veineux ilio-cave, le réseau veineux des annexes et celui du tractus digestif sont les plus souvent lésés. La perforation se fait soit avec l'aiguille de Veress, soit avec le trocart.

La littérature mentionne régulièrement le traumatisme direct d'un viscère intra-abdominal ou pelvien: la rate, les organes pelviens, le système digestif et le système urinaire. La perforation gastrique est classique; elle peut être consécutive â une dilatation gastrique spontanée ou après ventilation au masque. L'introduction systématique d'une sonde oro-gastrique avant l'introduction de l'aiguille de Veress devrait réduire l'incidence de cette complication (Whitford, 1972).

L'embolie gazeuse

L'insufflation d'un gaz dans la cavité péritonéale peut provoquer une embolie gazeuse quel que soit le gaz utilisé. Deux mécanismes sont classiquement décrits: d'une part le gradient de pression entre la cavité péritonéale et le réseau veineux intrapéritonéal et d'autre part l'effraction vasculaire directe par l'aiguille de Veress.

Les signes cliniques d'une embolie gazeuse peuvent être totalement absents ou s'exprimer d'emblée par un collapsus cardio-vasculaire. Une embolisation lente permet aux bulles de petits diamètres de pénétrer dans la circulation pulmonaire et d'y être partiellement filtrées. L'embolisation rapide d'un volume gazeux important provoque une obstruction à l'éjection du ventricule droit, une hypertension pulmonaire et un collapsus cardio-vasculaire. La position de la patiente au moment de l'embolisation joue certainement un rôle important; la position d'anti-Trendelenburg étant la plus défavorable. L'embolisation systémique par voie artérielle est toujours possible, 20 à 30% de la population ayant un foramen ovale potentiellement ouvert (McGrath, 1989).

En pratique, la capnographie n'est pas la méthode de détection la plus sensible, mais c'est la plus utilisée. Une diminution brutale de la perfusion pulmonaire empêche le CO_2 d'atteindre l'émonctoire pulmonaire et le CO_2 expiré ($ETCO_2$) diminue rapidement; il s'agit sans doute du signe d'alerte le plus précoce (Greville, 1991). L'auscultation cardiaque peut aider à poser un diagnostic différentiel car la présence d'une quantité importante de bulles dans le ventricule droit est parfaitement audible.

Le traitement immédiat dépent de l'importance de l'embolie gazeuse et de son expression clinique. Il comprend: l'arrêt du N_2O, l'administration de O_2 100%, la suppression du pneumopéritoine ou de la procédure d'insufflation. Une embolie massive peut nécessiter une réanimation cardio-pulmonaire avec une tentative d'aspiration de gaz par un cathéter central. L'adoption du décubitus latéral gauche peut être efficace (manœuvre de Durant) car dans cette position, la plus grande partie du débit sanguin du ventricule droit se situe en dessous de la collection de gaz et tend à rétablir partiellement une perfusion pulmonaire (Clark, 1977).

Une pression intra-abdominale se limitant à 15 mmHg, un contrôle strict du débit de gaz pendant l'insufflation et une dissection chirurgicale soigneuse devraient réduire l'incidence de ce genre de complications.

Conclusions

Les interventions laparoscopiques, même si l'on considère qu'elles n'entraînent que rarement des complications graves, restent des actes potentiellement dangereux. Une technique chirurgicale et anesthésique précise devrait permettre d'en diminuer la morbidité. Une bonne compréhension des mécanismes physiologiques associés au pneumopéritoine et à la position de Trendelenburg facilite le diagnostic et le traitement des complications peropératoires. L'extension progressive de la laparoscopie opératoire aux patientes âgées nécessite néanmoins une approche individualisée, les risques de cette technique n'étant pas encore connus pour cette catégorie de patientes.

Bibliographie

Andel H, Grabner VE et al. (1992) Cardiopulmonary effects of laparoscopic cholecystectomy. Anaesthesia and Analgesia 74:58

Carron Brown J, Chamberlain G (1978) Gynaecological Laparoscopy. The Report of the Working Party of the Confidential Enquiry into Gynaecological Laparoscopy. Royal College of Obstetricians and Gynaecologists, London

Ciofolo MJ, Clergue F, Seebacher J, Lefebvre G, Viars P (1990) Ventilatory effects of laparoscopy under epidural anaesthesia. Anaesthesia and Analgesia 70:357–361

Clark CC, Weeks BDB, Guston JP (1977) Venous carbon dioxide embolism during laparoscopy. Anaesthesia and Analgesia 56:650–652

Coonan TJ, Hope CE (1983) Cardiorespiratory effects of change of body position. Can Anaesthetists' Society Journal 30:424–437

Doyle DJ, Mark PWS (1990) Reflex bradycardia during surgery. Can J Anaesth 372:219–222

Epstein SE, Stampfer M, Beiser GD (1968) Role of the capacitance and resistance vessels in vasovagal syncope. Circulation 37:524–533

Gabbott DA, Dunkley AB, Roberts FL (1992) Carbon dioxide pneumothorax occurring during laparoscopic cholecystectomy. Anaesthesia 47:587–588

Greville AC, Clements EAF, Erwin DC, McMillan DL, Wellwood JMcK (1991) Pulmonary air embolism during laparoscopic laser cholecystectomy. Anaesthesia 46:113–114

Harvey MH, Cahill J, Wastell C (1992) Laparoscopic general surgery. Br J Hosp Med 47:655–662

Ivankovich A, Miletich DJ, Albrecht RF, Heyman HJ, Bonnet RF (1975) Cardiovascular effects of intraperitoneal insufflation with carbon dioxide and nitrous oxide in the dog. Anaesthesiology 42:281–287

Johannsen G, Anderson M, Juhl B (1989) The effect of general anesthesia on the haemodynamic events during laparoscopy with CO_2 insufflation. Acta Anaesthesiologica Scandinavica 33:132–136

Jones MJ, Mitchell RW, Hindocha N (1989) Effects of increased intraabdominal pressure during laparoscopy in the lower esophageal sphincter. Anaesthesia and Analgesia 68:63–65

Kalhan SB, Rearley JA, Collins RL (1990) Pneumomediastinum and subcutaneous emphysema during laparoscopy. Cleve Clin J Med 57:639–642

Kelman GR, Swapp GH, Smith I et al. (1972) Cardiac output and arterial blood-gas tension during laparoscopy. Br J Anaesth 44:1155–1161

McGrath BJ, Zimmernan ZE, Williams JF, Parmet J (1989) Carbon dioxide embolism treated with hyperbaric oxygen. Can J Anaesth 335:586–589

Myles PS (1991) Bradyarrhythmias and laparoscopy: A prospective study of heart rate changes with laparoscopy. Aust NZJ Obstet Gynaecol 31:171–173

Phillips JM (1977) Complications in laparoscopy. Int J Gynaecol Obstet 15:157–162

Puri GB, Singh H (1992) Ventilatory effects of laparoscopy under general anaesthesia. Br J Anaesth 68:211–213

Se-Yuan Liu, Leighton T, Davies I et al. (1991) Prospective analysis of cardiopulmonary responses to laparoscopic cholecystectomy. Journal of Laparoendoscopic Surgery 1:241–246

Stow PJ (1986) Retinal haemorrhage following laparoscopy. Anaesthesia 41:965–966

West JB (1990) Blood flow and metabolism. In West JB (ed) Respiratory Physiology – The Essentials. 4th edn, chap 5, pp 31–49. Baltimore: Williams & Wilkins

Withford JHW, Gunstone AJ (1972) Gastric perforation: A hazard of laparoscopy under general anaesthesia. Br J Anaesth 44:97–99

Wittgen CM, Andrus CH, Fitzgerald SD et al. (1991) Analysis of the haemodynamic and ventilatory effects of laparoscopic cholecystectomy. Arch Surg 126:997–1001

Arch Gynecol Obstet (1993) 253 [Suppl]: S 61–S 68

Archives of

Gynecology
and Obstetrics
© Springer-Verlag 1993

Installations des malades et de l'infrastructure technique en coelioscopie

E. Chardonnens, S. Spuhler, P. Sauthier et P. De Grandi

Département de Gynécologie-Obstétrique, CHUV, Centre CCL, Avenue Pierre Decker, CH-1011 Lausanne, Switzerland

Il existe un certain nombre de choix possible dans la préparation et l'installation de la patiente en vue d'une coelioscopie. L'objet de cette présentation est de faire part de notre réflexion aboutissant à une attitude précise et standard de la préparation coeliochirurgicale médicale et technique.

Directives pré-opératoires

Chaque patiente reçoit, la veille de l'intervention, un lavement de 500 ml d'eau associé à 5 cc de glycérine. La vacuité du recto-sigmoide permet une meilleure approche coeliochirurgicale lors d'intervention de l'annexe gauche, et donne une meilleure accessibilité du Douglas lors d'extraction des masses par l'extracteur vaginal C.C.L. Ce lavement est associé à un rasage nécessaire et limité à la région sus-pubienne et à une désinfection ombilicale préventive d'atteinte infectieuse de paroi. La prophylaxie de perforations d'organes est assurée par la mise en place systématique d'une sonde gastrique, surtout lors d'intubations difficiles et d'une sonde vésicale [1–5]. Le mobilisateur intra-utérin joue un rôle essentiel dans la mobilisation de l'utérus et de ses pédicules annexiels. Nous avons conçu le seul mobilisateur intra-utérin qui permet en plus de la mobilisation antéro postérieur et dans le plan sagittal, une rotation de l'utérus sur son axe ce qui est fort appréciable lors de la coeliochirurgie. Cet instrument réalisé par la maison Anklin, se compose d'un dispositif articulé à son extrémité distale commandé par une claguette. Une bague de sécurité préventive de toute perforation utérine lors de sa mobilisation est réglée selon l'hystérométrie. Son introduction nécessite une dilatation ad Hégar 6 ce qui permet son déploiement intra-utérin et de ce fait, la mobilisation de l'utérus dans les 3 plans de l'espace (Fig. 1).

Disposition en salle d'opération

Nous avons opté pour que l'assistant se situe en face de l'opérateur, sur la droite de la patiente. L'assistant est responsable de la conduite de l'optique et des

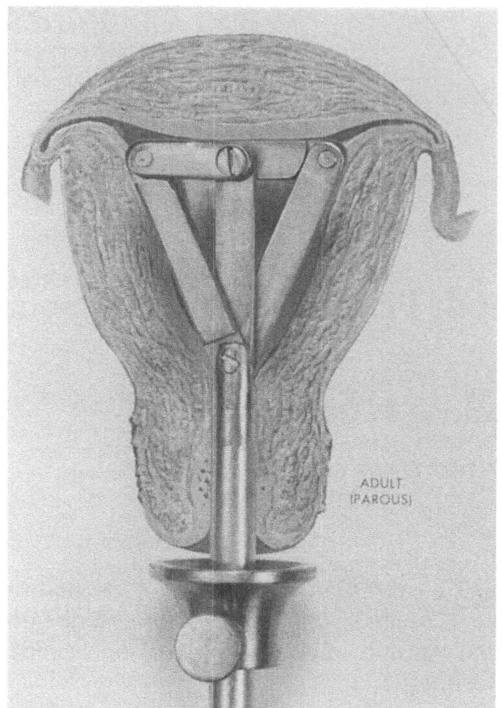

Fig. 1. Mobilisateur C.C.L. intra-utérin déployé permettant la mobilisation de l'utérus dans les 3 plans de l'espace. Bague préventive de perforation utérine adaptée en fonction de l'hystérométrie

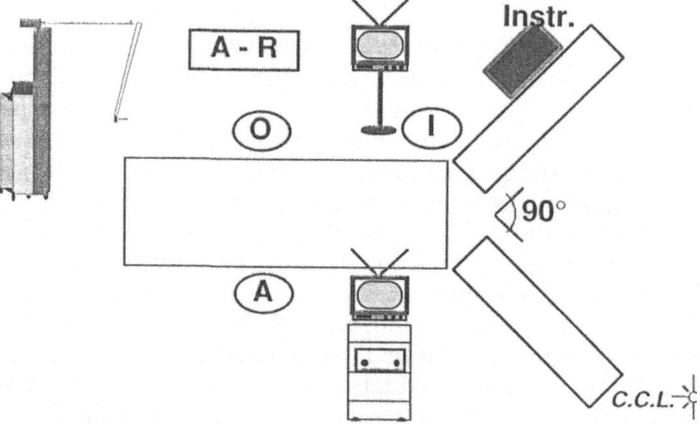

Fig. 2. Disposition en salle d'opération: O, opérateur; A, assistant, I, infirmière instrumentiste, A-R, système rinçage-aspiration

trocarts mobilisateurs. De ce fait un deuxième moniteur vidéo est installé en face de lui (Fig. 2). Le rack vidéo principal comprenant le moniteur, l'insufflateur, le système d'enregistrement des images et le système de coagulation se situe en face de l'opérateur. A sa gauche se place l'infirmière instrumentiste et le set de coelio-chirurgie. Derrière l'opérateur est disposé le système rinçage-aspiration et le laser.

Création du pneumo-péritoine et mise en place du trocart ombilical

En vue de permettre la création du pneumo-péritoine et l'inspection du haut de l'abdomen, la patiente est, dans un premier temps, installée à plat, table basse. Afin de donner une liberté de mouvement optimale au mobilisateur intra-utérin, les jambes de la patiente sont placées à 90°. Les épaulières sont systématiquement installées, dans le but d'éviter le glissement de la patiente lors du Trendelenburg, ce qui entraverait la liberté de mouvement du mobilisateur et de l'extracteur vaginal CC.L. Afin d'éviter des lésions de plexus, il est important que ces épaulières soient placées en regard des apophyses corachoïdes et non en regard des parties molles.

La création du pneumopéritoine est un geste réalisé à l'aveugle et donc dangereux [6–7]. Deux pièges sont à éviter: l'établissement d'un prépneumopéritoine et la perforation de gros vaisseaux ou d'organes. Afin d'éviter l'insufflation pré-pneumopéritonéale, l'introduction de l'aiguille de Veress doit se faire perpendiculairement à l'ombilic où le péritoine est accolé à la paroi. En case de création d'un pré-pneumopéritoine, nous conseillons la vidange de celui-ci par le trocart ombilical suivi d'une nouvelle tentative par l'ntroduction de l'aiguille de Veress dans l'hypochondre gauche. Les cas de décès publiés depuis 1989 sont liés à la perforation des gros vaisseaux lors de la création du pneumopéritoine [3, 8]. Lorsque l'on observe la topographie de l'ombilic par rapport aux gros vaisseaux (Fig. 3), nous comprenons les deux types de lésions classiquement décrites: la lésion de la bifurcation aortique et des vaisseaux iliaques communs [9–12]. De ce fait il s'avère nécèssaire que l'introduction de l'aiguille de Veress soit faite après soulèvement de la paroi ce qui éloigne la bifurcation aortique et les anses intestinales du lieu de ponction. D'autre part, son introduction doit se situer impérativement dans le plan sagital, ce qui évite la perforation des vaisseaux iliaques communs (Figs. 4). La bonne appréciation du plan sagital, de même la perpendicularité de l'aiguille de Veress ne peut se faire que si la patiente est installée à l'horizontale, table basse. II est important de souligner que, chez une patiente mince, la distance ombilic-bifurcation aortique est inférieure à 2,5 cm! [6].

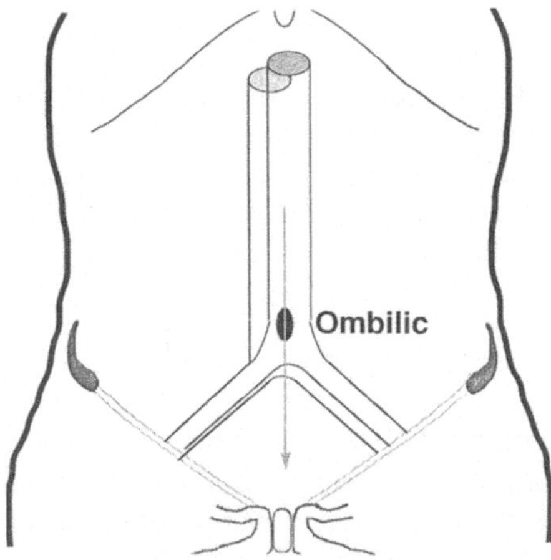

Fig. 3. Topographie de l'ombilic par rapport à la bifurcation aortique

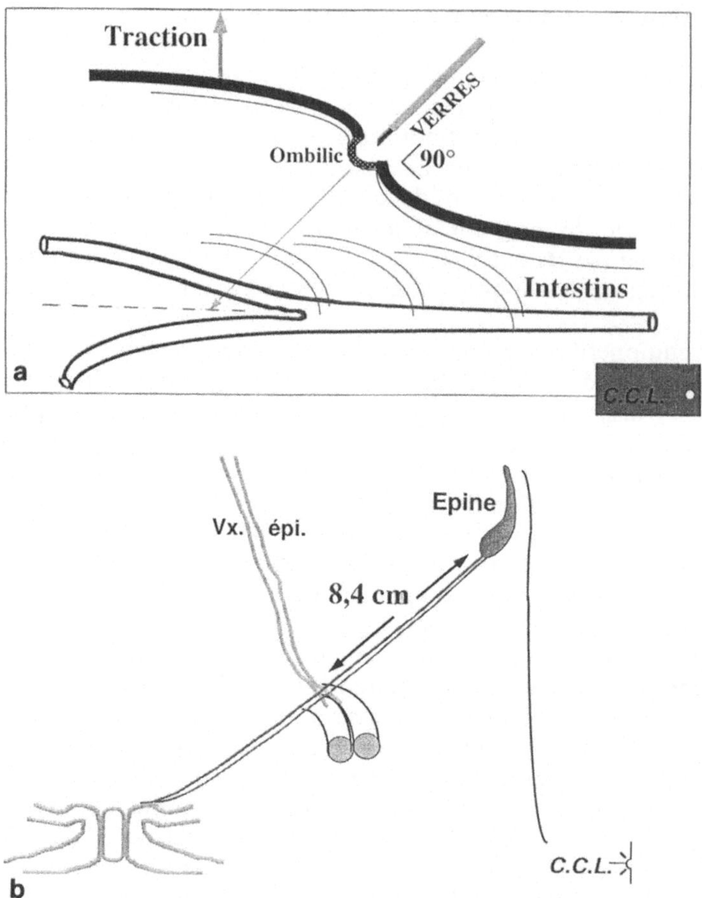

Fig. 4. a Introduction de l'aiguille de Verres perpendiculairement à l'ombilic après traction de la paroi, dans le plan sagittal. **b** Distance moyenne [8,4 cm (7,5–9,5)] de l'épine iliaque antéro-supérieur aux vaisseaux épigastriques sur la ligne spino-symphysaire

La pression intra-abdominale de 15 mmHg atteinte, le trocart ombilical s'introduit selon la même méthode que lors de la création du pneumo-péritoine. Il est important de souligner que le facteur préventif additionnel de la perforation des gros vaisseaux lors de l'introduction du trocart ombilicale est directement lié à la pression intra-abdominal et non au volume de gaz CO_2.

Localisation des trocarts sus-pubiens

Aussitôt le status du haut de l'abdomen accompli, la patiente est mise en Trendelenburg à 15° afin de permettre l'introduction des trocarts sus-pubiens. Le Trendelenburg peut être momentanément plus appuyé afin d'obtenir une stabilisation adéquate des anses intestinales au dessus du promontoire. Les trocarts sus-pu-

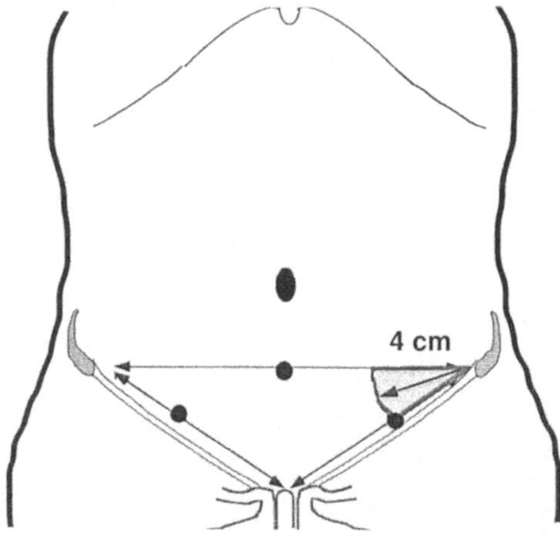

Fig. 5. Description du rayon de sécurité délimité par la ligne interspinale et la ligne spino-symphysaire

biens sont habituellement placés dans un triangle de sécurité formé par le replis supérieur de la vessie et par les vestiges des artères ombilicales de part et d'autre de l'ouraque. Le triangle de sécurité fut défini suite à la difficulté parfois recontrée lors du repérage des vaisseaux épigastriques pas toujours visibles lors de la transillumination. Nous avons pu observer que l'aire de ce triangle est insuffisante pour assurer une mobilité adéquate des trocarts.

En collaboration avec l'institut d'anatomie de Lausanne, nous avons pu déterminer, sur 11 corps adultes, que la distance épine iliaque antérosupérieure et vaisseaux épigatriques est constante (Fig. 4), soit de 8,4 cm en moyenne (7,5–9,5 cm). De ce fait nous avons déterminé une zone de sécurité délimitée par un rayon de 4 cm centré sur l'épine iliaque antéro supérieur et compris entre la ligne interspinale et la ligne spino-symphysaire (cf Fig. 5). Cette ligne ne doit pas être franchie de par le risque de lésions des vaisseaux fémoraux.

Le trocart opératoire, de 10 mm de diamètre, est placé en position médiane, habituellement sur la ligne interspinale. A souligner que la hauteur ainsi définie peut varier en fonction du volume de la masse intra-pelvienne motivant l'intervention. Afin de permettre le passage aisé et sans fuite d'instruments de 5 à 10 mm de diamétre par le canal opératoire, nous avons mis au point un réducteur de 20 mm de diamètre, stérilisable, composé d'un cylindre aluminium creux équipé de 3 ressorts et d'une membrane (Fig. 6). L'adaptation se fait pair simple pression digitale (Fig. 7).

Antécédents de laparotomies médianes

Une situation particulière observée lors de la création du pneumopéritoine est celle des antécédents de laparotomies médianes. En cas d'hadérences, les anses intestinales peuvent être accolées â la paroi sous forme de conglomérat adhérentiel (Fig. 8) habituellement détectée par le test à l'aiguille qui révèle une inégalité d'épaisseur de paroi dans l'aire sous-ombilical. Par contre, la situation indétecta-

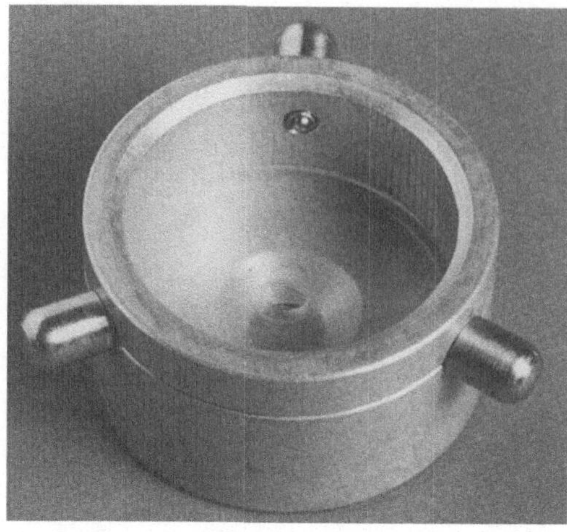

Fig. 6. Réducteur C.C.L. stérilisable, permettant la passage aisé d'instruments de 5 à 10 mm de diamètre. Est composé d'un cylindre d'aluminium creux, d'une membrane plastique et d'un système à 3 ressorts

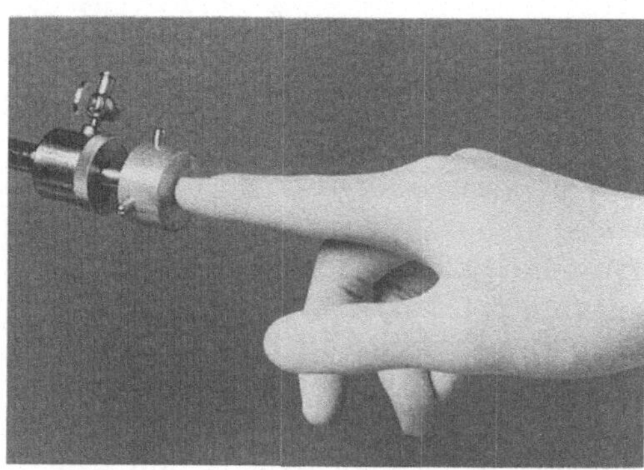

Fig. 7. Application du réducteur C.C.L. par simple pression digitale

ble est celle de l'anse intestinale plate accolée à la paroi (Fig. 9). Plusieurs techniques sont décrites qui à notre avis ne sont pas satisfaisantes telle l' «Open Laparoscopy» décrite par Grimes puis modifié par Sudha [13–14] qui ne prévient pas la lésion digestive lors de l'ouverture du péritoine, mais a l'avantage d'en poser le diagnostique per opératoire. Afin d'éviter ce piège, la création du pneumopéritoine se fait dans l'hypochondre gauche para-ombilicale, sur ou latéralement à la ligne médioclaviculaire. Le trocart et l'optique sont introduits au site de création du pneumopéritoine. Il est important de contrôler de suite l'absence de toute perforation éventuelle par mise en place de l'optique en position sus-pubienne. Le problème majeur des lésions digestives en coelioscopie aussi bien diagnostique que opératoire réside en leur diagnostique. En effet, dans plus de 50% des cas de lésions digestives, celles-ci sont découvertes tardivement lors d'une installation d'une péritonite ce qui augmente significativement la morbidité post opératoire [1, 2, 14].

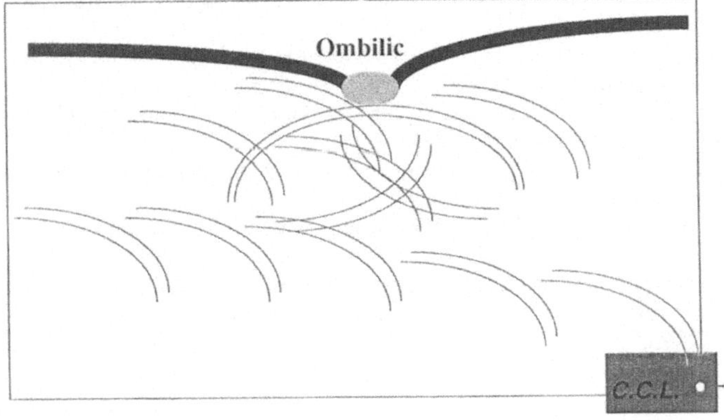

Fig. 8. Conglomérat adhérentiel sous-ombilical, post laparotomie médiane. Situation habituellement détectée par le test de l'aiguille qui révèle une inégalité d'épaisseur de paroi

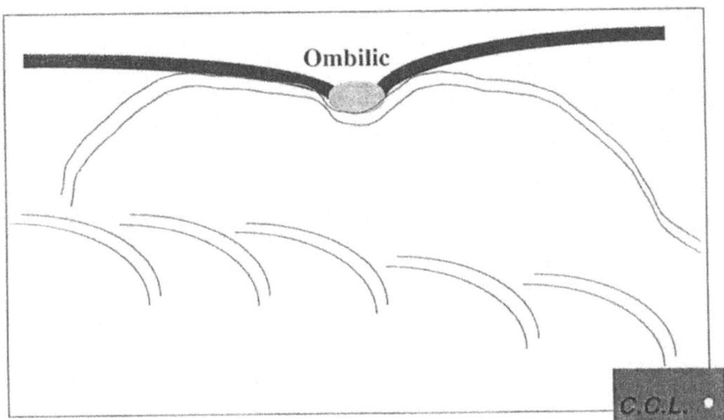

Fig. 9. Anse intestinale plate accolée à la paroi, post laparotomie médiane. Situation indétectable

Bibliographie

1. Soutoul JH, Pierre F (1988) Les risques médico-légaux de la coelioscopie: analyse de 32 dossiers de complications. J Gynecol Obstet Biol Reprod 17:439–441
2. Mintz M (1977) Risks and prophylaxis in laparoscopy: A survey of 100 000 cases. J Reprod Med 18:269–272
3. Chapron C, Querleu D, Mage G, Madelanat P, Dubuisson JB, Audebert A, Erny R, Bruhat MA (1992) Complications de la coeliochirurgie gynecologique Etude multicentrique à partir de 7604 coelioscopie. J Gynecol Obstet Reprod 21:207–213
4. Georgy FM, Fettermann HH, Chefetz MD (1974) Complications of laparoscopy sterilization: two cases of perforated urinary bladder. Am J Obstet Gynecol 120:1121–1124
5. Thompson BH, Wheeless CR (1973) Gastrointestinal complications of laparoscopy sterilization. Obstet Gynecol 41:669–672
6. McDonald P, Norman R, Collins G, Andersen C, Kozloff L (1978) Vascular trauma secondary to therapeutic procedures: laparoscopy. Am J Obstet Gynecol 135:651–655
7. Von Theobald P, Marie G, Herlicoviez M, Levy G (1990) Morbidité et mortalité de la coelioscopie. Etude rétrospective d'une série de 1429 cas. Rev fr Gynecol Obstet 85:611–614
8. Baadsgaard SE, Bille S, Egeblad K (1989) Major vascular injury during gynecologic laparoscopy. Report of a case and review of published cases. Acta Obstet Gynecol Scand 68:283–285

9. Katz M, Beck P, Tanger ML (1979) Major vessel injury during laparoscopy: Anatomy of two cases. Am J Obstet Gynecol pp 544–545
10. Erkrath KD, Weiler G, Adebahr G (1979) Zur Aortenverletzung bei Laparoskopie in der Gynäkologie. Geburtsh Frauenheilkd 39:687–689
11. Bisler H, Sinde J, Alemany J (1980) Verletzungen der großen Gefäße bei gynäkologischen Laparoskopien. Geburtsh Frauenheilkd 40:553–556
12. Sherwood C, Lynn J, Ross J (1982) Aortic perforation sustained at laparoscopy. J Reprod Med 27:217–219
13. Grimes EM (1981) Open laparoscopy with conventional instrumentation. Obstet Gynecol 57:375–378
14. Sudha S (1985) Modified method of open laparoscopy. J Reprod Med 30:421–426
15. Krebs HB (1986) Intestinal injury in gynecologic surgery: A ten-year experience. Am J Obstet Gynecol 155:509–514

Arch Gynecol Obstet (1993) 253 [Suppl]: S 69–S 79

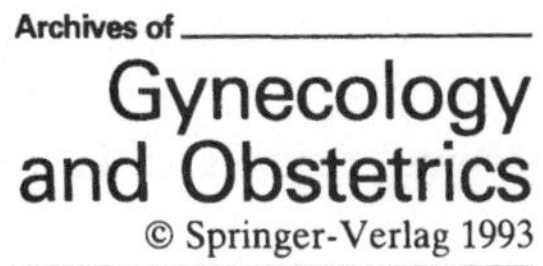

Archives of

Gynecology and Obstetrics

© Springer-Verlag 1993

Les problèmes associés à l'extraction des masses en cœlioscopie opératoire

Ph. Sauthier, S. Spuhler et P. De Grandi

Département de Gynécologie-Obstétrique, CHUV, Centre CCL, Avenue Pierre Decker, CH-1011 Lausanne, Switzerland

Introduction et but

Le but de cet exposé est de faire le point sur les techniques d'extraction en chirurgie endoscopique, de mettre en évidence les risques que comporte cette étape de l'intervention cœlioscopique et de définir les critères d'un instrument idéal.

Limites de la cœlioscopie opératoire

Les limites les plus importantes à l'heure actuelle restent celles intéréssant l'état de la patiente (pneumopéritoine) [27], l'anatomie du pelvis féminin (difficulté d'accès en dessous de la crosse de l'artère utérine) [17] et surtout la nature des lésions, en particulier leurs tailles. En effet, certaines lésions de grande taille peuvent être diagnostiquées, repérées, disséquées et isolées mais très difficiles voire impossibles à extirper de la cavité péritonéale par cœlioscopie [4, 49, 59, 61].

Cette difficulté va en s'accroissant, observant l'extension des indications actuelles à la chirurgie endoscopique [7], nous constatons une augmentation des -ectomies de toutes sortes rendant de plus en plus difficile le prélèvement de lésions au travers de trocarts de petits diamètres [40, 47, 56, 67].

Définition des problèmes associés à l'extraction de matériel intra-abdominal

Les problèmes sont de deux types: ceux liés aux complications que provoque ce matériel sur le péritoine et sur la paroi abdominale et ceux attachés à la difficulté d'extraire mécaniquement ce matériel. Le premier type de problème est représenté par des contaminations diverses et le second nous met devant une difficulté intégrée à l'essence même de la cœliochirurgie: les voies d'accès de dimensions réduites à la cavité péritonéale.

La solution de ce problème ne peut être que de deux ordres: agrandir l'orifice de prélèvement ou réduire le volume à extraire!

Risques associés à la nature de la pièce opératoire

Ces risques sont principalement représentés par l'interaction possible entre la nature du matériel détaché (néoplasique, infectieux, etc. ..) et son risque d'implantation abdominale ou pariétale.

La contamination néoplasique

Le problème fréquemment rencontré lors d'une cœlioscopie opératoire est celui du diagnostic macroscopique de lésions à potentiel néoplasique, présentant un risque d'essaimage lors des manoeuvres chirurgicales et surtout lors de leur extraction [35, 42]. Le traitement du cancer de l'ovaire en particulier n'est pas une indication à la chirurgie cœlioscopique, bien qu'un cas de cystadénocarcinome séreux de l'ovaire de stade I traité par cette méthode ait été décrit récemment [57]. Dans ce cas, le nature de la lésion prélevée est connue, limitant le risque de l'extraction, car celle-ci peut être protégée par un sac endoscopique. Le risque est surtout représenté par la difficulté et la rigueur du diagnostic endoscopique des lésions ovariennes [3, 5, 29, 41, 51]. Même pour des gynécologues avertis comme les membres de la Société Américaine d'Oncologie Gynécologique, la découverte a posteriori de lésions malignes enlevées par voie cœlioscopique n'est pas rare [42].

La contamination néoplasique pariétale

Dans la littérature, plusieurs cas de contaminations pariétales après des gestes à visée diagnostique et/ou thérapeutique ont été rapportés. Les premiers cas sont décrits lors du diagnostic de tumeurs pulmonaires [46, 64], mais la plupart des carcinomes du tractus digestif [8] et des voies urinaires [64] ont été impliqués dans des disséminations pariétales par l'intermédiaire de ponctions ou de voies de drainage [64].

Le risque semble être fortement combiné à la présence d'ascite carcinomateuse [8, 20, 32, 65] et les lésions se développent rapidement 7 à 12 jours après le geste technique. Lors de cœlioscopie de cancer de l'ovaire, des cas de métastases ont été décrits sur le trajet de l'aiguille de Vérès [20], sur les trocarts sus-pubien [65] ou sus-ombilical [8]. Deux cas de métastases pariétales ont été cités lors de la cœlioscopie d'une lésion «low-grade» de l'ovaire [32].

La contamination néoplasique péritonéale

Cette dissémination aggrave théoriquement le pronostic, faisant passer la tumeur ovarienne d'un stade Ia à un stade Ic d'après la classification internationale (FIGO) [5]. Mais pour plusieurs auteurs [19, 48, 51, 66], la ponction d'un kyste ovarien qui s'avère malin par la suite, n'a aucune incidence pronostique, surtout si l'exérèse complète de ce dernier se fait durant le même temps opératoire. Cette dissémination n'a sûrement pas la même de gravité que l'envahissement du péritoine par rupture spontanée au cours de l'évolution ou lors de l'intervention sur une tumeur [41]. Ce sujet reste controversé et certains auteurs défendent une aggravation du pronostic [54, 69] ou réservent cette absence de péjoration aux tumeurs de stade 1 et de grade 1 [28].

La contamination infectieuse

Cette dissémination peut représenter un problème en cas de chirurgie de l'appendice infecté [60, 27]. Les infections de parois sont rares dans ce type de chirurgie [27], mais le risque est tout de même présent lors de l'extirpation non protégée d'une lésion infectée directement à travers la paroi abdominale [62].

La maladie gélatineuse du péritoine

Les tumeurs mucoïdes de l'ovaire représentent la principale étiologie (40.5%) de la maladie gélatineuse du péritoine [18, 41]. Mais il s'agit surtout d'une complication des cystadénomes muqueux (73.5%), des tumeurs malignes ou des tumeurs «border-line» de l'ovaire. Darnis cite le chiffre de 5.9% de kystes mucineux de l'ovaire lors d'une revue de 420 cas de maladies gélatineuses du péritoine; cette affection concernant surtout les patientes entre 50 et 70 ans (60%) [18]. La prudence reste donc de mise lors de l'extraction de tumeurs mucoïdes de l'ovaire à cet âge [5].

La maladie granulomateuse du péritoine

La dissémination d'un kyste dermoïde bénin peut être à l'origine d'une péritonite aiguë ou d'une granulomatose péritonéale de résorption pouvant simuler une tuberculose ou une carcinose péritonéale [50]. La rupture spontanée de ces tumeurs dans la cavité péritonéale serait de 1.2%, chiffre identique à la dégénérescence maligne constatée dans ces kystes [41, 53].

La maladie endométriosique du péritoine

La dissémination du contenu d'un endométriome peut être à l'origine d'une extension de la maladie péritonéale [29, 58].

Prévention des risques associés à la nature de la pièce opératoire

La première règle en ce domaine reste la rigueur absolue dans le diagnostic cœlioscopique des masses ovariennes et le recours à la laparotomie si des signes de malignité sont mis en évidence [29, 41, 42]. La prévention de toutes ces complications doit se faire par un lavage abondant et soigneux de la cavité péritonéale et par un prélèvement et/ou une dissection protégée à l'intérieur d'un sac stérile et hermétique [23, 68] ou d'un trocart prévus à cet effet [29] (Cœlioextractor® de Dargent) (Fig. 1).

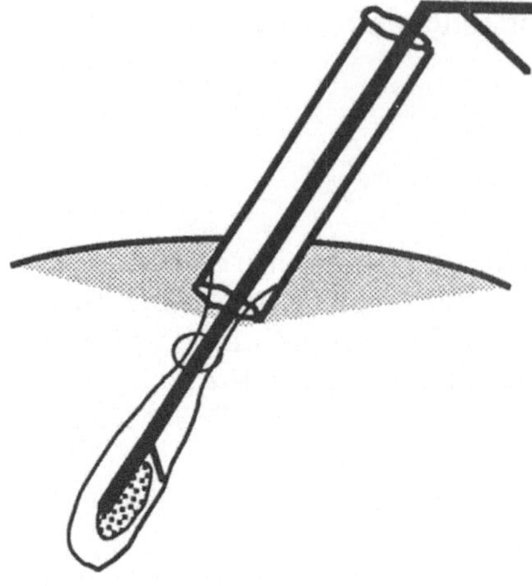

Fig. 1. Extraction protégée à l'intérieur d'un sac

Moyens d'extraction de pièces opératoires volumineuses

Il existe 4 manières de résoudre ce problème: (1) en ne pratiquant pas d'extraction, (2) en pratiquant une extraction par un trocart déjà en place, (3) en créant ou en agrandissant une voie d'extraction et (4) en réduisant le matériel afin de le faire passer par une voie déjà présente. Quelle que soit la technique adoptée, elle doit répondre aux critères suivants:

– Utilisation simple et sans danger pour le reste de l'abdomen
– Absence de risque de contamination de quelque nature que se soit
– Rapidité et faible coût
– Examen anatomopathologique fiable

Abandon du matériel in situ

Plusieurs équipes, confrontées à la difficulté d'enlever de grosses masses intra-abdominales (ex: myomes), ont émis l'hypothèse de laisser en place, après dissection, ces lésions dans le cul-desac de Douglas «faisant confiance» au péritoine et à ses capacités de résorption pour «évacuer» ce matériel. Cette méthode est évidemment impossible pour la majorité des lésions traitées en raison de leurs natures infectieuses ou néoplasiques et de l'absence d'examen anatomo – pathologique. De plus il semble que cette méthode ait été abandonnée par la plupart des équipes car les effets secondaires ne sont pas négligeables sous formes de douleurs abdominales chroniques, mais la littérature, à notre connaissance, est muette à ce sujet.

Une voie possible serait une destruction in situ et une chirurgie conservatrice en particulier des myomes. Les techniques de myolyse sont en plein développement [24].

Extraction directe par un trocart

C'est la voie d'extraction «la plus naturelle» en chirurgie cœlioscopique. Elle doit être pratiquée chaque fois que cela est possible. Elle se pratique par les trocarts déjà en place [55]. Cette méthode protège la paroi contre toute contamination et un sac endoscopique peut renforcer cette protection. De toute manière, il faut éviter une sortie directe à travers la paroi «à la suite du trocart».

Il est important de privilégier cette méthode car elle est la meilleure du point de vue rapidité et sécurité. C'est pour cette raison que de nombreux auteurs conseillent de «vider» les kystes et les GEU avant de les extraire, ou besoin à l'intérieur d'un sac [3, 5, 21]. Plusieurs solutions ont été proposée: par exemple l'extirpation par pince forte ou le «Myoma drill ®» de Semm.

Création ou agrandissement d'une voie d'extraction

Cette méthode peut être utilisée chaque fois que le diamètre ne permet plus le passage de la lésion traitée par un trocart conventionnel. Elle «s'oppose» au morcellement de ladite lésion avec les avantages et les inconvénients indiqués dans le tableau 1.

Tableau 1

Avantages	Inconvénients
Facile	Risque infectieux
Rapide	Risque de contamination
Efficace	Inesthétique
Technique chirurgicale classique	Contraire aux «principes»
Examen pathologique facile	Limites de taille

Voie d'extraction pariétale

La paroi abdominale peut être le lieu de transit des lésions traitées par cœliochirurgie en utilisant et agrandissant les point de ponction des trocarts ou en créant de nouvelles voies de passage telles les mini-laparotomies sus-pubiennes [22].

Voie d'extraction vaginale (colpotomie postérieure ou culdotomie)

Cette voie associe les avantages de la cœliochirurgie et de la chirurgie vaginale [43]. C'est une technique facile, rapide et sans danger pour plusieurs auteurs [10] mais pourrait néanmoins être une source de complications infectieuses et de troubles de la vie sexuelle selon Semm [62].

Réduction de la taille du matériel à extraire

Cette technique permet de respecter les règles et les principes premiers de la chirurgie endoscopique. Elle utilise les orifices en place, mais sa réalisation technique est loin d'être au point. Elle «s'oppose» à la création ou l'agrandissement d'une voie d'extraction avec les avantages et les inconvénients indiqués dans le tableau 2.

Plusieurs techniques ont été utilisées mais avec peu de succès. Les principales sont la cryochirurgie [15], les «Plasma scalpels» [39], la «lyse» tissulaire [24], la lithotriptie intra – corporelle, [2, 6, 26, 45, 52], les Laser [37], les ultra-sons (CUSA®) [1, 9, 11, 30, 36, 38] et la liquéfaction tissulaire (ELSA®: *E*ndoscopic *L*iquidiser and *S*urgical *A*spirator) [16, 33, 34] (Fig. 2).

Le morcellement

Le morcellement est le geste le plus «naturel» en chirurgie cœlioscopique pour résoudre ce problème d'extraction des masses intra-péritonéales. Tous les instruments tranchants de chirurgie cœlioscopique peuvent être utilisés, mais ils n'ont pas tous la même efficacité! Le principe est cependant toujours le même: la lésion doit être maintenue par une pince forte ou stabilisée d'une manière ou d'une autre, voire enfermée dans un sac hermétique pour éviter toute contamination, puis morcelée avant d'être évacuée.

Tableau 2

Avantages	Inconvénients
Respect des «Principes»	Longue durée
Esthétique	Technique difficile
Risque infectieux faible	Contamination péritonéale
Contamination pariétale faible	Peu d'instruments satisfaisants
Pas de limite théorique de taille	Examen pathologique difficile

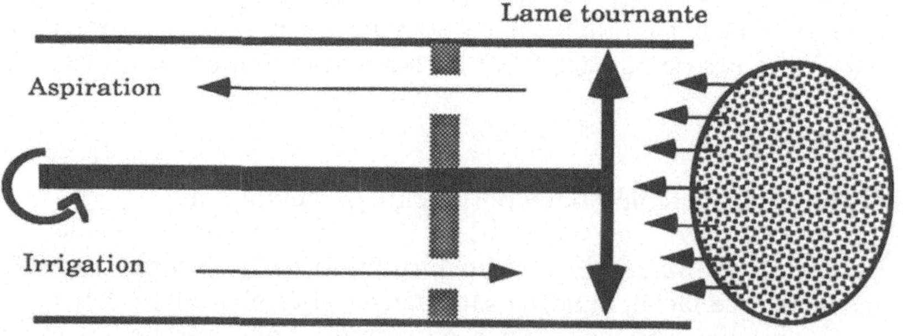

Fig. 2. Principes de l'ELSA®

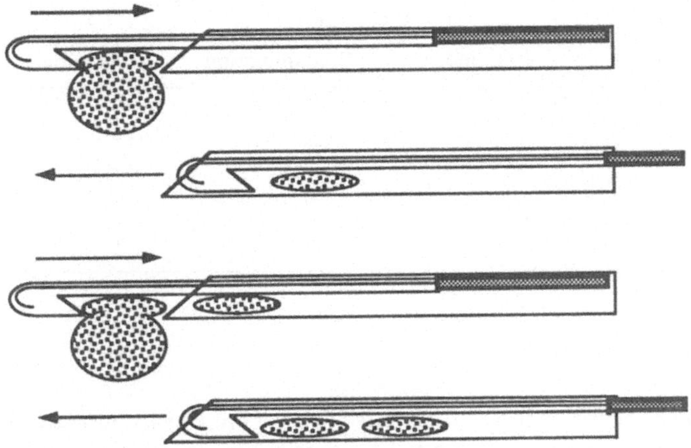

Fig. 3. Principes du moceleur manuel

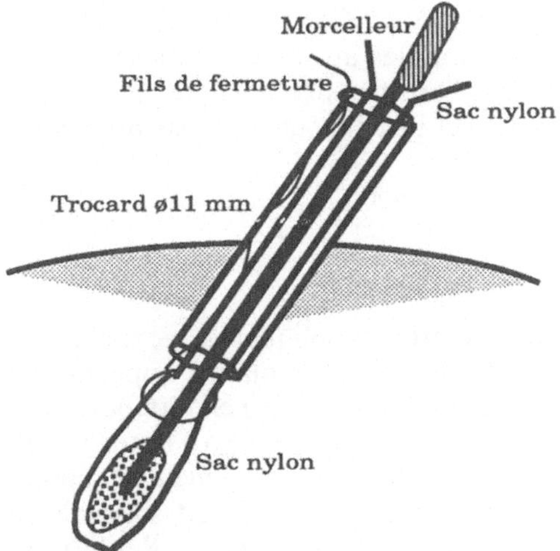

Fig. 4. Principes du morceleur de Cook™

Le morcellement manuel

Le morcellement manuel a été décrit avec la plupart des instruments de chirurgie endoscopique. Malheureusement ce processus est long, difficile et fastidieux. Afin de résoudre partiellement ces difficultés, Semm a développé, en 1973, un morceleur manuel directement inspiré des morceleurs endoscopiques utilisés en néphrologie depuis les années 70 [44] (Fig. 3). Cet instrument est efficace pour toutes les lésions de dimension et de dureté moyennes, mais il est déconseillé par l'auteur pour les grands myomes a fortiori lorsqu'ils sont calcifiés [63]. Dans le même ordre d'idée le morceleur à l'emporte-piéce a fait son apparition assisté, par divers instruments.

Tableau 3

	Sécurité	Rapidité	Contamination	Histologie
In situ	−	+	−	−
Trocart	+	±	±	+
Mini-laparo.	±	+	±	+
Vaginale	+	+	+	+
Fragmentation	−	−	−	±

Le morcellement automatique

L'évolution naturelle du concept de morcellement se fait vers une automatisation afin de le rendre plus rapide et moins fastidieux. En théorie, c'est la solution idéale associant la rapidité, la maniabilité, le respect des principes de la chirurgie cœlioscopique et permettant un examen anatomo – pathologique satisfaisant. Peu d'équipes ont développé ce genre d'instrument et actuellement il n'existe, à notre connaissance, qu'une seule publication concernant une utilisation per-cœlioscopique: le morceleur électrique tissulaire de Cook OB/GYN® (Fig. 4) permettant d'évacuer un rein de 190 g en 7 minutes au travers d'un trocart de 11 mm ø, à l'intérieur d'un sac nylon, laissant l'examen histologique possible sur les fragments [12, 13, 14]. Malheureusement cet instrument n'est pas disponible en Europe [25].

Conclusion

Trois problèmes principaux doivent être résolus afin d'appliquer les techniques de chirurgie cœlioscopique dans les ablations d'organes ou de masses importantes: 1) la dissection 2) l'isolement et (3) l'extraction. Pour extirper d'importantes structures de la cavité péritonéale au travers d'un trocart de 10 à 11 mm ∅, un morceleur tissulaire est nécessaire, mais actuellement aucun instrument ne répond aux exigences de la cœliochirurgie moderne. Cette technique doit s'associer à l'isolement de la lésion traitée du reste de la cavité abdominale par l'utilisation d'un sac chirurgical hermétique. Lorsque la lésion est de dimensions moyennes (3–6 cm ∅) et de consistance molle, un morceleur manuel et surtout la voie vaginale peut être utilisé.

Bibliographie

1. Addonizio JC, Choudhury MS, Sayegh N, Chopp RT (1984) Cavitron ultrasonic surgical aspirator. Urology 22:417–420
2. Alken P, Hutschenreiter G, Günter R (1982) Percutaneous kidney stone removal. Eur Urol 8:304–311
3. Aubriot FX, Dubuisson JB, Henrion R (1990) Coeliochirurgie de l'ovaire. Chirurgie 116:485–486
4. Barau G (1991) Nouvelles interventions. Perspectives d'avenir. Soins Gyn Obs Puér Péd 121:38–40

5. Benifla JL, Hauuy JP, Guglielmina JN, Walker-Combrouze F, Créquat J, Madelenat P (1992) Kystectomie percœlioscopique: découverte histologique fortuite d'un carcinome ovarien. A propos d'un cas. J Gynecol Obstet Biol Reprod 21:45–49
6. Brooks DC, Becker JM, Carre-Locke DL (1991) Laparoscopic cholecystectomy. Baillière's Clin Gastroenterol 5:225–228
7. Bruhat MA, Mage G, Pouly JL, Canis M, Wattiez A, Chapron C (1991) Advances in pelviscopic surgery. Ann NY Acad Sci 626:367–371
8. Cava A, Roman J, Gonzales Quintela A, Martin F, Aramburo P (1990) Subcutaneous metastasis following laparoscopy in gastric adenocarcinoma. Eur J Surg Oncol 16:63–67
9. Chan KK, Watmough DJ, Hope DT, Moir K (1986) A new motor-driven surgical probe and its in vitro comparison with the Cavitron ultrasonic surgical aspirator. Ultrasound in Med & Biol 12:279–283
10. Childers JM, Huang D, Surwit EA (1993) Laparoscopic trocar-assisted colpotomy. Obstet Gynecol 81:153–155
11. Chopp RT, Shah BB, Addonizio JC (1983) Use of ultrasonic surgical aspirator in renal surgery. Urology 22:157–159
12. Clayman RV, Kavoussi LR, Long SR, Dierks SM, Meretyk S, Soper NJ (1990) Laparoscopic nephrectomy: initial report of pelviscopic organ ablation in the pig. J Endourol 4:247–252
13. Clayman RV, Kavoussi LR, Soper NJ, Dierks SM, Meretyk S, Darcy D, Long SR (1991) Laparoscopic nephrectomy. N Engl J Med 324:1370–1371
14. Clayman RV, Kavoussi LR, Soper NJ, Dierks SM, Meretyk S, Darcy MD, Roemer FD, Pingleton ED, Thomson PG, Long SR (1991) Laparoscopic nephrectomy: initial case report. J Urol 146:278–282
15. Cooper IS (1963) Cryogenic surgery. A new method of destruction or extirpation of benign or malignant tissues. N Engl J Med 268:743–749
16. Coptcoat MJ, Ison KT, Wickham JEA (1988) Endoscopic tissue liquidization and surgical aspiration. N Endourol 2:321–331
17. Dargent D (1991) Les limites de la coeliochirurgie gynécologique. Lettre du Gynecologue HS:24–25
18. Darnis E, Ronceray J, Grosieux P, Soutoul JH (1987) La maladie gélatineuse du péritoine chez la femme. Treize observations personnelles. Déductions pratiques à partir de la revue de 420 cas de la littérature. J Gynecol Obstet Biol Reprod 16:343–353
19. Dembo AJ, Davy M, Stenwig AE, Berle EJ, Bush RS, Kjorstad K (1990) Prognostic factors in patients with stage I epithelial ovarian cancer. Obstet Gynecol 75:263–273
20. Döbrönte Z, Wittmann T, Karàcsony G (1978) Rapid development of malignant metastases in the abdominal wall after laparoscopy. Endoscopy 10:127–130
21. Dubuisson JB, Aubriot FX, Cardone V (1987) Laparoscopic salpingectomy for tubal pregnancy. Fertil Steril 47:225–228
22. Dubuisson JB, Lecuru F, Foulot H, Mandelbrot L, Aubriot FX, Mouly M (1991) Myomectomy by laparoscopy: a preliminary report of 43 cases. Fertil Steril 56:827–830
23. Dubuisson JB, Mouly M, Foulot H (1990) Kystectomie ovarienne protégée percœlioscopique: prévention de la contamination peéritonéale et pariétale par un sac. Lettre du Gynecologue 133:30
24. Dubuisson JB, Lesec G (1991) Perspectives d'avenir de la myolyse et les myomectomies percoelioscopiques. Lettre du Gynecologue HS, 15–17
25. Elkins GJ (1992) Communication personelle
26. Ferzli G, Kloss DA (1991) Laparoscopic cholecystectomy: 111 consecutive cases. Am J Gastroenterol 86:1176–1178
27. Gordon AG, Magos AL (1989) The development of laparoscopic surgery. Baillière's Clin Obstet Gynecol 3:429–449
28. Grogan RH (1967) Accidental rupture of malignant ovarian cysts during surgical removal. Obstet Gynecol 30:716–720
29. Hauuy JP, Madelenat P, Bouquet de La Jolinière J, Dubuisson JB (1990) Chirurgie percoelioscopique des kystes ovariens. Indications et limites à propos d'une série de 169 kystes. J Gynecol Obstet Bioll Reprod 19:209–216
30. Hodgson WJB, McElhinney AJ (1982) Ultrasonic partial splenectomy. Surgery 91:346–348

31. Hodgson WJB, Poddar PK, Mencer EJ, Williams J, Drew M, McElhinney (1979) Evaluation of ultrasonically powdered instruments in the laboratory and in the clinical setting. Am J Gastroenterol 72:133–140

32. Hsiu JG, Given FT, Kemp GM (1986) Tumor implantation after diagnostic laparoscopic biopsy of serous ovarian tumors of low malignant potential. Obstet Gynecol 68:90S–93S

33. Ison K (1992) [Communication personnelle]

34. Ison KT, Coptcoat MJ, Timoney A, Wickham JEA (1989) The development and application of a new surgical device – the Endoscopic Liquidiser and Surgical Aspirator (ELSA). J Med Engin & Technol 13:285–289

35. Johns A (1991) Laparoscopic oophorectomy/oophorocystectomy. Clin Obstet Gynecol 34:460–466

36. Kelmann CD (1973) Phaco-emulsification and aspiration. A report of 500 cases. Am J Ophthalmol 75:764–768

37. Kojima E, Morita M, Otaka K, Yano Y (1990) Nd: YAG laser laparoscopy for ovarian endometriomas. J Reprod Med 35:592–596

38. Krawitt DR, Addonizio JC (1987) Ultrasonic aspiration of prostate, bladder tumors, and stones. Urology 30:579–580

39. Link WJ, Incropera FP, Glover JL (1976) A plasma scalpel. Arch Surg 111:392–397

40. Mage G, Canis M, Wattiez A, Pouly JL, Bruhat MA (1990) Hystérectomie et coelioscopie. J Gynecol Obstet Biol Reprod 19:573–576

41. Mage G, Canis, Manhes H, Pouly JL, Bruhat MA (1987) Kystes ovariens et coelioscopie. A propos de 226 observations. J Gynecol Obstet Biol Reprod 16:1053–1061

42. Maimam M, Seltzer V, Boyce J (1991) Laparoscopic excision of ovarian neoplasms subsequently found to be malignant. Obstet Gynecol 77:563–565

43. Martin DC (1988) Laparoscopic and vaginal colpotomy for the excision of infiltrating cul-de-sac endometriosis. J Reprod Med 33:806–808

44. Mauermayer W, Hartung R (1976) Der Stein-Punch, ein neues Prinzip zur Sicht-Lithotrypsie. Urologe A 15:164–166

45. Meyer WC (1991) A prospective analysis of 1518 laparoscopic cholecystectomies. N Engl J Med 324:1073–1078

46. Miech G, Stoebner P, Azafindrazaka R, Witz JP (1967) Les risques de la ponction-biopsie transpariétale: l'inoculation néoplasique. A propos de 2 cas. La Presse Médicale 54:2803–2806

47. Minelli L, Angillio M, Calone C, Palmara V (1991) Laparoscopically-assisted vaginal hysterectomy. Endoscopy 23:64–66

48. Mintz M, De Brux J (1974) La ponction per-cœlioscopique et la cytologie de 347 kystes intrapelviens. Gynécologie 25:63–75

49. Murphy AA (1987) Operative laparoscopy. Fertil Steril 47:1–18

50. Nehzat C, Winer WK, Nezhat F (1989) Laparoscopic removal of dermoid cysts. Obstet Gynecol 73:278–280

51. Parker WH, Berek JS (1990) Management of selected cystic adnexal masses in postmenopausal women by operative laparoscopy: A pilot study. Am J Obstet Gynecol 163:1574–1577

52. Perissat J, Collet D, Belliard R, Dost C, Bikandou G (1990) Cholécystectomie par laparoscopie. La technique opératoire. Les résultats des 100 premières observations. J Chir 127:347–355

53. Philippe E, De Mot E, Muller G, Foussereau S, Boog G, Gandar R (1971) Tératomes bénins kystiques de l'ovaire. Etude anatomo-clinique de 481 cas. Gyn Obst 70:513–528

54. Purola E, Nieminen U (1968) Does rupture of cystic carcinoma during operation influence the prognosis? Ann Chir Gynecol Fenn 57:615–617

55. Querleu D, Leblanc E, Castelain B (1991) Laparoscopic pelvic lymphadenectomy in the staging of early carcinoma of the cervix. Am J Obstet Gynecol 164:579–581

56. Reich H, Caprio J, McGlynn F (1989) Laparoscopic Hysterectomy. J Gynecol Surg 5:213–216

57. Reich H, McGlynn F, Wilkie W (1990) Laparoscopic management of stage I ovarian cancer. A case report. J Reprod Med 35:601–604

58. Reich H, McGlynn F (1986) Treatment of ovarian endometriomas using laparoscopic surgical techniques. J Reprod Med 31:577–584

59. Semm K, Mettler L (1980) Technical progress in pelvic surgery via operative laparoscopy. Am J Obstet Gynecol 138:121–127
60. Semm K (1986) Operative pelviscopy. Br Med Bull 42:284–295
61. Semm K (1991) Pelviscopic surgery: A new key for conserving fertility. Ann NY Acad Sci 626:372–392
62. Semm K (1988) The automorc. Pelviscopy – Operative guidelines for "minimally invasive surgery" 49–50
63. Semm K (1978) Tissue-puncher and loop-ligation – New aids for surgical-therapeutic pelviscopy (laparoscopy) = endoscopy abdominal surgery. Endoscopy 10:119–124
64. Sinner WN, Zajicek J (1976) Implantation metastasis after percutaneous transthoracic needle aspiration biopsy. Acta Radiol Diag 17:473–480
65. Stockdale AD, Pocock TJ (1985) Abdominal wall metastasis following laparoscopy: a case report. Eur J Surg Oncol 11:373–375
66. Tasker M, Langley FA (1985) The outlook for women with borderline epithelial tumours of the ovary. Br J Obstet Gynecol 92:969–973
67. Wattiez A, Pouly JL, Mage G, Canis M, Manhés H, Bruhat MA (1990) La coelioscopie opératoire: nécessités et noveautés dans le matériel. J Gynecol Obstet Biol Reprod 19:554–556
68. Wattiez A (1992) [Communication personnelle]
69. Webb MJ, Decker DG, Musey E, Williams TJ (1973) Factors influencing survival in stage I ovarian cancer. Am J Obstet Gynecol 116:222–228

Arch Gynecol Obstet (1993) 253 [Suppl]: S 80–S 82

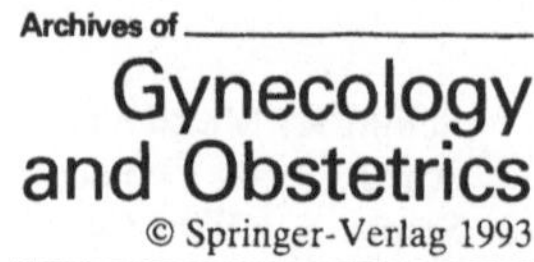

Extracteur vaginal C.C.L. pour cœliochirurgie

S. Spuhler, Ph. Sauthier, E. Chardonnens et P. De Grandi

Département de Gynécologie-Obstétrique, CHUV, Centre CCL, Avenue Pierre Decker, CH-1011 Lausanne, Switzerland

En coeliochirurgie, la culdotomie permet l'extraction d'un volume de tissus ressé-qués supérieur à celui qu'il est possible d'évacuer par les trocarts transpariétaux.

Cette voie d'extraction a en outre l'avantage d'être invisible, simple et bien contrôlable. Par contre, elle présente l'inconvénient majeur d'entraîner une vidange immédiate et rapide du pneumopéritoine.

Cet inconvénient peut être contourné en plaçant un trocart, muni d'une valve anti-reflux, dans une sphère appliquée contre le cul-de-sac vaginal postérieur, de façon à en assurer l'étanchéité malgré la culdotomie.

Description

L'extracteur culdoscopique C.C.L., qui a été réalisé dans ce but au Centre de Colpo-Cœliochirurgie de Lausanne (C.C.L.) du département de Gynécologie-Ob-stétrique, comprend:

- une sphère de matière isolante d'un diamètre de 4 cm;
- un trocart de 11 mm de diamètre, muni d'une valve anti-reflux pour le passage de la pince de préhension.

L'extrémité du trocart traverse la sphère sans en atteindre la surface distale pour éviter tout contact électrique lors de la culdotomie (Fig. 1).

La surface de la sphère s'adaptant au cul-de-sac vaginal postérieur est dotée d'une incisure frontale destinée à guider l'incision cœliochirurgicale des tissus ainsi présentés aux instruments endoscopiques (Fig. 1).

Méthode d'utilisation

Etape 1

Introduction per vaginam de l'extracteur CCL, sans la pince, placé dans le cul-de-sac vaginal postérieur (Fig. 1). Cette introduction doit être médiane et en direc-

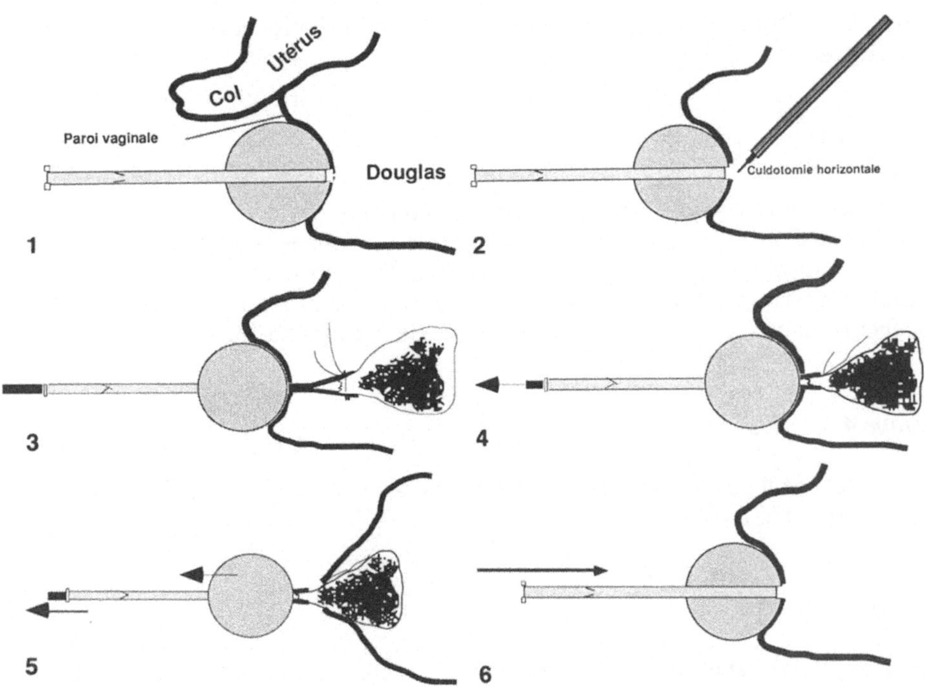

Fig. 1. Mise en place du dispositif CCL

Fig. 2. Culdotomie

Fig. 3. Saisie de la masse à évacuer par la pince à préhension introduite dans le dispositif CCL

Fig. 4. Retrait de la pince à préhension

Fig. 5. Retrait simultané du dispositif CCL et de la pince à préhension

Fig. 6. Réintroduction du dispositif CCL afin d'éviter la vidange du pneumopéritoine

tion postérieure, pour atteindre le cul-de-sac postérieur. Elle est réalisée par un assistant se tenant entre les jambes de la patiente, écartées à 90°. La «sphère» CCL, alors visible par cœlioscopie, doit être située entre les ligaments utéro-sacrés.

Etape 2

Une fois la «sphère» appliquée contre la paroi du cul-de-sac de Douglas, la culdotomie est réalisée horizontalement par une pince monopolaire, le laser CO_2 ou mieux, par une section bipolaire (Fig. 2). Celle-ci est introduite par une contre-incision médiane, placée à la limite supérieure de la pilosité pubienne. Un assistant placé en face de l'opérateur participe à la bonne vision de l'espace de Douglas en repoussant le recto-sigmoïde. L'incision n'entraîne aucune fuite du pneumopéritoine tant que la sphère vaginale est appuyée dans le cul-de-sac vaginal postérieur.

Etape 3

La pince à préhension est alors introduite dans le système «trocart-sphère» de l'appareil CCL. Le matériel tissulaire excisé est amené à sa rencontre par une pince cœlioscopique et saisi sous vision (Fig. 3). Tout matériel oncologiquement suspect ainsi que les kystes dermoïdes auront été placés avant l'extraction dans un sachet de plastique pour éviter tout risque de contamination pariétale.

Etape 4

La pince à préhension est retirée jusqu'à amener la masse à extraire en contact de la «sphère» CCL (Fig. 4).

Etape 5

Pour exploiter l'avantage de la dimension de la culdotomie par rapport au diamètre réduit du trocart, la pièce opératoire est extraite en retirant l'ensemble du dispositif, c'est-à-dire sans passer dans le trocart. Ce mode d'extraction permet l'évacuation de pièces opératoires d'un diamètre de 5 à 6 cm selon les variations anatomiques individuelles (Fig. 5).

Etape 6

Une fois l'extraction réalisée, sous contrôle de la vue endoscopique, l'extracteur C.C.L., sans la pince, est à nouveau appuyé dans le cul-de-sac vaginal postérieur pour en assurer l'étanchéité nécessaire au dernier temps de l'intervention (contrôle de l'hémostase, révision, lavage). La culdotomie n'est pas suturée (Fig. 6).

Une étude prospective est actuellement en cours dans le but de s'assurer de l'absence de risques infectieux (non rencontrés jusqu'ici). De même, il sera nécessaire de documenter d'éventuelles conséquences (dyspareunie) de la cicatrisation vaginale.

La prochaine étape dans la résolution des problèmes liés à l'extraction des tissus excisés en cœliochirurgie devrait être le développement d'un instrument permettant une fragmentation de masse du volume supérieur à 5–6 cm. Un tel dispositif devrait être compatible avec l'examen histologique et ne susciter aucun danger de lésion d'organes et aucune dissémination dans la cavité péritonéale.

Arch Gynecol Obstet (1993) 253 [Suppl]: S 83–S 88

Archives of ___________

Gynecology
and Obstetrics
© Springer-Verlag 1993

Lasers in endoscopic surgery

T. Gyr[1], **S. Spörri**[1], **M. Frenz**[2], **H. J. Altermatt**[3], **A. W. Brandenberger**[1], **and E. Dreher**[1]

[1] Department of Obstetrics and Gynecology, University Hospital Bern, [2] Institute of Applied Physics, and [3] Institute of Pathology, University of Bern, Bern, Switzerland

Summary. Lasers provide the endoscopic surgeon with a sophisticated tool for high precision cutting, destruction of tissue and coagulation. The laser allows efficient and time-saving operating techniques. Various laser systems emitting at different wavelenghts are available. The absorption of the laser is determined by the tissue properties, such as water content or pigmentation, and varies strongly with the wavelength. Each laser offers advantages for the treatment of specific disorders. Further data from clinical studies are required to evaluate whether the advantages found in experimental studies are of significance in clinical use.

Key words: Laser – Tissue effect – Endoscopic surgery

Operative laparoscopy is one of the most challenging and rapidly developing areas in gynecologic surgery. Operative procedures performed with laparoscopic instrumentation help to avoid the more major trauma of laparotomy [10]. Lasers have been being used in laparotomy [2, 14] and laparoscopy [5] for more than a decade. At our institution, laser surgery was introduced in 1979 and has been being used in laparoscopy since 1988 with a steadily increasing number of operations. Today we perform one third of abdominal operations by means of laser-assisted laparoscopy. The operations performed reflect the full range of intraabdominal surgery, excluding primary oncological procedures (Fig. 1).

Effect of the laser on tissue

Laser stands for "light amplification by stimulated emission of radiation". The laser beam is the brightest existing light source. It is coherent, collimated, and monochromatic. When the laser beam is applied to the tissue, it can be absorbed, reflected, transmitted, or scattered. The absorption of the laser beam depends on its wavelength and on the presence of suitable target molecules such as water or chromophores. The depth of optical penetration of the laser radiation in the tissue

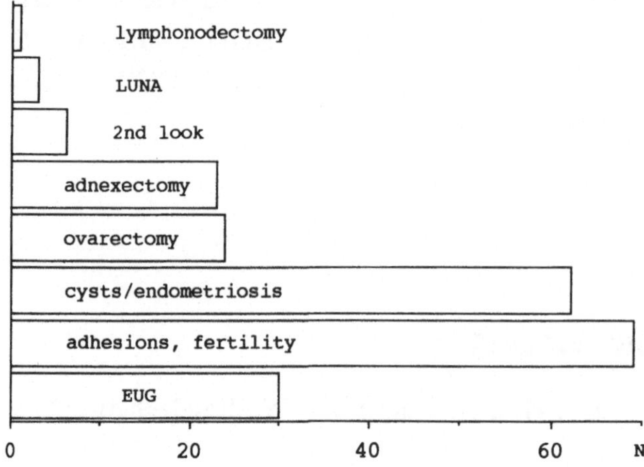

Fig. 1. Distribution of 218 laparoscopic procedures performed with laser in 1992. *LUNA*, Laser uterine nerve ablation; *EUG*, extrauterine pregnancy

Table 1. Wavelength and depth of optical penetration of various lasers in water and pigments such as melanin and hemoglobin and the cutting and coagulation properties

	Wavelength	Optical penetration (mm)		Cutting	Coagulation
		Water	Pigments		
Argon	488.5 nm	0	1	+	+ +
KTP	532 nm	0	1	+	+ +
Nd:YAG	1.064 µm	>10	>10	+	+ + +
Holmium	2.1 µm	0.1	0	+	+ +
CO_2	10.6 µm	0.01	0	+ +	+
Er:YAG	2.94 µm	0.001	0	+ + +	(+)

is defined as the inverse of the absorption coefficient and therefore determined by the wavelength, the content of water, and the concentration of chromophores such as hemoglobin or melanin [4]. The better the absorption, the smaller the depth of optical penetration is. A well-absorbed laser beam deposits energy instantaneously and locally into the tissue, which allows high precision in the surgical use of the laser impact. The absorption determines the cutting and coagulation properties of the laser. Since each laser offers advantages for the treatment of specific disorders, knowledge of the interaction between the laser beam and the tissue is of importance to the laser surgeon in order to assure optimal use of the laser instrument.

There are various lasers emitting at different wavelengths in clinical use today or under development (Table 1). Lasers with a wavelength of around 500 nm, such as argon and KTP, are well absorbed in melanin and hemoglobin, while there is no absorption in water. The optical penetration depth of the argon and KTP laser in well-vascularized tissue is approximately 1 mm. However, in tissue with minimal vascularization the depth of penetration can be up to several centimeters. These lasers are excellent tools for coagulation or destruction of pigmented tissue such as endometriotic lesions. At high energy output they can also be used for cutting. Holmium, erbium, and CO_2 lasers emitting at a wavelength of ≥ 2000 nm show good or excellent absorption in water, but they are not absorbed in pigmented molecules. The erbium lasers only penetrate 0.001 mm, while the CO_2 laser penetrates 0.01 mm and the holmium laser 0.3 mm into water. CO_2 lasers are, and in the future perhaps erbium lasers will be, good cutting lasers for aqueous tissue such as connective tissue and muscle. Nevertheless, they only offer moderate coagulation properties [11]. The neodynium yttrium aluminum granate (Nd:YAG) laser at a wavelength of 1064 nm shows moderate absorption in water as well as in pigmented molecules, resulting in optical penetration depth in tissue of more than 10 mm. It is therefore a useful laser for destruction of large areas of vascularized tissue such as myomas or uterine malformations. Other important factors in laser-tissue interaction are the applied energy per surface area, the so-called power density, and the exposure time. Energy output, spot size of the laser beam, and pulse duration can be readily adjusted by the surgeon during an operation.

There are two different transmission systems commonly used to apply the laser beam to tissue, the articulated arm (CO_2 laser) and the flexible optical fiber with or without lens systems (argon, KTP, Nd:YAG, erbium and holmium lasers). Both delivery systems have proved to be effective in clinical use. Experiments showing the effect of argon, CO_2, and the still experimental erbium: YAG lasers on the pig uterus at identical settings are shown in Fig. 2. The effect of electrocautery is illustrated in Fig. 3. The argon laser causes remarkable perifocal destruction of tissue but also offers good bleeding control. Because its radiation is absorbed predominantly by chromophores, application of high energy in minimally vascularized tissue can result in necrosis of deep-lying tissue without obvious damage at the time of the operation. In contrast, the pronounced vaporization with the CO_2 and especially the erbium lasers allow superior and less traumatic cutting. At the same time there is little devitalization and perifocal thermal

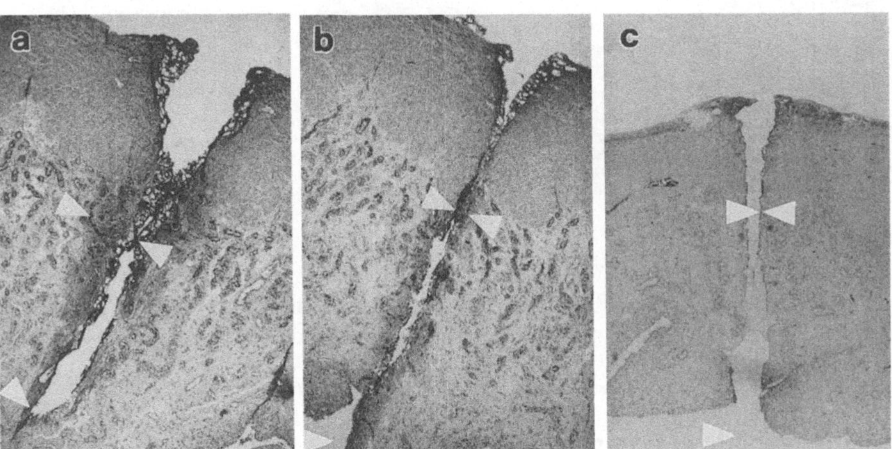

Fig. 2a–c. Tissue effect of different lasers at identical setting of 5 Joule, focused to a spot size of 350 µm on the uterus of the pig. The depth of vaporization (▶) and in the size of the coagulation zone (▶ ◀) is shown. **a** Argon laser, H&E, ×12.5; **b** CO_2 laser, H&E, ×12.5; **c** Erbium:YAG laser, H&E, ×6.2

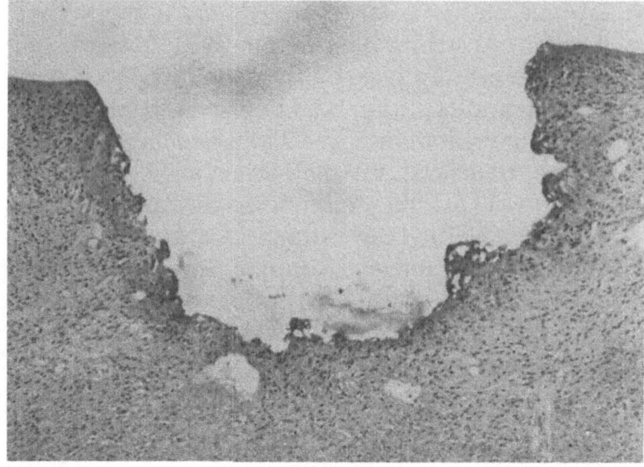

Fig. 3. Effect of high-frequency electrocautery set at 30 Watts for 0.1 s on the uterus of the pig. The vaporization zone is shallow and wide, leaving massive tissue destruction. H&E, ×32

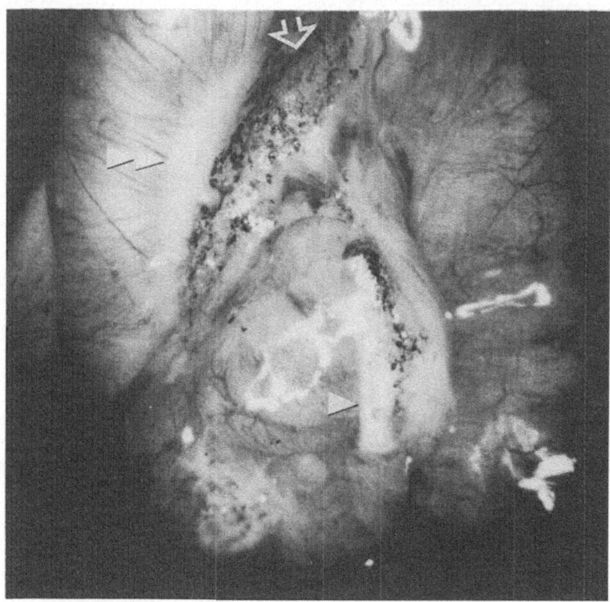

Fig. 4. Effect of the CO_2 laser on the human tube during laparoscopic neosalpingostomy. There is a sharp edge where the tube was opened (►) and a small perifocal coagulation zone (►►) with obliterated blood vessels. Some carbonization (⇨) is seen following salpingolysis

damage of adjacent tissue (Fig. 4). However, with the use of these lasers bleeding control is less effective and subsequent thermocoagulation of vessels may cause further damage.

Complications of laser laparoscopy

The complication rate reported for operative laparoscopy with lasers is similar to that reported for the performance of diagnostic laparoscopy, operative laparoscopy, and laparotomy [6, 12, 13]. The complication rate in our patient population of 415 consecutive cases was 2.2%. Most problems were seen within the first 18 months after the introduction of laser laparoscopy in our hospital; only one complication, which was a transient paresis of the femoral nerve, could be attributed to the use of the laser. Not only exact knowledge of the interaction between the laser radiation and the tissue but also proper training of the surgeons and the operating room staff is mandatory to make the use of the laser in laparoscopy safe.

Advantages of laser surgery

The laser is a surgical cutting tool that also offers the possibility of tissue destruction and coagulation (Table 1). Surgery using the laser is precise and in our hospital, laser laparoscopy is preferred over other techniques such as electrocautery and sharp dissection. Although data from prospective studies are limited, other surgical techniques appear to offer similar results. In an nonrandomized study of patients with adhesions, there was a tendency to reduced adhesion reformation in women following laparotomy with CO_2 laser than in women treated with electrosurgery [3], particularly in cases with moderate lysis (9% and 15%, respectively). Tulandi et al. [16] conducted a randomized study of patients undergoing laparotomy for periadnexal adhesions comparing CO_2 laser with monopolar microdiathermy. When comparing the number of postoperative intrauterine (53% and 51% respectively) and extrauterine pregnancy rates (3% and 6%, respectively), they did not find a significant advantage with the CO_2 laser. Data from studies comparing laparoscopy and laparotomy suggest that the follow-up results of patients undergoing laparoscopy are similar [1] or better [15] than those of patients undergoing laparotomy. In hysteroscopy, use of laser surgery seems to bring results similar to those of electrocautery, whereas the data reported for operations with scissors are less favorable [7, 9]. However, to our knowledge no prospective study results comparing the various techniques have been published. It is possible to use either the laser or other techniques in most clinical situations today. In the future, new areas requiring the exclusive use of the laser may develop. Preliminary reports on new indications, such as treatment with dye lasers and fetoscopic coagulation of placental vessels in twin-to-twin transfusion ([8]; K. Nicolaides, personal communication), are promising and need further evaluation.

References

1. Adamson GD, Subak LL, Pasta DJ, Hurd SJ, von Franque O, Rodriguez BD (1992) Comparison of CO_2 laser laparoscopy with laparotomy for treatment of endometrioma. Fertil Steril 57:965–973
2. Baggish JH, Chong AP (1981) Carbon dioxide laser microsurgery of the uterine tube. Obstet Gynecol 58:111–116
3. Barbot J, Parent B, Dubuisson JB, Aubriot FX (1987) A clinical study of the CO_2 laser and electrosurgery for adhesiolysis in 172 cases followed by early second-look laparoscopy. Fertil Steril 48:140–142
4. Boulnois JL (1986) Photophysical processes in recent medical laser developments: a review. Lasers Med Sci 1:47–66

6. Carbon Dioxide Laser Laparoscopy Study Group (1989) Initial report of the carbon dioxide laser laparoscopy study group: complications. J Gynecol Surg 5:269–272
7. Corson SC, Brooks PG (1991) Resectoscopic myomectomy. Fertil Steril 55:1041–1044
8. DeLia JE (1991) Fetoscopic Nd: YAG laser occlusion of placental blood vessels in ten cases of severe second trimester twin-twin transfusion syndrome. Lasers Surg Med [Suppl] 3:29
9. Donnez J, Gillerot S, Bourgoujon D, Clerckx F, Nisolle M (1990) Neodymium: YAG laser hysteroscopy in large submucous fibroids. Fertil Steril 54: 999–1002
10. Dorsey JH (1991) The role of lasers in advanced operative laparoscopy. Obstet Gynecol Clin North Am 18:545–567
11. Frenz M, Mischler C, Romano V, Forrer M, Müller OM, Weler HP (1991) Effect of mechanical tissue properties on thermal damage in skin after IR-Laser ablation Appl Physiol [B] 52:251–258
12. Goodman MP, Johns A, Levine RL, Reich H, Levinson CJ, Murphy AA, Dilva PD, Daniell JF, Diamond MP, Cropp CS (1989) Report of the study group: advanced operative laparoscopy (pelviscopy). J Gynecol Surg 5:353–360
13. Keckstein G, Wolf AS, Hepp S, Lauritzen Ch, Steiner R (1990) Tubenerhaltende endoskopische Operationsverfahren bei nicht rupturierter Tubargravidität. Welche Bedeutung hat dabei der Laser-Einsatz. Geburtshilfe Frauenheilkd 50:207–211
14. Kelly RW, Roberts DK (1983) Experience with the carbon dioxide laser in gynecologic microsurgery. Am J Obstet Gynecol 146:585–588
15. Luciano AA, Maier DB, Nulsen JC, Koch I, Whitman GF (1989) A comparative study of postoperative adhesions following laser surgery by laparoscopy versus laparotomy in the rabbit model. Obstet Gynecol 74:220–224
16. Tulandi T (1986) Salpingo-ovariolysis: a comparison between laser surgery and electrosurgery. Fertil Steril 45:489–491

Arch Gynecol Obstet (1993) 253 [Suppl]: S 89–S 98

Archives of ___________
Gynecology
and Obstetrics
© Springer-Verlag 1993

Comparaison entre le Laser CO_2 et l'électrochirurgie (LEEP) pour le traitement des CIN

S. Spuhler

Département de Gynécologie-Obstétrique, CHUV, Centre CCL, Avenue Pierre Decker, CH-1011 Lausanne, Switzerland

Introduction

L'efficacité du traitement des néoplasies intra-épithéliales cervicales (CIN) se juge par le taux de succès, mais aussi par la nature conservatrice de la thérapie utilisée. Ces pathologies pré-cancéreuses, de plus en plus fréquentes, touchent des sujets jeunes, dont l'avenir obstétrical doit être préservé. Il y a lieu de choisir une thérapie peu délétère, permettant une restauration ad integrum de l'anatomie et de la fonction du col utérin.

La littérature a longuement fait état des avantages de l'utilisation du laser CO_2 par rapport aux thérapies par bistouri, à la cryothérapie ou encore à l'électrocoagulation [1]:

– Utilisation sous vision colposcopique constante.
– Absence de contact avec le tissu, ce qui optimalise la qualité de la cicatrisation.
– Effet thermique minimal relatif à l'absorption tissulaire réduite de la longueur d'onde utilisée (10,6 µm).
– Possibilité d'utiliser des modes d'émission particulièrement dénués d'effet de nécrose (modes super-pulsés, modes à hautes énergies).
– Effet de coagulation suffisant dans la majorité des cas. Ceci réduit la nécessité d'un recours à un autre mode de coagulation.
– Possibilité de varier les effets de coupe et de coagulation par un choix judicieux de la focale, de la puissance et du temps d'application du rayon lumineux.

En revanche, l'apprentissage de l'excision par laser CO_2 est peu aisé et le coût de l'appareillage est élevé. Ceci conduit à tester d'autres systèmes de traitement, à prime abord moins onéreux et de manipulation plus accessible [4]. Depuis janvier 1990, 1000 traitements par laser CO_2, effectués au Centre de Colpo-Coeliochirurgie de Lausanne (CCL), ont été revus. Dès le mois de mars 1992, la nouvelle technique d'électrochirurgie, appelée LEEP (Loop Electrosurgical Exision Procedure), a été introduite, aboutissant au traitement de 150 cas de CIN dont 100 ont été contrôlés au CCL. La comparaison porte sur les points suivants:

- méthode de traitement
- succès
- durée
- hémorragie per-opératoire
- hémorragie secondaire
- qualité de la cicatrisation

Principe de traitement – méthode de traitement par Laser CO_2

La délimitation des lésions répond à des critères précis qui sont les mêmes pour les méthodes destructives que pour celles d'excision. Leur définition tient compte des divers aspects anatomiques et pathologiques qui caractérisent les structures du col utérin et l'histoire naturelle des dysplasies [2].

Sur le col vu de face, la surface à vaporiser ou à exciser est délimitée par un cercle dont le rayon, centré sur l'orifice externe, a un minimum de 6 mm. Ce choix se réfère aux études anatomiques qui ont démontré que l'extension moyenne des cryptes glandulaires est contenue dans un cylindre dont le rayon n'excède pas 6 mm [3].

Lorsqu'il existe une ectopie, le traitement doit l'emporter en totalité, avec une marge de sécurité de 3 mm, étant donné que l'activité jonctionnelle est un lieu de prédilection pour la transformation condylomateuse ou dysplasique [1].

Indépendamment de cette jonction originelle, la destruction ou l'excision doivent respecter une marge de sécurité excentrique de 3 mm au-delà d'une dysplasie. Si celle-ci est étendue ou périphérique, le respect d'une marge de sécurité de 3 mm exige une deuxième délimitation, plus périphérique. Cette deuxième démarcation est importante car la destruction tissulaire n'est pas aussi profonde en cas d'absence de glande (Fig. 1).

Profondeur de destruction et d'excision

La profondeur de la vaporisation cylindrique est déterminée sur la base de critères histo-pathologiques. Elle doit être de 7 mm [2].

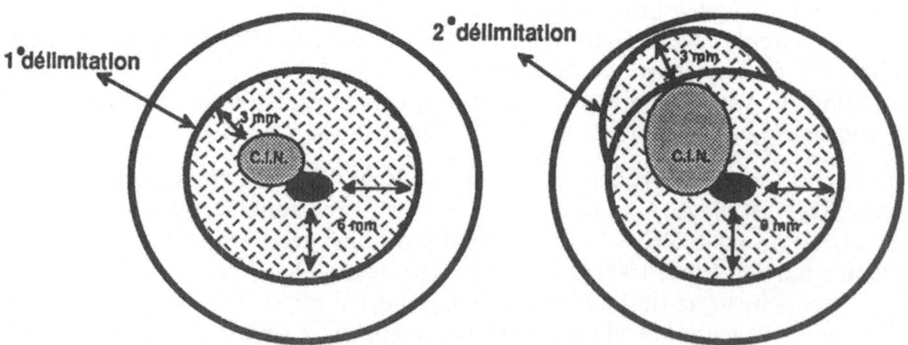

Fig. 1. Délimitation autour d'une dysplasie

La profondeur de l'excision cylindrique doit être de 7 mm lorsque la zone de jonction secondaire est à l'entrée du canal cervical. Elle pourra atteindre 15 mm en fonction de la pénétration de la zone de jonction secondaire et/ou de l'extension de la lésion à l'intérieur de l'endocol.

Méthode de traitement par LEEP

Les principes régissant le traitement par LEEP sont les mêmes que ceux qui sont définis ci-dessus pour la thérapie par Laser. Ces règles sont fonction de l'anatomie et de la physiopathogénie des dysplasies et non du type de traitement choisi.

Le choix de la puissance de section est capital:

– si le courant est trop faible, l'effet thermique est important et la résistance augmente. On observe alors une fixation de matériel tissulaire sur le filament conducteur, ce qui augmente sa résistance et provoque sa rupture. A noter que le dépôt de matériel carbonisé raccourci sa longévité. Le nettoyage minutieux de l'anse après emploi est donc impératif, en cas d'utilisation future.
– si le courant est trop élevé, il se produit alors des étincelles entre l'anse et le tissu. La carbonisation est intense et la lecture des tranches de section déchiquetées est alors ininterprétable.
– si le courant est bien adapté mais la vitesse de "passage" trop lente, l'effet thermique tissulaire est également excessif du fait de l'augmentation de la durée de contact entre le filament électrique et le tissu.

L'effet thermique tissulaire (ET) se résume par la formule suivante:

$$E.T. = \frac{P \times \Delta T \times D}{H^\circ}$$

P = puissance; ΔT = durée de contact entre l'anse et le tissu; D = diamètre de l'anse; H° = degré d'humidité du tissu.

La qualité de la lecture histologique des tranches de section ainsi que la qualité de la cicatrisation dépend du bon choix de ces paramètres [5].

Toute néoplasie cervicale intra-épithéliale, colposcopiquement non suspecte d'un carcinome invasif, est susceptible d'être traitée par excision à l'anse. En fonction de l'interprétation des images colposcopiques, trois techniques d'excision électrochirurgicales sont réalisées au CCL, soit:

– LEEP à 7
– LEEP à 15
– LEEP combiné.

LEEP à 7 (Figs. 2 et 3)

Ce procédé utilise des anses dont la profondeur est fixée à 7 mm. La largeur est variable: 15, 20, 25 ou 30 mm. Elle est fonction de l'étendue de la lésion sachant

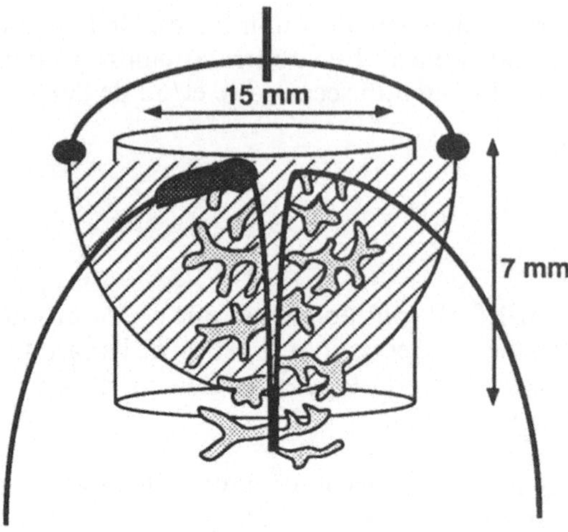

Fig. 2. LEEP à 7 sur une lésion centrale

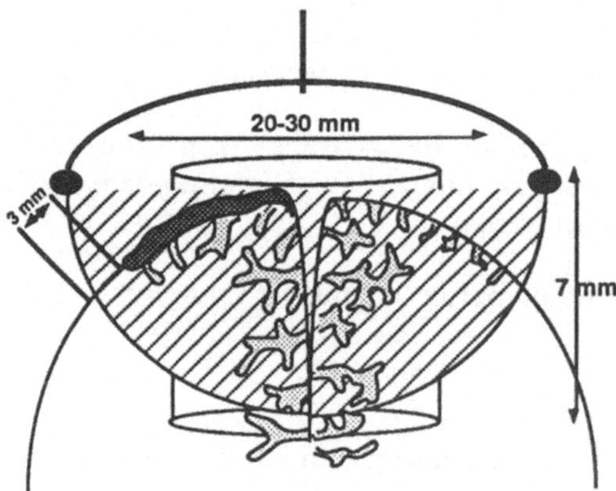

Fig. 3. LEEP à 7 sur une lésion étendue sur l'exocol (á gauche) et/ou sur une ectopie (à droite)

qu'une marge de sécurité de 3 mm doit être respectée en périphérie de la dysplasie et que l'entier de la zone de jonction doit être emporté.

Les indications d'un LEEP à 7 sont les mêmes que celles de la vaporisation par Laser ou autres techniques destructrices:

– zone de jonction visible en sa totalité
– lésion exocervicale entièrement visible
– lésion de grade peu avancé

LEEP à 15 mm (Fig. 4)

La largeur et la profondeur sont fixées à 15 mm.
Les indications sont celles de la conisation ou de l'excision cylindrique:

- atteinte endocervical
- zone de jonction invisible
- CIN de grade avancé

LEEP combiné (Fig. 5)

Il s'agit d'un procédé réalisé en 2 temps, remplaçant le LEEP à 15 lorsque la lésion dysplasique s'étend largement sur l'exocol. L'anse de 8 mm de profondeur est utilisée comme complément d'une excision à 7 mm.

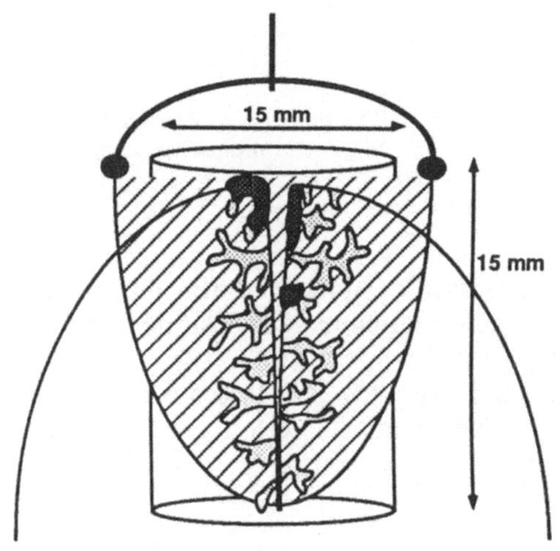

Fig. 4. LEEP à 15 sur une lésion endocervicale

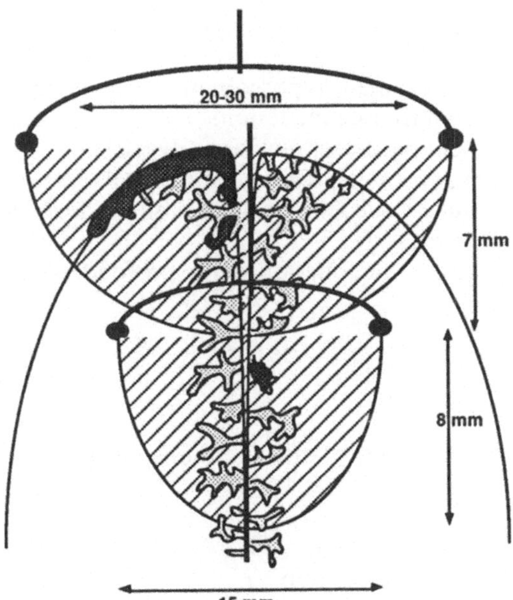

Fig. 5. LEEP combiné sur une lésion centrale et périphérique

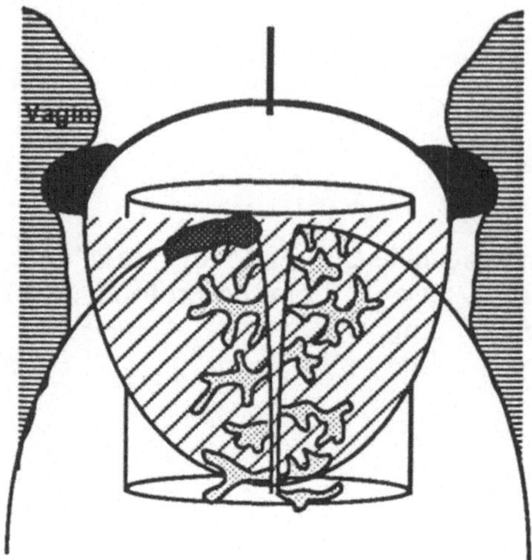

Fig. 6. Anse CCL à «oreilles» qui éloigne la muqueuse vaginale

Le LEEP combiné est justifié par une lésion périphérique afin de préserver l'anatomie et la fonction du col utérin. Chez les patientes sans désir de maternité, cette technique évite le risque de sténose post-thérapeutique.

Le set d'anses "CCL" inclut des anses à "oreilles", destinées à refouler les parois vaginales, afin d'éviter tout contact électrique sur cette région habituellement non influencée par l'anesthésie (Fig. 6).

Resultats

Succès thérapeutique comparatif des traitements par Laser et par LEEP

Le succès thèrapeutique n'est retenu que si l'examen colposcopique et cytologique effectué 3 mois après l'intervention, ne montre aucune lésion.

Sur 948 patientes suivies après traitement par Laser de lésions dysplasiques du col utérin, le succès thérapeutique moyen, après une séance, est de 94,6% contre 82,1% après traitement par LEEP. Le taux de succès est fonction du grade de la néoplasie intra-épithéliale (Fig. 7).

Le Fig. 8 indique le succès thérapeutique en fonction de la profondeur de l'excision (LEEP à 7 versus LEEP à 15).

Durée des traitements

Le durée du traitement est compté à partir du moment où l'anesthésie est effectuée jusqu'au retrait du spéculum.

– Durée moyenne des vaporisations du col: 7,35 min.
– Durée moyenne des Excisions cylindriques: 13,65 min.
– Durée moyenne des LEEP: 12,17 min.

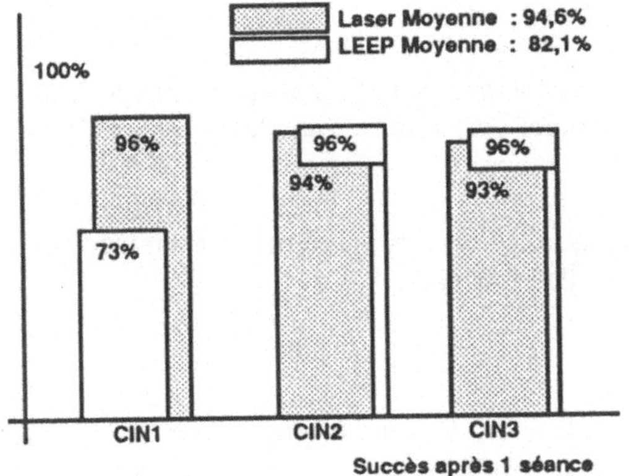

Fig. 7. Succès thérapeutique des CIN après thérapie par laser versus LEEP, en fonction du grade

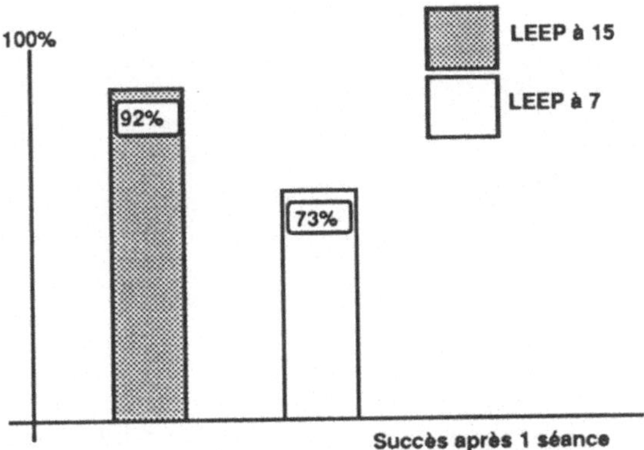

Fig. 8. Succès thérapeutique des CIN après thérapie par LEEP, en fonction de la méthode utilisée (LEEP à 7 versus LEEP à 15)

Hémorragie per-opératoire

Les saignements per-opératoires sont à différencier des saignements secondaires motivant une consultation en urgence dans les jours qui suivent le traitement.

Hémorragie per-opératoire:

– Elle est prise en considération lorsque l'hémostase ne peut être assurée par le seul pouvoir hémostatique de l'énergie utilisée: effet photo-coagulant du laser ou effet de coagulation des courants électriques à disposition.

– Lors des traitements par Laser, une autre technique hémostatique (coagulation, points hémostatiques, tamponnade), a dû être utilisée dans 2,4% des cas.

– Lors des traitements par LEEP, le recours à ces autres techniques a eu lieu dans 0,8% des cas.

Hémorragie secondaire

– Après traitement par Laser, 0,8% des patientes ont reconsulté dans les 15 jours suivant l'intervention pour un saignement en relation avec l'intervention.

– Après traitement par LEEP, ce chiffre, s'élève à 5,1%.

Qualité de cicatrisation

La qualité de la cicatrisation est jugée sur l'aspect du col trois mois après l'intervention (Fig. 9). Le terme de "col cicatriciel" est retenu dans les 3 cas de figures suivantes:

– Leucoplasie cicatricielle, altérant la qualité de l'interprétation colposcopique (difficulté de diagnostiquer une éventuelle récidive).
– Raccourcissement du col
– Effacement d'un cul-de-sac vaginal.

La qualité de cicatrisation ne diffère guère selon le type de générateur de courant utilisé (haute fréquence de 4 MHZ versus haute fréquence de 500 HZ).

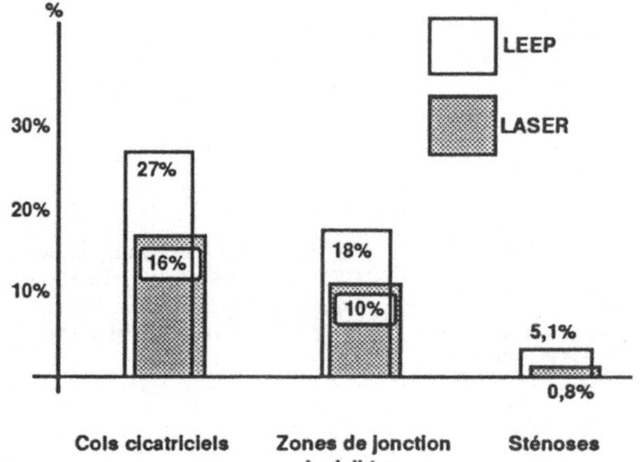

Fig. 9. Pourcent de cols cicatriciels après traitement par LEEP et Laser

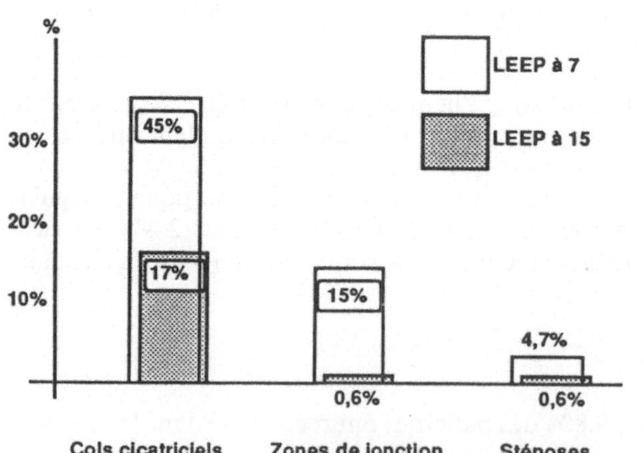

Fig. 10. Pourcent de cols cicatriciels après traitement par LEEP à 7, versus LEEP à 15

La lecture histologique des tranches de section des pièces d'excision est ininterprétable, en raison de brûlures trop étendues, dans 20% des cas lors de thérapies par LEEP contre 1,8% en cas de traitement par LASER.

L'aspect cicatriciel des cols est moins fréquemment retrouvé après LEEP à 15 qu'après LEEP à 7. Plus surprenant encore est le nombre significativement moins élevé de zones de jonction rendues invisibles après excision à 15 mm de profondeur, comparativement à celles de 7 mm (Fig. 10).

Conséquences pratiques

Des résultats sus-cités, on en retiendra ceux qui peuvent influencer sur le choix d'une thérapie optimale:

– Si le taux global du succès thérapeutique plaide nettement en faveur des thérapies par Laser, les dysplasies de grades avancés ont un taux comparable.
– Les LEEP à 7 mm de profondeur ont un taux de succès significativement inférieur à celui des LEEP à 15 et des traitements par Laser.
– La durée des excisions cylindriques, par Laser, est supérieur à celui des vaporisations et à celui des LEEP.
– La qualité de la cicatrisation après Laser est nettement supérieure à celle constatée après LEEP.
– Etonnement, le nombre de zones de jonction rendues invisibles est très inférieur après LEEP à 15 mm de profondeur qu'après LEEP à 7 mm.
– La thérapie par LEEP est de manipulation plus aisée que les excisions cylindriques par Laser, particulièrement en cas de col épais et congestif (plus fréquent chez les multipares).

Conclusion

L'attitude pratique idéale inclut les 2 méthodes (Tableau I). Pour les nullipares, chez lesquelles l'anatomie du col doit être préservée au maximum, la thérapie par laser est de choix. Une simple vaporisation suffit pour les CIN_{1-2}. L'excision cylindrique est réservée pour les CIN_3 et les dysplasies de grade indéfinissable. Cette excision est plus précise et moins délétère, si elle est réalisée par Laser. De plus, les complications hémorragiques per-opératoires surviennent rarement sur un col de nullipare.

Tableau 1. Thérapie adéquate pour le traitement des CIN_{1-2}, respectivement CIN_3

Nullipares		Multipares	
CIN 1–2	CIN 3	CIN 1–2	CIN 3
Laser vaporisation	Laser excision	Laser vaporisation	LEEP

Chez les multipares où le col est souvent plus volumineux, plus congestif et surmonté d'une zone de transformation plus étendue, l'excision par Laser est plus délicate et plus longue. Pour cette raison, la méthode d'excision par LEEP se justifie en cas de CIN avancée. Celle-ci pourrait être complétée par une vaporisation du lit chirurgical, afin d'améliorer la qualité de la cicatrisation.

Bibliographie

1. Spuhler S, De Grandi P (1991) Utilisation du Laser CO_2 pour le traitement des lésions infectieuses, précancéreuses et cancéreuses non invasives du tractus génital inférieur. Arch Gynecol Obstet 247 [Suppl]:S44–S55
2. Wright VC (1985) The geometry of cervical intraepithelial neoplasia and the combination procedure. In: Sharp F, Jordan JA (eds) Gynaecological laser surgery. London, Perinatology press: 456–463
3. Anderson MC, Hartley RB (1979) Cervical crypt involvement by intraepithelial neoplasia. Obstet Gynecol 55:546–550
4. Prendiville W, Cullimore J, Norman S (1989) Large loop excision of the transformation zone (LLETZ). A new method of management for women with cervical intraepithelial neoplasia. Br J Obstet Gynaecol 96:1054–1060
5. Maness WL, Roeber FW, Clark RE, Cataldo E, Riis D, Haddad AW (1978) Histologic evaluation of electrosurgery with varying frequency and waveform. The Journal of Prosthetic Dentistry 40:304–308

Arch Gynecol Obstet (1993) 253 [Suppl]: S99–S170

Archives of
Gynecology
and Obstetrics
© Springer-Verlag 1993

Freie Mitteilungen / Communications libres

Endoskopie / *Endoscopie*
Vorsitz / Présidence: PD Dr. med. P. Janecek, Lausanne
Prof. Dr. med. M. K. Hohl, Baden

KYSTES OVARIENS ET LAPAROSCOPIE

P.Stamm, F. Krauer
Clinique de Gynécologie, Hôpital Cantonal Universitaire, Genève

But de l'étude:
Evaluation de l'approche laparoscopique dans le diagnostic et le traitement des kystes ovariens dans le service de gynécologie de l'HCUG.
Patientes:L'étude rétrospective porte sur 138 laparoscopies effectuées pour kystes ovariens, du 1er janvier 1990 au 31décembre 1992.
Méthode:
Nous disposons de l'examen histologique dans tous les cas. L'indication à l'intervention a été posée sur la base de l'examen clinique et échographique. Nous analysons le degré de corrélation entre le diagnostic laparoscopique, histologique et le type de traitement effectué.
Résultats:
Le diagnostic de tumeur bénigne a été posé 135 fois sur l'aspect visuel du kyste et 134 fois a été confirmé par histologie. Une seule cytologie était en faveur d'un cancer "borderline", non confirmée par la suite lors de la laparotomie. Dans trois autres cas nous avons posé un diagnostic de tumeurs suspectes, infirmé par l'histologie dans les 3 cas.
Nous voulons améliorer notre diagnostic macroscopique. La corrélation laparo-histologique est la suivante: 16 endométriomes ont été confirmés 13 fois histologiquement (sensibilité 81% et spécificité 65%); 13 kystes dermoïdes ont été confirmés à l'histologie 11 fois (se= 85% et sp=69%); 7 kystes para-ovariens sont confirmés par histologie (se= 100%; sp= 64%); 3 kystes suspects étaient bénins (1 kyste fonctionnel, 1 kyste endométriotique, 1 kyste para-ovarien); 99 kystes fonctionnels ou organiques ont été confirmés 82 fois à l'histologie (sensibilité 83%, spécificité 94%).
Le traitement laparoscopique a été le suivant:
Kystectomie:60(44,5%);ponctions/biopsies:31(23%);ovariectomie ou annexectomie:14(10,5%) et laparotomies: 30 (22%).La laparotomie a été necessaire pour: 12 status adhérentiels, 2 problèmes d'hémostase, 6 kystes volumineux, 6 tumeurs solides (kystes dermoïdes), 3 suspicions de tumeur maligne et une fois en raison de matériel défectueux.
Conclusion:
Des 135 kystes jugés bénins, aucun n'était malin histologiquement, et les 3 kystes suspects se sont révélés bénins. Ceci s'explique plutôt par notre prudence dans l'indication à la laparoscopie lors de masses suspectes, (cliniquement et échographiquement), que par une mauvaise appreciation laparoscopique. Par contre nous ne retrouvons pas la même précision que les équipes plus expérimentées, dans la corrélation entre le diagnostic laparoscopique et histologique des kystes bénins.

Adnextorsion: muss die bisherige Operations-Taktik aufgrund laparoskopischer Operationstechniken modifiziert werden?

P. Semle, Ch. Gschwind
Kreisspital Männedorf, ZH

Ziel der Arbeit:
Analyse des eigenen Krankengutes und der Litaratur-Hinweise, ob die laparoskopische Operationsmethode therapeutische Fortschritte (d.h. v.a. Verbesserung der Fertilität) ermöglicht. Ist bei zweifelhafter Gewebsdurchblutung (fragliche Infarzierung) eher ein organerhaltendes Vorgehen zulässig bzw. sinnvoll?
Patentinnen:
Im Zeitraum vom 1.1.1991 bis 1.12.1992 wurde im Kreisspital Männedorf in sieben Fällen die Diagnose laparoskopisch gestellt. Das durchschnittliche Alter der Patientinnen betrug 24,7 Jahre (19-32). Alle Patientinnen waren nulligravidae. Anamnestisch war in zwei Fällen bei Verdacht auf Appendicitis auf chirurgischen Abteilungen eine Laparotomie und Adnexektomie bei Torsion durchgeführt worden.
Methode:
Die Patietinnen wurden zwischen dem vierten und einunddreissigsten Tag post menstruationem (Durchschnitt 21 Tag) laparoskopiert (mit Storz-Videotechnik). Zusätzlich zur mechanischen Detorsion wurde wurde in drei Fällen eine laparoskopische Fixation mit extrakorporal geknotetem Catgut, Stärke 1 durchgeführt.
Resultate:
Bei den Adnextorsionen handelte es sich in einem Fall um eine Tubentorsion, in den übrigen Fällen um Ovarialtorsionen (histologisch einmal Dermoidcyste, in drei Fällen Luteal-Cysten). Anlässlich einer second look-Laparoskopie wurde bei der Tubenfixation die Nähte wieder entfernt. Bisher kein Rezidiv in den laparoskopisch operierten Fällen.
Schlussfolgerung:
Dank der minimal invasiven, lapasoskopischen Operationsweise darf bei zweifelhaften Durchblutungsverhältnissen eher ein konservatives Vorgehen riskiert werden bei Adnextorsionen. Technisch sind alle notwendigen Massnahmen (Detorsion, Exstirpation einer Ovarialcyste, Salpingostomie, Fixationsnähte) möglich wie bei einer Laparotomie. Die laparoskopische Operationsweise darf als Standard-Vorgehen bei der Behandlung der Adnextorsion bezeichnet werden.

Grossesse extra-utérine :
à propos de 90 cas de traitements endoscopiques.

E. O. Adjahoto, S. Spuhler, S-C. Renteria, P. De Grandi
Département de Gynécologie-Obstétrique, Lausanne

But de l'étude: Bilan du traitement endoscopique de la grossesse extra-utérine (GEU) à Lausanne, analyse des pathologies associées, des méthodes, des échecs et de la fertilité des patientes ayant été soumises à une coeliochirurgie pour GEU.

Patientes: L'étude porte sur 90 patientes de mars 1990 à août 1992 traitées par coeliochirurgie conservatrice (salpingotomie) ou radicale (salpingectomie).

Méthode: Etude des données informatisées (anamnestiques et objectivées durant l'intervention) ainsi que de la fertilité par envoi d'un questionnaire à toutes les patientes.

Résultats: L'âge moyen des patientes est de 26 ans. Les pathologies pelviennes objectivées (59,4%) lors de la coelioscopie sont: adhérences digestives (25,2%), adhérences tubo-ovariennes (19,7%), obstructions tubaires (12,1%). Dans 52,2% des cas, la coeliochirurgie a consisté en une salpingotomie. Sept échecs du traitement conservateur ont été dénombrés. Ces échecs ont conduit à une intervention radicale. 32,2% des patientes avaient des antécédents d'opérations sur les annexes. 73,1% des patientes ont manifesté un désir de grossesse après l'intervention. Parmi celles-ci, 38,8% ont obtenu une grossesse en l'absence de récidive de GEU. A noter que, 56,6% des patientes n'ayant pas obtenu de grossesse malgré leur désir présentaient une pathologie pelvienne associée à la GEU.

Conclusion: Ces données montrent l'efficacité de la coeliochirurgie dans le traitement de la GEU. Cette approche thérapeutique permet d'objectiver les pathologies associées à la GEU, ce que le traitement médical conservateur ne permet pas. Un second-look systématique pourrait être instauré en cas d'objectivation de pathologies associées lors de la coeliochirurgie pour GEU.

Systemische Methotrexatbehandlung bei Trophoblastpersistenz nach tubenerhaltender Operation der Extrauteringravidität -Fallbericht

D. Perucchini*, G. Schär**, O.R. Köchli**
*Spital Wetzikon ,Frauenklinik **Universitätsfrauenklinik Zürich

Seit der zunehmenden Verbreitung der tubenerhaltenden operativen Therapie in der Behandlung der Extrauteringravidität ist in den letzten Jahren wiederholt über die Trophoblastpersistenz als Folge der nicht hinreichend radikalen Therapie, berichtet worden. Als übliche Massnahme wurde eine zweite Operation durchgeführt. Diese ist für die betroffene Patientin vom anaesthesiologischen, chirurgischen und vor allem auch psychologischen Standpunkt her, sehr belastend. Als Alternative kann eine systemische medikamentöse Therapie durchgeführt werden.

Kasuistik: 22 jährige I Gravida O Para bei welcher wir bei einer Amenorrhoe von 6 Wochen und krampfartigen Unterbauchschmerzen eine Extrauteringravidität rechts diagnostizierten. Intraoperativ zeigte sich in der rechten Tube eine leichte Auftreibung entsprechend einer EUG und im linken Adnexbereich ein Verwachsungssitus. 3 Wochen nach erfolgreicher laparoskopischer Salpingotomie mit kontinuierlichem HCG-Abfall manifestierte sich die Trophoblastpersistenz mit ansteigenden HCG Werten und Unterbauchschmerzen. Bei positivem Kinderwunsch und dem Situs links wollte man die Salpingektomie verhindern, weshalb ein nicht chirurgisches Vorgehen bevorzugt wurde.

Resultat: Nach dreimaliger systemischer Methotrexat-Therapie (1 mg pro kg KG) mittels Kurzinfusion im Abstand von je 2 Tagen konnte erneut ein Abfall des HCG-Wertes in den negativen Bereich beobachtet werden.Die Therapie wurde subjektiv gut ertragen und war nebenwirkungsfrei.

Schlussfolgerung: Die Trophoblastpersistenz konnte mit der systemischen Methotrexattherapie erfolgreich behandelt und die Salpingektomie verhindert werden. Die Therapie war nebenwirkungsfrei und wurde subjektiv gut ertragen. Nach einer Methotrexattherapie muss sicherheitshalber. eine sechsmonatige Antikonzeption gewährleistet sein.

UTILISATION DU METHOTREXATE DANS LES ECHECS DE TRAITEMENT LAPAROSCOPIQUE DES GROSSESSES EXTRA-UTERINES

A. Valiton-Crusi, R. Friedrich, F. Krauer
Clinique de Gynécologie, Hôpital Cantonal Universitaire, Genève

La laparoscopie opératoire est actuellement le traitement de référence pour la majorité des cas de grossesses extra-utérines (G. E. U.), permettant dans le même temps interventionnel de poser un diagnostic de certitude, d'effectuer un traitement efficace et de réaliser un bilan pelvien pronostic dans l'optique d'une éventuelle grossesse ultérieure. Malgré la création d'une instrumentation spécifique adaptée à cette technique, il existe après traitement conservateur (salpingotomie) un faible pourcentage (5-7 %) d'échec par persistance de tissu trophoblastique, soit dans la trompe, soit dans la cavité abdominale. Un faible taux d'échec (1%) existe, même après traitement radical (salpingectomie), surtout si la trompe a dû être fractionnée pour l'extraire.

Dans d'autres situations, on se trouve aux limites des possibilités diagnostiques et/ou thérapeutiques de la laparoscopie. Il s'agit là des G. E. U. très jeunes, encore non visibles lors de la coelioscopie, ou survenant sur une anatomie tubaire perturbée (hydrosalpinx, status adhérentiel) rendant le diagnostic de certitude ou le traitement difficile. Dans d'autre cas, il s'agit de grossesses qui se trouvent dans la portion interstitielle de la trompe et qui nécessitent un traitement par laparotomie.

Dans de telles situations l'utilisation du methotrexate par injection locale ou par voie systémique, permet d'éviter une réintervention ou le recours à une chirurgie plus agressive.

Des critères de sélection tels que la taille de l'hématosalpinx, les valeurs d'hCG et la présence d'un hémopéritoine doivent être pris en considération.

Trois cas cliniques avec l'évolution du taux d'hCG sont présentés, ainsi qu'une revue de la littérature concernant l'emploi de ce médicament, son efficacité, les effets secondaires, les répercussions sur la fertilité ultérieure et le risque tératogène.

Langzeitkomplikation nach laparoskopischer Teratomentfernung

*P. Jülke, R. Ulrich, H. Brühwiler, Frauenklinik
Kantonsspital Münsterlingen, Chefarzt Dr. K.P. Lüscher*

Die minimal-invasive Chirurgie hat in den letzten Jahren zunehmend an Bedeutung gewonnen und hat grosse Vorteile in der Behandlung von vielen gynäkologischen Erkrankungen erbracht. In einem kasuistischen Beitrag wird gezeigt, dass eine unkritische Anwendung der laparoskopischen Operation die Vorteile ins Gegenteil verwandeln kann.

Kasuistik

Eine 24-jährige Patientin wurde im Mai 1992 an einem auswärtigen Spital wegen eines gutartigen Teratoms laparoskopisch adnexektomiert. Intraoperative Schwierigkeiten führten zur Applikation diverser Metallclips. Der Tumor musste durch eine Minilaparotomie entfernt werden, was offenbar nur nach Zerkleinern des Befundes gelang. Nach dem Eingriff klagte die Patientin über persistierende Schmerzen im rechten Unterbauch, weshalb 7 Monate später bei uns eine diagnostische Laparoskopie durchgeführt wurde. Intraoperativ wurde ein Adhäsionsstrang durchtrennt. Im Situs fanden sich diverse Clips sowie weissliche Auflagerungen auf dem Peritoneum. 1 Monat später wurde die Patientin bei unveränderter Symptomatik laparotomiert und sowohl das Klammermaterial als auch Teratomreste exzidiert, was einen über 2-stündigen Eingriff in Zusammenarbeit mit dem Chirurgen erforderte.

Schlussfolgerung

Gelingt die vollständige Entfernung eines Adnextumor laparoskopisch nicht, muss grosszügig laparotomiert werden. Die falsche Anwendung der laparoskopischen Methode kann grossen Schaden anrichten.

LES COMPLICATIONS DE LA PHASE D'INSTALLATION DE LA LAPAROSCOPIE

R. Friedrich, A. Valiton, F. Krauer

Clinique de Gynécologie, Hôpital Cantonal Universitaire, Genève

Le nombre d'interventions pratiquées par laparoscopie connait une augmentation importante depuis quelques années, que ce soit en gynécologie ou dans d'autres spécialités chirurgicales.

La mise au point constante de nouveaux instruments permet d'améliorer la technique. De plus en plus d'interventions, autrefois réalisées par laparotomie, peuvent actuellement se faire par laparoscopie. Tout ceci, ainsi que les autres avantages de cette méthode (meilleur résultat esthétique, séjour hospitalier raccourci, récupération fonctionnelle plus rapide) laisse supposer que cette augmentation des laparoscopies opératoires va se poursuivre.

Il nous a paru essentiel, alors que cette nouvelle technique se développe, d'attirer l'attention, non pas sur ses avantages, mais sur ses complications, certes rares, mais potentiellement dangereuses, des cas mortels étant régulièrement rapportés.

Des cas cliniques illustrant des accidents et incidents pouvant survenir durant les différentes phases d'installation de la laparoscopie sont présentés. Ceux-ci vont des lésions du plexus brachial par mauvais positionnement de l'épaulière, à la plaie vasculaire ou digestive par mise en place des trocarts, en passant par l'insufflation de gaz en extra-péritonéal.

Les facteurs de risque, la prévention et le cas échéant le traitement de ces accidents sont discutés, afin de préserver à cette technique chirurgicale tous ses avantages.

ACTIVITE LAPAROSCOPIQUE EN MILIEU UNIVERSITAIRE

J. Gast, R. Friedrich, F. Krauer

Clinique de Gynécologie, Hôpital Cantonal Universitaire, Genève

Durant l'année 1992, 379 laparoscopies a but diagnostic ou thérapeutique ont été effectuées dans la clinique de Gynécologie de l'Hôpital Cantonal Universitaire de Genève. Parmis celles-ci, 186 ont été motivées par des demandes de stérilisation, les 192 restantes répondent a des indications gynécologiques diverses telles que douleurs pelviennes chroniques dans 21 cas, douleurs pelviennes aigües dans 23 cas, suspiçion de grossesse extra-utérine dans 80 cas, masses annexielles dans 44 cas, infection pelvienne dans 16 cas, perforations utérines suite à un curetage dans 6 cas et second-look oncologique dans 3 cas. Les différents types d'interventions seront analysés dans cet exposé ainsi que les découvertes laparoscopiques et les complications opératoires. Chez 25 patientes une laparotomie a suivi immédiatement la laparoscopie en raison d'un status adhérentiel important dans 14 cas, d'hémostase non satisfaisante dans 4 cas, d'une appendicite phlegmoneuse dans 2 cas, de pathologie non curable par laparoscopie dans 3 cas, de suspiçion de perforation intestinale dans 1 cas et en raison d'une panne de matériel dans 1 cas.

Le taux de conversion en laparotomie se situe à 6.6%.

	NOMBRE DE LAPAROSCOPIES	CONVERSION EN LAPAROTOMIE n	%
STERILISATIONS	186	1	0.5
GEU	80	8	10
MASSES ANNEXIELLES	44	7	16
DOULEURS CHRONIQUES	21	1	4,5
DOULEURS AIGUES	23	0	0
INFECTIONS	16	8	50
DIVERS	9	0	0

Tableau: nombre de laparoscopies réparties par indications avec le pourcentage de passage en laparotomie.

REFLEXIONS SUR LA FORMATION EN LAPAROSCOPIE

F. Krauer, P.Stückelberger*, R. Friedrich, Clinique de Gynécologie, Hôpital Cantonal Universitaire Genève.

Au cours des vingt dernières années, l'essor de la laparoscopie diagnostique puis opératoire à ouvert de nouvelles perspectives dans la prise en charge et le traitement des pathologies gynécologiques. Les améliorations technologiques et une plus grande maîtrise chirurgicales ont permis d' élargir sensiblement les indications. En 1988 toutes les GEU se traitaient par laparotomie dans notre clinique alors qu'en 1992, 90% des GEU ont pu être traitées par endoscopie seule! Si les avantages médicaux, financiers et sociaux de cette nouvelle chirurgie sont indéniables, le développement exponentiel de cette méthode pose de réels problèmes de formation et de contrôle de qualité. Tant que ces objectifs ne seront pas clairement définis par des organismes médicaux compétant (FMH, SSGO), la trop grande simplicité et accessibilité de la laparoscopie risque d'entraîner des abus tant au niveau des indications opératoires que de la sous-formation des chirurgiens, avec de lourdes conséquences médico-légales potentielles.

Au même titre que les autres gestes opératoires de notre spécialité, la maîtrise de la technique chirurgicale laparoscopique (et plus largement endoscopique) devrait pouvoir s'acquérir par degrés successifs de difficulté. Nous proposons ici une réflexion sur la formation en laparoscopie et plus particulièrement une réactualisation des exigences de la FMH concernant la formation des assistants en gynécologie. Ce programme pourait servir comme base de discussion en vue de l'obtention du titre de spécialiste FMH.

A) aquisition des bases théoriques (indications, risques, complications)

B) enseignement technique de base (assistance opératoire,pelvitrainer, vidéo, cours de formation)

C) formation personnelle pratique :

    (1) <u>niveau de base</u> : nombre d'interventions minimal = 50
stérilisation, biopsies, aspiration de kystes,adhésiolyse simple

    (2) <u>niveau intermédiaire</u> : nombre d'intervention minimal = 20
salpingotomie ou salpingectomie, kystectomie, ovariectomie, adhésiolyse complexe, fimbriolyse ou salpingonéostomie

    (3) <u>niveau supérieur</u> : facultatif
myomectomie, appendicectomie, hystérectomie, utilisation du laser

Le non respect d'une formation et d'une règlementation stricte en chirurgie laparoscopique, aussi bien quantitative que qualitative, expose tout chirurgien gynécologique à de graves risques professionnels. Dans un proche avenir, cette même démarche intellectuelle devra être envisagée pour l'hystéroscopie diagnostique et opératoire.

Geburtshilfe / *Obstétrique*
Vorsitz / Présidence: Prof. Dr. med. F. Béguin, Genève
Prof. Dr. med. R. Gaudenz, Liestal

Ist die Reduktion der Cerclagefrequenz auf 1 % realistisch ?

U. Lauper, R. Fiedler, A. Huch
Klinik und Poliklinik für Geburtshilfe, Universitätsspital Zürich

Die Cerclage gilt als adäquate Therapie der Zervixverschluss-insuffizienz.Einerseits kann sie bei Risiken aufgrund der Anamnese oder Befunden prophylaktisch durchgeführt werden, andererseits als Therapie bei einer manifesten Zervixverkürzung oder Mutter-mundseröffnung zwischen der 16. und 28. Schwangerschafts-woche. Neuerdings kommt in gewissen Fällen als konkurrierende Therapie der totale Muttermundsverschluss hinzu.
Nach wie vor sind deutliche Unterschiede in der Häufigkeit der Cerclageindikation an verschiedenen Orten aber auch über die Jahre hinweg festzustellen, die nicht allein durch Unterschiede im Krankengut sondern vielmehr durch die Verschiedenheit der Indikationsstellung begründet ist.

In unserem eigenen retrospektiv untersuchten Krankengut konnten wir trotz ansteigender Geburtenzahl von 1986 bis 1990 eine ständig abnehmende Anzahl der Cerclagen von 4% auf knapp 1% feststellen. Dabei zeigte sich dass sich die Indikationen praktisch nur noch auf die schwer belastete Anamnese mit Aborten und die zunehmende frühe Portioreifung beschränkten.

Indikation,Schwangerschaftsverlauf, Infektmorbidität und Zeitpunkt von der Cerclageeröffnung bis zur Geburt werden von den 105 durchgeführten Cerclagen diskutiert.

Die Ergebnisse der Untersuchung zeigen, dass die Indikation zur Cerclage auf 1% gerechtfertigt scheint. Dabei ist zu berück-sichtigen, dass andere Faktoren die zu Frühgeburtsbestrebungen führen, adäquat isoliert oder mittherapiert werden sollten.

Präkonzeptionelle vaginale Cerclagen bei Zervixinsuffizienz - eine Utopie?

A. Deplazes, E. Tanner, J. Bretscher, Th. Grüninger
Maternitè Inselhof Triemli, ZH

Die Ansichten über die Bedeutung der Zervixinsuffizienz bei der dro-henden Frühgeburt und über den Einsatz der Cerclage sind sehr kontro-vers. **Ziel** der vorliegenden Arbeit ist die **retrospektive Analyse** von insgesamt 74 präkonzeptionellen vaginalen Cerclagen. Es werden die In-dikationen, die Komplikations- und die Schwangerschaftsrate präsentiert. Die Auswertung führt zur **Schlussfolgerung**, dass unter Berücksichtigung der hohen Komplikationsrate im Intervall und der diagnostischen Schwie-rigkeiten in der Vorhersage einer zu erwartenden Zervixinsuffizienz die präkonzeptionelle vaginale Cerclage keinen Vorteil gegenüber Cerclagen in graviditate bietet.

IST DIE GABE VON ERYTHROPOETIN BEI SCHWANGERSCHAFTSANAEMIE ERFOLGREICH? EINE FALLVORSTELLUNG.

A. Major, Ch. Breymann, R.Huch, A.Huch
Klinik für Geburtshilfe, Universitätsspital Zürich

Die Anämie, meistens durch Eisenmangel bedingt, gehört zu den häufigsten Komplikationen in der Schwangerschaft. Die Behebung dieser Pathologie, im Hinblick auf die Prävention mütterlicher und kindlicher Komplikationen, ist kurzfristig in der Schwangerschaft erforderlich. Bei schwerer Anämie ist deshalb eine konservative Behandlung meist unzureichend. Die Bluttransfusion bleibt in gewissen Fällen das Mittel der Wahl. Die heutige Zurückhaltung in der Verordnung von Transfusionen und eine sehr geringe Akzeptanz seitens der Patientinnen ist bekannt.

Da rekombinantes humanes Erythropoetin (rHuEPO) die Erythropoese dosisproportional steigert, ist zu erwarten, dass rHuEPO die Behebung gewisser Schwangerschaftsanämien beschleunigt. Es liegen seit neuester Zeit Beweise in ausreichender Zahl vor, dass die menschliche Plazenta für Erythropoetin undurchlässig ist. Somit ist es unwahrscheinlich, dass dieses Hormon beim Feten schädlich einwirken kann.

Bei einer 28 Jahre alten Patientin wurde in der 32.SSW eine schwere Eisenmangelanämie von 7,2 g/dl entdeckt. Eine erste Behandlung mit 100 mg Eisensaccharat iv. zusätzlich zur peroralen Verabreichung (80 mg Eisen (II)-Sulfat und 0,35 mg Folsäure 2xtgl.), zeigte ausser einem leichten Retikulozytenanstieg keine Wirkung. 13 Tage später wurde rHuEPO (300 IU/kg KG) in Kombination mit Eisen iv. appliziert. Wir konnten in den folgenden Tagen eine deutliche Zunahme der hämatologischen Parameter (Hb, Hk, Retikulozyten, junge Retikulozytenpopulation) feststellen. 14 Tage nach rHuEPO-Gabe stieg der Hb-Wert auf 9,1 g/dl. Weitere 2 rHuEPO-Gaben zusammen mit Eisen wurden 14täglich verabreicht. 5 Wochen nach Beginn dieser Therapie erreichte das Hb Normalwerte. Acht Tage danach gebar die Patientin ein unauffälliges, lebensfrisches Mädchen von 3610g, mit normalen hämatologischen Parametern im Nabelschnurblut. Die Behandlung mit rHuEPO wurde gut vertragen und zeigte keine Nebenwirkungen.

In diesem vorgestellten Fall konnten wir beobachten, dass rHuEPO bei der Schwangeren die Erythropoese im Knochenmark deutlich stimuliert und dass keine Hinweise für eine Einwirkung auf die fetale Erythropoese vorliegen.

Anwendung von humanem rekombinantem Erythropoietin (rHuEPO) in der Schwangerschaft zur präoperativen Anhebung des Hämoglobinwertes. Eine Fallvorstellung.

C. Breymann, A. Major, R. Huch, A. Huch
Departement für Geburtshilfe, Universitätsspital Zürich

Es gilt inzwischen als sicher, daß rHuEPO nicht plazentagängig ist. Daher ergeben sich Anwendungsmöglichkeiten von rHuEPO zur Behandlung von Anämien in der Schwangerschaft.

Patientin:
Zur präoperativen prophylaktischen Stimulierung der Erythropoiese behandelten wir eine 36 jährige Zeugin Jehovas mit erhöhtem Blutungsrisiko bei Placenta praevia vor der elektiven Sectio in der 36 SSW mit einer kombinierten Therapie aus rHuEPO und intravenösem Eisen.

Methodik:
Intravenöse Applikation von rHuEPO (200 IE/kg KG) und Fe-III-saccharat (200 mg) bei einem Hb-Wert von 10,7 g% in der 34 5/7 SSW. Wiederholung der Therapie eine Woche später bei 35 5/7 SSW. Laborkontrollen erfolgten präoperativ unmittelbar vor der Therapie, an den Tagen 3 und 7 nach Therapiebeginn und an den Tagen 1, 3 und 5 post sectio. Folgende Parameter wurden kontrolliert: Hb, Hk, Retikulozyten (absolut), Retikulozytensubpopulationen (flowzytometrisch), Eisenstatus (Ferritin, Transferrinsättigung).

Ergebnisse:
Während des Behandlungszeitraumes stieg der Hb-Wert von 10,7 g% auf 12,1 g% präoperativ an. Bei einem Blutverlust von ca. 1000 ml kam es postoperativ zu einem minimalen Hb-Abfall auf 11,4 g%, eine Woche nach Sectio lag der Hb-Wert bei 12,8 g%. Bereits nach der ersten Behandlung zeigten sich deutliche Anstiege der jungen Retikulozytenpopulationen um etwa das Doppelte und zeitlich versetzt ein Anstieg der Gesamtretikulozytenzahl. Durch die intravenöse Eisengabe stiegen die Ferritinwerte auf hochnormale Werte, die Transferrinsättigung blieb über den Zeitraum unverändert. Die hämatologischen Parameter des Neugeborenen waren postpartal im Normbereich.

Schlussfolgerungen:
Durch die Anwendung von rHuEPO in Kombination mit intravenösem Eisen wurde präoperativ die Erythropoiese stimuliert. Insbesondere bei Ablehnung von Bluttransfusionen könnte der vorgestellte Fall für eine Verwendung von rHuEPO bei Anämien während der Schwangerschaft sprechen. Durch Kombination mit parenteralem Eisen kann dessen Effektivität gesteigert werden. Prospektive Studien hierzu sind an unserer Klinik geplant.

AKUTE SCHWANGERSCHAFTSFETTLEBER:
Früherkennung und Management

E.Vlajkovic[1], U.Lauper[1], B.Risti[2], R.Jost[2], R.Flury[3], A.Huch[1]
[1]Departement für Frauenheilkunde, [2]Departement für innere Medizin, [3]Departement für Pathologie, Universitätsspital, Zürich

Die akute Fettleber stellt in der Schwangerschaft eine seltene, aber gefährliche Komplikation mit potentiell letalem Ausgang dar. Die Beendigung der Schwangerschaft kann zum Sistieren der Erkrankung führen.

Im Jahre 1992 haben wir zwei Fälle einer akuten Schwangerschaftsfettleber verfolgen können, welche durch rechtzeitige Beendigung der Schwangerschaft erfolgreich behandelt wurden.

Eine 21j. I Para entwickelte ab der 34. Schwangerschaftswoche eine klinisch asymptomatische Schwangerschaftsfettleber mit isoliertem, hohem Transaminasenanstieg ohne Cholostase. Nach Geburtseinleitung normalisierten sich die Leberparameter innert weniger Tage. Leberbioptisch fand sich unmittelbar postpartal eine sehr diskrete mikrovesikuläre Verfettung zentrolobulär ohne weitere Entzündungszeichen.

Eine 36j. III Para zeigte eine über drei Wochen progrediente nicht-cholostatische Transaminasenerhöhung zu exzessiv hohen Werten bei ebenfalls klinisch asymptomatischem Verlauf. Im Abstand von zehn Tagen entnommene Leberbiopsien zeigten initial eine kaum erkennbare, später eine diffuse mikrovesikuläre Verfettung zentrolobulär. Nach Sectio caesarea in der 33. Schwangerschaftswoche trat eine schnelle Normalisierung der Leberparameter ein.

Die übrigen Laborparameter und serologischen Befunde waren bei beiden Patientinnen im Normbereich oder nur unspezifisch verändert.

Die möglichst frühe Diagnosestellung mit Ausschluss anderweitiger schwangerschaftsassozierter Leberaffektionen, sowie die richtige Wahl des Zeitpunktes zur Beendigung der Schwangerschaft sind Voraussetzung für eine Optimierung des Managements.

Transplantation hépatique et grossesse : A propos d'un cas.

Ph. Sauthier[1], P. Hohlfeld[1], F. Mosimann[2], H. Bossart[1]
Département de Gynécologie-Obstétrique[1], CHUV.
Département de Chirurgie[2], CHUV, Lausanne.

Introduction :

L'augmentation du nombre de transplantations hépatiques (TH) réalisées à travers le monde chez de jeunes femmes et l'amélioration de leur pronostic à long terme permet d'envisager une grossesse.

Case Report :

Nous rapportons le cas d'une grossesse chez une patiente IIIG IP de 24 ans, 2 ans après TH pour échinococcose alvéolaire. La grossesse et l'accouchement se sont déroulés sans problème obstétrical ou hépatique.

Discussion :

Actuellement, une femme greffée sur 50 a un "potentiel obstétrical". Trente ans après la première greffe hépatique, la survie est estimée actuellement à 80% à 10 ans. Les maladies hépatiques entraînent fréquemment une hypofertilité et une aménorrhée corrigée par la TH.

La grossesse semble peu influencer la TH et les rejets sont rares. Les principales complications maternelles sont l'HTA, la gestose, l'anémie et l'hyperberbilirubinémie. Les complications foetales sont surtout la prématurité et le RCIU. Le mode d'accouchement dépend des complications obstétricales rencontrées. L'utilisation de cyclosporine ne présente pas de problème, mais reste discutée durant l'allaitement.

Conclusions :

La grossesse après TH est possible dans un délai de 9-12 mois, mais nécessite une surveillance multidisciplinaire stricte. Toute patiente transplantée en âge de procréer et qui ne désire pas de grossesse nécessite une contraception de préférence par une méthode barrière.

Geburtseinleitung mit Prostin E_2 Vaginalovula
- Analyse der Fälle mit 4 oder mehr Ovula

M. Vokal, R. Gaudenz

Geb.-Gyn. Klinik Kantonsspital Liestal

Seit 1988 wird in unserer Klinik die Geburtseinleitung mit Prostin E_2 (Dinoproston) Vaginalovula durchgeführt. Es werden maximal 2 Vaginalovula (6 mg) pro Tag im Abstand von 6 Stunden eingelegt. In den Jahren 1988-1992 wurden in 51 Fällen 4 oder mehr Vaginalovula eingeführt. Es erfolgt eine Analyse des Patientengutes (58% wiegen 80 kg oder mehr), der Art der Geburtsbeendigung (Sectiorate 47%) und des fetal outcome.

WASSEREGEBURT: FORTSCHRITT ODER MODETORHEIT ? ERSTE ERFAHRUNGEN

Geissbühler, V., Eberhard, J.
Frauenklinik, Thurgauisches Kantonsspital, Frauenfeld
Chefarzt PD Dr. med. J. Eberhard

Seit Februar 1991 wird auf der Frauenklinik Frauenfeld die Wassergeburt als eine der möglichen Gebärmethoden angeboten. Da die Wassergeburt zu polemischen Diskussionen Anlass gibt, möchten wir über unsere ersten Erfahrungen mit ca. 250 Wassergeburten berichten. Mittlerweile gebären fast 20% aller Frauen mit Einlingen in Kopflage im Wasser.

Unser Erfahrungsbericht wird zu folgenden, häufig auftretenden Fragen Stellung nehmen:

1. Wie wird die Wassergeburt geleitet?
2. Wie wird überwacht? Ist die Sicherheit gewährleistet?
3. Warum aspiriert das Neugeborene nicht? Welcher Mechanismus ist dafür verantwortlich?
4. Risiko für postpartale und neonatale Infektionen?
5. Risiko für postpartale Butungen?
6. Häufigkeit von geburtshilflichen Verletzungen
7. Nabelschnur-pH
8. Vorteile der Wassergeburt?

Wassergeburten werden wie andere Geburten geleitet. Die Ueberwachung ist problemlos, sie erfolgt mitttels Telemetrie. Der Diving- oder Apnoereflex verhindert unmittelbar nach der Geburt die Aspiration von Wasser. Postpartale und neonatale Infektionen sowie postpartale Blutungen haben seit der Einführung von Wasssergeburten nicht zugenommen. Im Wasser wird häufiger mit Damm intakt geboren (ca. 28%, ausserhalb des Wassers ca. 18%). Die Nabelschnur-pH blieben unverändert; keine erhöhte Azidoserate. Die Vorteile eines warmen Bades sind Entspannung und Schmerzlinderung und damit wird auch der Verbrauch von Analgetika reduziert. Deshalb wählen immer mehr Frauen das Wasser als Gebärmöglichkeit. Im ersten Jahr waren es noch knapp 10%, im zweiten Jahr bereits fast 20%. Deshalb darf die Wassergeburt sicher als Bereicherung und nicht als Modetorheit bezeichnet werden.

U N T E R W A S S E R G E B U R T

Erfahrungen und retrospektive Beurteilung durch die Mütter

M. Andina, R. Gaudenz, Geb.-Gyn.Klinik,
Kantonsspital Liestal.

Seit Mitte 1992 besteht am Kantonsspital Liestal die
Möglichkeit in einer Wanne unter Wasser zu gebären.
Ziel dieser Arbeit war es mit einem Fragebogen an alle
Mütter, deren Kinder im Wasser zur Welt kamen, nach
Empfinden unter der Geburt, insbesondere nach Entspan-
nungsmöglichkeit, Schmerzempfindung, Bequemlichkeit
und allgemeinem Eindruck zu befragen. Wo ein Vergleich
zu früheren Geburten möglich war, wurde zusätzlich nach
der Bevorzugung der Gebärart gefragt.
Die Resultate werden detailliert dargestellt und durch
die geburtshilflichen Daten ergänzt.
Das Vorhandensein einer Wanne zur Geburt entspricht
einem Bedürfnis der Gebärenden. Alle Frauen, die bei uns
geboren haben, bewerten ihre Erfahrungen insgesamt sehr
positiv.
Bei kontinuierlicher Ueberwachung mittels CTG-Telemetrie
und restriktiven Ausschlusskriterien zeigen unsere Ergebnisse keine erhöhte Morbidität im Vergleich zu Geburten
ausserhalb des Wassers an unserer Klinik.

Oncologie / Techniques

Vorsitz / Présidence: Prof. Dr. med. F. Krauer, Genève
PD Dr. med. Ch. Rageth, Schlieren ZH

La marge chirurgicale comme facteur de risque dans la récidive du carcinome épidermoïde invasif de la vulve. Données d'un collectif de 33 patientes.

G. Spinosa*, F. Krauer*, P. Vassilakos, X. Albe.

Clinique de Gynécologie* et Division de Cytologie
et de Pathologie Gynéco-Obstétricale (Genève).

But de l'étude:
Evaluer l'étendue de la marge chirurgicale en tissu sain comme facteur prédictif de la récidive locale dans le cancer épidermoïde invasif de la vulve.

Patientes:
L'étude porte sur 33 patientes opérées de 1977 à 1990 et pour lesquelles une évaluation rétrospective de la marge de résection en tissu sain sur lame histologique était possible.

Méthode:
Revue des cas dont l'étendue de la marge chirurgicale en tissu sain péritumoral était inférieure à 1 cm et mise en relation avec le taux de rechute locale, en tenant compte de la présence ou de l'absence de traitement actinique adjuvant.

Résultats:
Dans le groupe de patientes n'ayant pas bénéficié d'un traitement actinique, 4 des 5 patientes avec marges inférieures à 1 cm ont récidivé, sans qu'aucun autre facteur de mauvais pronostic n'ait été retrouvé (multifocalité, stade TN, invasion lymphovasculaire, épaisseur tumorale). 5 des 21 patientes avec marge en tissu sain supérieure à 1cm ont récidivé. Chez toutes un autre facteur laissait déjà prédire la récidive.
Dans le groupe des patientes avec radiothérapie adjuvante, aucune n'a récidivé indépendamment de tout autre facteur de risque.

Conclusions:
Il semble que la dimension de la marge chirurgicale en tissu sain soit un facteur pronostic de récidive locale indépendant dont on doit tenir compte dans l'indication d'une éventuelle radiothérapie post-opératoire adjuvante. Dans notre collectif ce traitement adjuvant a abouti à un contrôle local de 100%.

TRAITEMENT DU CARCINOME DU COL UTERIN: EXPERIENCE LAUSANNOISE

L.Tran[1], J.-F. Delaloye[1], G. Peltecu[1], P.Douglas[2], E. Haller[3], G. van Melle[3], P. De Grandi[1]
[1]Département de Gynécologie-Obstétrique, [2]Service de Radio-Oncologie, Centre Hospitalier Universitaire Vaudois, Lausanne
[3]Institut Universitaire de Médecine Sociale et Préventive, Lausanne

But:
Analyse de la survie et de la progression tumorale de 644 cancers du col traités à Lausanne de 1970 à 1992.

Patientes:
Les 644 patientes ont été classées par stade FIGO et par histologie:

Stade			
Stade IA	21,7%	Carcinome épidermoïde	86,3%
IIA	7,6	Adenocarcinome	10,3
IIB	33,3	Carcinome adénosquameux	1,2
IIIA	1,2	Carcinome indifférencié	1,6
IIIB	28,8	Autres (lymphome, sarcome)	0,7
IVA	5,4		
IVB	1,9		

L'âge moyen est de 60 ans (20-93 ans).

Méthode:
Les stades IB-IIA ont été traités par chirurgie seule (5%), chirurgie et radiothérapie (72%) ou radiothérapie seule (23%). Les stades IIB-IVB ont été traités par radiothérapie seule (92%) ou par radiothérapie et chimiothérapie (8%). La radiothérapie a été complétée par une curiethérapie avec du radium (1970-1978) ou du césium (1979-1992).

Résultat:
La survie à 5 ans par stade est : IB=88%; IIA=67%; IIB=64%; IIIA=44%; IIIB= 45%; IVA=14%; IVB= 0%.
La récidive est le plus souvent centro-pelvienne (87%). Si l'on excepte la dissémination ganglionnaire, les métastases sont pulmonaires (43%), osseuses (24%), péritonéales (17%), hépatiques (11%) et cérébrales (4%).

A propos de 567 cancers de l'endomètre

J.-F. Delaloye[1], A. Megalo[1], G. Peltecu[1], P. Douglas[2], E. Haller[3], G. van Melle[3], P. De Grandi[1]
[1]Département de Gynécologie-Obstétrique, [2]Service de Radio-Oncologie, Centre Hospitalier Universitaire Vaudois. [3]Institut Universitaire de Médecine Sociale et Préventive, Lausanne

But:
Analyse de la survie et de la progression tumorale de 567 cancers de l'endomètre traités à Lausanne de 1979 à 1992.

Patientes:
Les 567 patientes ont été classées par stade FIGO et par histologie:

Stade IA	13,2%	Stade IIIA	5,4%	Adénocarcinome	77,4%
IB	33,5	IIIB	1,1	Adénoacanthome	6,9
IC	19,9	III non op	1,8	Carcinome adénosquameux	6,0
I non op	4,1	IVA	1,4	Carcinome à cellules claires	3,4
IIA	9,0	IVB	0,4	Sarcomes	4,9
IIB	6,3	IV non op	0,7	Carcinome épidermoïde	0,7
II non op	3,2			Carcinome indifférencié	0,7

L'âge moyen est de 66 ans (34-92 ans).

Méthode:
Les stades IA et IB (infiltration du myomètre <30%) ont été traités par chirurgie et curiethérapie. Les stades IB (infiltration du myomètre >30%), IC, II et III ont été traités soit par chirurgie, radiothérapie et curiethérapie, soit par radiothérapie et curiethérapie seules.

Résultats:
La survie à 5 ans par stade est: IA= 86%; IB= 89%; IC= 86%; IIA=73%; IIB= 81%; III=44 %; IV= 21%
La récidive est centro-pelvienne dans 57% des cas. Si l'on exclue la dissémination ganglionnaire, les métastases sont pulmonaires (24%), vaginales (22%), péritonéales (22%), hépatiques (16%), osseuses (9%), cérébrales (1%) ou autres (6%).

Conclusions:
Dans notre collectif, le pronostic du carcinome de l'endomètre dépend essentiellement du stade FIGO et de la différenciation cellulaire.

THERAPIE DES MALIGNEN ASZITES MIT HILFE INTRAPERITONEALER GABE VON ZYTOKINEN UND ZYTOTOXISCHEN SUBSTANZEN

Dept. f. Frauenheilkunde, Klinik und Poliklinik f. Gynäkologie, Univ.-Spital Zürich
Wight E, Ioannidis K, Steiner RA, Köchli OR, Schär G, Haller U

Zielsetzung:
Die i. p. Applikation von Zytokinen und/oder zytotoxischen Substanzen wird zunehmend propagiert zur Behandlung der rezidivierenden Aszitesbildung im Rahmen intraabdoninell metastasierender Malignome. Anhand eigener Fälle soll das Konzept der i.p.-Therapie erläutert, sowie die Therapieerfolge und Nebenwirkungen beschrieben werden.

Patientinnen/Methode:
Seit Nov. 89 wurden bei rezidivierender Aszitesbildung aufgrund metastasierender Ovarial- und Mammakarzinome an bislang 7 Patientinnen 15 Behandlungs-zyklen mit Interferon (IFN-α), Tumornekrosefaktor (TNF) bzw. Mitoxantron (Novantron) i.p. in palliativer Absicht durchgeführt. (rHuTNF freundlicherweise von der Fa. Knoll AG Ludwigshafen zur Verfügung gestellt). Die Substanzen wurden nach Entleerung des Aszites und einer Prämedikation in einem Volumen von 1 L intraperitoneal appliziert und dort belassen bzw. nach 6-7 Stunden (Mitoxantron) wieder entfernt. Die Patientinnen wurden stationär während minestens 24 Stunden engmaschig überwacht. Im Falle der TNF-Applikation wurden in regelmässigen Abständen Serum- und Aszitesproben entnommen und darin Interleukin-2 Rezeptoren, ß-2-Mikroglobulin und Neopterin bestimmt.

Ergebnisse:
Das Ansprechen auf die Zytokintherapie im Sinne einer Hemmung der Aszitesneubildung war sehr unterschiedlich, neben Therapieversagern kam es zu eindrücklichen und gelegentlich monatelang anhaltenden Remissionen bei erträglichem Nebenwirkungsspektrum. Als Zeichen der verzögerten peritonealen Clearence zeigte sich ein deutlicher Konzentrationsunterschied zwischen der TNF-Konzentration im Aszites und derjenigen im Serum. Interleukin-2 Rezeptoren und ß-2 Mikroglobulin waren regelmässig erhöht, der Einfluss der i.p. TNF-Therapie auf deren Serum bzw. Asziteskonzentration war uneinheitlich. In Einzelfällen vermochte nach Entwicklung einer Therapieresistenz auf TNF Mitoxantron i.p. eine erneute Reduktion der Aszitesbildung zu bewirken.

Schlussfolgerung:
Die i.p. Applikation von Zytokinen und zytotoxischen Substanzen stellt eine wichtige Therapieform in der Behandlung des malignen Aszites dar.

TOLERANCE A LA CHIMIOTHERAPIE CHEZ LES FEMMES AGEES DE PLUS DE 65 ANS DANS LES CANCERS DE L'OVAIRE ET DU SEIN

Dr A.- P. Brunelli Dahlqvist, Dr A.- C. Erbrich, Prof. F. Krauer, Clinique de Gynécologie, Hôpital Cantonal Universitaire, Genève.

But de l'étude:
Afin de préciser la toxicité immédiate des traitements de chimiothérapie adjuvante ou complémentaire chez les patientes âgées de plus de 65 ans, nous avons revu les dossiers de toutes les patientes suivies à notre consultation d'onco-gynécologie entre 1982 et 1990, pour un cancer de l'ovaire ou du sein, tous stades confondus. Seuls les traitements de première intention ont été analysés.

Matériel et Méthode :
81 patientes dont 35 Ca ovaire et 46 Ca sein ont été traitées par les associations médicamenteuses suivantes:
Ca ovaire: 13 pat. traitées par CARBOPLATINE, 18 par CISPLATINE, 4 par ADRIAMYCINE ou THIOTEPA.
Ca sein: 33 pat. traitées par ANTHRACYCLINE, 2 par CMF ou LMF, 1 pat. traitée par CHOP.

Résultats:
Tous types de chimiothérapie confondus, on trouve les toxicités immédiates suivantes:
Hématotoxicité: définie selon la classification de l'OMS , grade I à IV,
    34 patientes / 81   (40,7%)
Néphrotoxicité: augmentation de la créatinine sérique de 1.26 x ,
    11 patientes / 81   (13,6%)
Toxicité digestive: présence de nausées et/ou vomissements,
    17 patientes / 81   (21%)
Dans le sous-groupe de patientes ayant reçu des **anthracyclines**
Cardiotoxicité: apparition ou aggravation d'une insuffisance cardiaque,
    1 patiente / 33,   (3%)
Et dans celui des patientes ayant reçu du **platine:**
Neurotoxicité: apparition de troubles de la sensibilité superficielle ou profonde:
    1 patiente / 32   (3%)

Conclusions:
L'hématotoxicité a été le facteur limitant le plus souvent retrouvé, et a imposé la réduction des doses utilisées dans 26 cas / 81, soit chez 32 % de notre collectif de patientes, quel que soit le type de chimiothérapie reçue. De plus un arrêt du traitement s'est avéré nécessaire chez 9 patientes / 81, soit 11% en raison de la gravité de l'hématotoxicité.
A part l'hématotoxicité, un facteur limitant également le traitement des patientes plus jeunes, la tolérance à la chimiothérapie chez nos patientes de plus de 65 ans est acceptable et ne devrait pas conduire au renoncement à une chimiothérapie chez la patiente âgée.

Yolk - sac - Tumor

M. Schmitt, U. Gigon, Frauenklinik KSO, 4600 Olten

Der Yolk-sac-Tumor (Endodermal-sinus-Tumor) gehört neben den Dysgerminomen, den Teratomen, dem Choriokarzinom und dem Gonadoblastom zu den Keimzelltumoren. Der Endodermal-sinus-Tumor der Ovarien tritt vor allem bei jungen Frauen auf. Seine Häufigkeit liegt bei 1 - 2 % aller malignen Ovarialtumoren. Es handelt sich bei dem Yolk-sac-Tumor um einen schnellwachsenden, fast immer unilateral vorkommenden Tumor mit hohem Malignitätsgrad. Bezeichnend für diesen Tumor ist die Produktion von Alpha-fetoprotein (AFP) sowie des Tumormarkers CA 125. Entscheidend für die Ueberlebensrate ist das Stadium bei Therapiebeginn, die Grösse des postoperativ zurückbleibenden Tumorgewebes sowie die Aszitesmenge. Die Prognose des Yolk-sac-Tumors ist schlecht, hat sich jedoch in den letzten Jahren durch den Einsatz der postoperativen Chemotherapie gebessert.

Am Fallbeispiel einer 56-jährigen Patientin, bei welcher im August 1992 ein schnellwachsender Unterbauchtumor festgestellt wurde, wird der Verlauf eines solchen Yolk-sac-Tumors dargestellt.

Partielle Blasenmole bei vorhandenem Feten - eine seltene, aber risikoreiche Schwangerschaftskomplikation

G. Hebisch, R. Haldemann*, A. Huch
Klinik und Poliklinik für Geburtshilfe und Departement für Klinische Radiologie*, Universitätsspital Zürich

Zielsetzung: Aufzeigen des Verlaufs und der möglichen Risiken einer Schwangerschaft (SS) und Geburt mit partieller Blasenmole bei gleichzeitig vorhandenem normalem Feten (Inzidenz 1:10.000-1:20.000 SS).

Patientin: 32-j. I-P, II-G, die trotz Kenntnis der Diagnose (22.SSW) und Risiken die SS austragen möchte.

Methode: Darstellung des klinischen Verlaufes dieser SS mit Labor-, Ultraschall-, Röntgen- und Magnetresonanztomographie-Befunden, Genetik und Histologie.

Resultate: Hochrisiko-SS mit zunehmend massivem Wachstum der Blasenmole, persistierende ß-HCG-Werte um 500.000 IE/l, vorzeitiger Blasensprung bei 28+0 SSW mit nachfolgender Ahydramnie und V.a. Lungenhypoplasie und Hepatomegalie des Feten; zunehmende vaginale Blutung und zunehmende Zeichen einer Präeklampsie bei normaler Genetik des Feten. Sektio bei 31+4 SSW. Postpartal Lungenödem und disseminierte intravasale Gerinnung mit Revisionslaparotomie wegen Blutung; Pleurodese wegen massiver Pleuraergüsse, intermittierende neurologische Symptomatik, Resorptionsfieber und V.a. Mesenterialvenenthrombose. Histologisch partielle Blasenmole ohne Zeichen einer Geminigravidität oder Malignitätszeichen. V.a. Neuroblastom sowie zunehmende Hepatomegalie und kleine Omphalozele beim Kind.

Zusammenfassung: Anhand des vorliegenden Falles und der - nur spärlich vorhandenen - Literatur wird der breite Fächer der Problematik bei partieller Blasenmole mit vorhandenem normalem Feten kritisch diskutiert: die Entscheidung für eine Fortführung der SS bei Diagnosestellung und die daraus resultierenden möglichen Folgeprobleme bezüglich Mortalität und Morbidität von Mutter und Kind.

VALEUR PRONOSTIQUE DE L'ADN-PLOIDIE DANS LES CANCERS DE L'OVAIRE

Dr. P. Graff, Dr P. Vassilakos, Dr A.-C. Erbrich, Dr X. Albe Ph.D., Pr. F. Krauer, Clinique de Gynécologie, HCUG, et Département de Pathologie, CMU, Genève

But de l'étude: Dans les cancers de l'ovaire, les facteurs pronostiques généralement reconnus importants pour la survie des patientes sont le stade clinique défini selon FIGO, le grade histologique et le diamètre de la tumeur résiduelle. L'ADN-ploïdie est actuellement reconnue par de nombreux auteurs comme une information diagnostique supplémentaire et comme un facteur pronostic indépendant pour les carcinomes de l'ovaire. Dans ces travaux, l'ADN-ploïdie a été évaluée principalement par cytométrie en flux. L'objectif de ce travail est de confirmer ou d'infirmer l'importance de l'ADN-ploïdie évaluée par analyse d'images dans les carcinomes de l'ovaire.

Méthode: Revue de 39 cas de cancers de l'ovaire de la clinique de gynécologie de Genève diagnostiqués entre avril 1988 et septembre 1991, exclusion faite de 5 cas de tumeurs à cellules claires et de 11 tumeurs "borderline". Evaluation de la survie de ces patientes en fonction du stade clinique, du grade histologique et de l'ADN- ploïdie déterminée par analyse d'images. Les tumeurs ADN-diploïdes (indice d'ADN < 1.1) avec une estimation de la phase S < 10 % ont été classées en type d'histogramme I. Les tumeurs ADN-aneuploïdes (indice d'ADN > 1.1) et les tumeurs ADN-diploïdes avec une estimation de la phase S > 10 % ont été classées en type d'histogramme II. Analyse des résultats par le logiciel statistique SPSS.

Résultats: Le pourcentage de tumeurs avec un type d'histogramme II est de 55%, 90%, 72% et 100% respectivement pour les stades cliniques I, II, III et IV. 58% des tumeurs de grade histologique 1, 50% des tumeurs de grade 2 et 93% des tumeurs de grade 3 ont montré un histogramme d'ADN-ploïdie de type II (p < 0.05). Le stade clinique, le grade histologique et l'ADN-ploïdie sont associés avec la survie globale. Dans le groupe des patientes avec un stade clinique II, III, ou IV, celles avec un histogramme de type I ont présenté une meilleure survie que celles avec un histogramme de type II (p < 0.02).

Conclusion: Les données récentes de la littérature ainsi que les résultats que nous avons obtenus sur cette série limitée, confirment que l'ADN-ploïdie devrait être prise en compte dans l'évaluation du pronostic des patientes et dans la conduite thérapeutique.

P53 Mutationen und funktionelle Analyse von p53 Transfektionen in Endometriumkarzinomen

Gero Massenkeil, Irmgard Schwarte-Waldhoff, Rosmarie Caduff, Heinrich Walt, Reinhold Schäfer.
Abteilung für Krebsforschung (G.M., I.S.-W., R.S.) und Institut für klinische Pathologie (R.C.), Departement Pathologie, Departement Frauenheilkunde (H.W.), Universitätsspital Zürich

Ziel der Arbeit: Die Häufigkeit von Mutationen im Tumorsuppressorgen p53 bei Endometriumkarzinomen zu bestimmen. Den Effekt von wiedereingeführtem Wildtyp-p53 auf das Wachstum von Endometriumkarzinomzellinien zu untersuchen.

Material: Es wurden 26 Karzinome untersucht. Die Endometriumkarzinomzellinien HEC-1A, HEC-1B, AN3-Ca, die ein endogenes mutiertes p53 tragen, wurden für Funktionsteste verwendet.

Methode: DNA aus den Karzinomen wurde mit der single-strand conformation polymorphism-Methode (SSCP) auf p53 Mutationen untersucht. Die in der SSCP-Analyse identifizierten Mutationen wurden durch Sequenzierung der entsprechenden Exons bestätigt. Der Effekt des p53 Gens auf das Wachstum von Zellinien wurde in stabilen Transfektionen durch Vergleich der Transfektionseffizienz der transfizierten Zellen untersucht.

Resultate: Von den 26 untersuchten Tumoren fanden sich nur bei 2 von ihnen Mutationen von p53, die beide die Aminosäuresequenz veränderten. Die Zellkulturexperimente zeigten eine deutliche Reduktion der Transfektionshäufigkeit bei Zellen, die mit dem Wildtyp-p53 Gen transfiziert worden waren.

Schlussfolgerung: P53 Mutationen finden sich selten bei menschlichen Endometriumkarzinomen. Sie spielen wahrscheinlich nur bei einer Minderheit der Tumoren eine Rolle. Die Wachstumshemmung durch wiedereingeführtes Wildtyp-p53 in Zellinien weist auf eine wichtige Funktion in der Wachstumsregulation hin.

Fötologie / *Fœtologie*

Vorsitz / Présidence: Dr. med. P.-J. Ditesheim, Nyon
Prof. Dr. med. A. Huch, Zürich

AMNIOCENTESES GENETIQUES AU PREMIER TRIMESTRE

O. Irion, S. Dahoun*, Ph. Extermann, C. DeLozier-Blanchet*, F. Krauer. Département de Gynécologie et d'Obstétrique, Division de Génétique médicale*, Hôpital Cantonal Universitaire de Genève

Objectif: évaluer la possibilité de récolter du liquide amniotique pour caryotype foetal durant le premier trimestre de la grossesse.

Méthodologie: les personnes demandant une interruption volontaire de grossesse (IVG) selon avis conforme avant 12 semaines ont été priées de participer à l'étude. Celle-ci a été approuvée par la commission d'éthique du Département. Une information orale et écrite a été donnée aux patientes lors de la consultation de pré-hospitalisation. Après obtention du consentement éclairé, une amniocentèse transabdominale (une seule ponction) a été pratiquée à l'aide d'une aiguille 22G sous surveillance échographique continue (barette courbe sans guide). Nous avons tenté de collecter au minimum 5 ml de liquide amniotique. L'IVG était ensuite pratiquée dans la même matinée. Des cultures par boîtes et in situ ont été réalisée dans un milieu de Chang. Les techniques et analyses cytogénétiques ont été semblables à celles utilisées de routine dans le second trimestre.

Résultats: de février à décembre 1992, 55 amniocentèses ont été réalisées pour des grossesses de 8 à 12 semaines avec des CRL (crown rump length) de 17 à 66 mm (moyenne 32.5 ± 9.8) Le liquide a été obtenu dans tous les cas sauf un, en quantité variant de 1 à 17 ml (moyenne 8 ± 4.7) Une seule femme a subi deux ponctions. Pour les 8 grossesses avec CRL < 23 mm, mois de 3 ml de liquide amniotique a pu être prélevé. Pour 19 des 38 grossesses (68%) avec CRL de 23 à 35 mm, et dans toutes celles avec CRL > 35 mm, au moins 5 ml de liquide amniotique a été obtenu. L'activité cardiaque foetale a été présente après toutes les ponctions. Certains des échantillons envoyés à la division de génétique médicale ne sont pas disponibles à ce jour. Parmi les 45 autres cultures, 27 (60%) n'ont pas poussé, alors que 14 (41%) ont montré des caryotypes normaux (10 cas 46, XX; 4 cas 46, XY). Pour 4 (9%) autres, des résultats cytogénétiques de quantité ou qualité insuffisantes ont été obtenus.

Conclusions: cette étude préliminaire indique que la collecte de liquide amniotique est difficile lorsque le CRL mesure 35 mm ou moins. Le sac amniotique, visible à l'échographie, se collabe après aspiration de quantités variables de liquide. De plus, la sécurité de la médhde dans le contexte d'une grossesse désirée n'a pas été établie. En utilisant des techniques standard de culture et de moisson, nous n'avons pu établir le caryotype foetal que dans une minorité de cas, le succès étant proportionnel à la quantité de liquide recueilli. Cette expérience, ainsi que les données de la littérature indiquent qu'il sera difficile d'établir un caryotype foetal par amniocentèse ou choriocentèse sans risque de complications avant 10 semaines de grossesse.

Diagnose fetaler Aneuploidien durch Fluoreszenz in situ Hybridisierung von fetalem Blut und Chorionzotten

P. Pandya, P. Kuhn, D. Cardy, K. Nicolaides
Harris Birthright Research Centre for Fetal Medicine
King's College Hospital, London

Ziel der Studie

Klinische Evaluation der Fluoreszenz in situ Hybridisierung (FISH) zur Diagnose numerischer Aberrationen der Chromosomen 13, 18, 21, X und Y.

Patientinnen

Schwangere Frauen zwischen der 10. und 38. Schwangerschaftswoche, bei denen wegen sonografischen Anhaltspunkten für eine fetale Chromosomenanomalie eine fetale Karyotypisierung durchgeführt wurde.

Methoden

Fetales Blut (n = 21) und Chorionzotten (n = 11) wurden in traditioneller Weise karyotypisiert. Zusätzlich wurde eine FISH durchgeführt. Es kamen spezifische DNA Sonden für die Chromosomen X, Y, 18 und die Kombination der Chromosomen 13 und 21 zur Anwendung. Die fluoreszierenden Signale der Sonden dienten zur Identifikation der Chromosomen im Zellkern in der Interphase.

Resultate

Der fetale Karyotyp war in 20 Fällen normal. In 12 Fällen konnte eine Aneuploidie festgestellt werden: 5mal eine Trisomie 18, 2mal eine Trisomie 21, eine Trisomie 13, ein Turnersyndrom (45X) und drei Triploidien. Die korrekte Diagnose konnte jeweils innerhalb sechs Stunden nach Probeentnahme gestellt werden.

Schlussfolgerung

FISH erlaubt die Diagnose numerischer Chromosomenaberrationen in Zellen in der Interphase. Sie ist ein schnelles und sicheres Mittel in der pränatalen Diagnostik und ergänzt die traditionellen zytogenetischen Methoden.

Indications et résultats des biopsies du placenta pendant le 2. et 3.
trimestre à la clinique d'obstétrique de l'université de Zurich

M. Widmer, U. Lauper, A. Huch
Clinique et policlinique d'obstétrique, hôpital universitaire de Zurich

La biopsie du placenta comme alternative à l'amniocentèse ou à la
chordocentèse est une méthode de diagnostique simple pour avoir
rapidement le caryotype lors de grossesses avancées.
Le fait de connaître de bonne heure une maladie fétale peut avoir
des conséquences pour la conduite de la grossesse pendant la fin
du 2. ou pendant le 3. trimestre.
Lors de pronostics misérables on peut interrompre les moyens pris
pour prolonger la grossesse, comme la tocolyse de longue durée, un
cerclage tardif ou une césarienne d'urgence. On peut également
informer et conseiller les parents.

Entre 1986 et 1990 nous avons évalué rétrospectivement les
resultats de 175 biopsies tardives du placenta à la clinique
d'obstétrique de l'hôpital universitaire de Zurich. Parmi ces 175 cas
131 grossesses on pu être suivies jusqu'à la naissance. L'indication
principale était un examen echographique pathologique (126/175),
comme des anomalies fétales, des anomalies du liquide amniotique
et/ou un retardement de croissance fétale. Nous avons trouvé des
anomalies chromosomales parmis 15 cas (9%). Le toux moyen d'age
de géstation lors le la ponction était de 30 semaines.

La biopsie du placenta a résulté en 95% des cas en un diagnostique
réussi du caryotype. Nous n'avons pas eu des résultats faussement
positifs ou des cas obscures de mosaiques. Dans un des cas le
résultat était faussement négatif. Le toux moyen du poids du matériel
obtenu était de 28 mg. Egalement lors du 3. trimestre le matériel
obtenu était suffisant. Nous n'avons pas eu de complications du à la
ponction. Dans tous les cas d'anomalie chromosomale grave nous
avons renoncé à un traitement invasif, que ce soit en obstétrique ou
en néonatologie.
La méthode, les indications et les résultats seront discutés.

VARICELLE DU PREMIER ET DU DEUXIEME TRIMESTRE DE LA GROSSESSE, ANALYSE DE 22 CAS ET REVUE DE LA LITTERATURE.

Y. Vial, P. Hohlfeld, W. Sanzeni, C. Maillard-Brignon, H. Bossart
Département de gynécologie-obstétrique du CHUV, Lausanne

La varicelle est une affection rare pendant la grossesse (1-5 cas
par 10'000). Le risque de varicelle congénitale existe entre les
semaines 0 et 21 et est estimé à 2 %. Ce syndrome comprend
des lésions cutanées cicatricielles (100 %), des hypoplasies des
membres (86 %), un RCIU (82 %), une atrophie corticale (30 %),
une choriorétinite (64 %) et un retard psychomoteur (50 %).
Patientes : 22 patientes ayant présenté une varicelle du 1e
trimestre (13) et du 2e trimestre (9) ont fait l'objet d'un diagnostic
prénatal.
Méthode : Toutes les patientes ont subi un diagnostic prénatal
comprenant une échographie détaillée et un prélèvement de
sang foetal dès la 22e semaine de grossesse à la recherche
d'IgM spécifiques, de signes biologiques indirects d'infection
ainsi que de cultures virales tant sur le liquide amniotique que
sur le sang foetal.
Résultats : 21 foetus ont un examen échographique
parfaitement normal et un prélèvement de sang sans évidence
d'infection. Parmi ceux-ci, 15 sont nés exempts de toute
anomalie en relation avec leur affection et les 6 autres seront
nés en juin 1993. Un seul foetus présente des lésions
échographiques sous la forme d'une hypoplasie d'un membre
inférieur avec rigidité en flexion et une hépatomégalie avec des
foyers hyperéchogènes disséminés dans le parenchyme. Sa
biologie confirme le syndrome infectieux avec la présence d'IgM
spécifiques positives, d'IgM totales élevées, des gamma-GT et
des phosphatases alcalines pathologiques mais les cultures
virales restent négatives. L'ITG a confirmé le diagnostic
échographique et biologique de varicelle congénitale.
Conclusion : La mise en évidence de signes échographiques
et/ou biologiques d'infection permet donc d'affirmer l'atteinte
congénitale en cas d'infection primaire par Herpès Zoster
Varicellae avant la 21e semaine de la grossesse.

Screening für konnatale Cytomegalie-Infektion

H. Jorimann, E. Zbinden, Aarau

Das Cytomegalie-Virus gehört zur Gruppe der Herpesviren. Eine Ansteckung kann über intensiven Kontakt oder via Blutprodukte erfolgen.

Die Durchseuchung hängt vom Lebensstandard und von der geographischen Lage ab und zeigt einen zweigipfligen Verlauf. Vorwiegend bei jungen Leuten kommt es zu periodisch rekurrierenden Infektionen mit Virusausscheidung und Anstieg der IgG-, teils sogar der IgM-Antikörper.

Die Uebertragung in der Schwangerschaft kann sowohl transplazentar wie auch durch Aszension von der Cervix oder unter der Geburt erfolgen.

Beim infizierten Kind kommt es akut zu Hepatosplenomegalie, Thrombozytopenie, Petechien, hämolytischer Anämie, später auch zu Mikrocephalie, Chorioretinitis und Encephalitis mit Krämpfen. Bekannte Spätfolgen sind psychosomatische Entwicklungsrückstände, Sprach- und Hörstörungen bis zur Taubheit.

Die klinische Diagnose ist schwierig, da nur unspezifische Symptome bestehen, wie Fieber, Lymphknotenschwellung oder mononukleose-ähnliche Bilder. Zur Diagnose eignen sich der Erregernachweis aus Rachenabstrich und Urin durch verimpfen auf Zellkulturen oder DNA-Nachweis. Der Antikörpernachweis geschieht durch ELISA.

Therapiemöglichkeiten in der Schwangerschaft bestehen zur Zeit keine. Eine Expositionsprophylaxe ist bei asymptomatischen oder uncharakteristischen Verläufen nicht möglich. Aktive Impfseren sind noch in Erprobung.

Da eine Cytomegalie-Infektion häufig symptomlos verläuft, wollten wir wissen, wie häufig in unserer Region mit einer konnatalen Infektion gerechnet werden muss. Deshalb haben wir am Kantonsspital Aarau zwischen September 1990 und Juli 1991 aus Nabelschnur-Blutproben IgM-Antikörper gegen das Cytomegalie -Virus gesucht. Bei 3 vom 560 Proben konnten positive IgM nachgewiesen werden. Zwischen Oktober 1991 und Juni 1992 wurde bei 533 Neugeborenen an der Frauenklinik Urin gesammelt und mittels Zellkultur (Shell Vial Technik) in 3 Fällen das Cytomegalie-Virus nachgewiesen. Die Häufigkeit an unserer Klinik liegt mit 6/1093 Neugeborenen in der gleichen Grössenordnung wie in den USA und der BRD (ca. 1%). In Anbetracht der beschränkten Therapiemöglichkeiten ist zur Zeit ein generelles Cytomegalie-Screening nicht sinnvoll.

Anticorps antiérythrocytaires pendant la grossesse : étude prospective portant sur 1174 femmes.

D.Wirthner *, J.-D. Tissot **, P. Hohlfeld *, Ph. Schneider **, H. Bossart *.
* Département de gynécologie-obstétrique, Lausanne
** Centre de transfusion de la Croix-Rouge, Lausanne

But de l'étude :
Etudier la prévalence de l'immunisation antiérythrocytaire maternelle; proposer un protocole de surveillance sérologique des anticorps irréguliers chez la femme enceinte.

Patientes :
L'étude porte sur le suivi de 1174 patientes de juin 1990 à janvier 1993.

Méthode:
Les anticorps irréguliers ont été recherchés par la technique gel test (DiaMed-ID Micro Typing System) chez toutes les patientes suivies pour leur grossesse au CHUV et se présentant à leur premier contrôle avant la 15ème semaine d'aménorrhée. 9935 tests ont été effectués dont 710 lors du post-partum (8.4 tests/grossesse).

Résultats :
Des réactions positives ont été mises en évidence chez 225 patientes. Chez 185 femmes, la réaction observée était sans relevance clinique (autoanticorps froids, anti-Le^a, immunisation passive...). Chez 40 femmes les anticorps découverts appartenaient aux systèmes immunogènes (Rhesus, Kidd, etc...); seules 9 patientes sur les 40 ont développé une immunisation pendant leur grossesse.

Conclusions:
Durant la grossesse, l'immunisation maternelle par des anticorps potentiellement dangereux est un phénomène rare.
Ces résultats nous permettent de proposer un schéma de suivi sérologique pendant la grossesse :

	Patientes	
	Rhesus positif	Rhesus négatif
Fréquence des examens	1er et 3ème trimestre	Tous les deux mois

Generelles HBsAg-Screening in der Geburtshilfe

S. Fuchs, G. Drack, C. Kind, U. Lorenz
Frauenklinik Kantonsspital St. Gallen

Ziel der Studie:

Klärung der Frage, ob in der Geburtshilfe der Aufwand für ein generelles HBsAg-Screening gegenüber dem Screening in einem definierten Risikokollektiv berechtigt ist.

Patientinnen:

Alle seit dem 1.6.92 in der Frauenklinik KSSG gebärenden Frauen.

Methode:

Prospektive Studie mit Überprüfung des HBsAg- oder des anti-HBs-Status während der Schwangerschaft oder anlässlich des Eintrittes in die Geburtsabteilung. Vergleich eines Nichtrisikokollektivs (NRK) mit einem Risikokollektiv (RK), definiert gemäss Herkunft.

Resultate:

In den ersten 6 Monaten der aktuell weiterlaufenden Studie wurden 626 Gebärende überprüft, wovon 230 (37%) dem RK angehörten. Darunter wurde 5x ein bis anhin nicht bekannter HBsAg-Trägerstatus diagnostiziert und 1x ein bereits bekannter Trägerstatus bestätigt (total 2,6%; 95%-Vertrauensbereich 1% - 5,6%), währenddem im NRK (396 Frauen, 63%) kein einziger Trägerstatus erfasst wurde (0%; 95%-Vertrauensbereich 0% - 0,7%).

Schlussfolgerung:

Forderungen nach einem obligaten HBsAg-Screening bei allen Schwangeren sind bezüglich Niederrisikokollektiven unter einem Kosten-Nutzen-Aspekt zu hinterfragen.

VALEUR PREDICTIVE DE LA FIBRONECTINE FOETALE DANS LA MENACE D'ACCOUCHEMENT PREMATURE

J. MATUTE, O. IRION, P. BISCHOF, F. BEGUIN.
Département de Gynécologie et d'Obstétrique, Hôpital Cantonal Universitaire de Genève

But: la fibronectine foetale (FBNf) est une protéine localisée dans la matrice extracellulaire à l'interface chorion-décidue. En présence de contractions utérines, elle pourrait être mesurée dans les sécrétions cervicales et utilisée comme marqueur de l'accouchement prématuré.

Méthodologie: de juillet 92 à janvier 93, 108 patientes à un âge gestationnel de 23 à 36 sermaines ont été inclues prospectivement dans cette étude: 41 patientes hospitalisées pour un diagnostic clinique de menace d'accouchement prématuré (MAP), ainsi que 67 avec une grossesse sans complications suivies à la consultation prénatale (groupe témoin, GT). Un prélèvement cervical pour dosage quantitatif de la FBNf (méthode ELISA, Adeza Médipro AG Teufen) avec un seuil de 50 ng/ml a été réalisé à l'aide d'un écouvillon en dacron. Le résultat des dosages n'a pas été communiqué à l'équipe soignante. Pour chaque patiente, le premier prélèvement a été corrélé avec la présence ou l'absence d'un acouchement prématuré.

Résultats: 18/108 patientes ont accouché avant 37 semaines révolues (16.6%): 16/41 dans le groupe MAP (39%) et 2/67 dans le GT (2.9%). La FBNf a été positive chez 21/108 (19.4%). La corrélation entre clinique ou FBNf et accouchement prématuré est montrée dans les tableaux suivants pour le collectif total, le groupe témoin et les MAP:

COLLECTIF TOTAL

	<37 sem	>37 sem
FBNf +	12	9
FBNf -	16	81

spécificité FBNf -: 90.0%
sensibilité FBNf +: 66.7%
Valeur prédictive de FBNf +: 57.1%
Valeur prédictive de FBNf -: 93.1%

GROUPE TEMOIN

	<37 sem	>37 sem
FBNf +	0	4
FBNf -	2	61

spécificité FBNf -: 93.8%
sensibilité FBNf +: 0%
Valeur prédictive de FBNf +: 0%
Valeur prédictive de FBNf - : 96.8%

COLLECTIF TOTAL

	<37 sem	>37 sem
clinique +	16	25
clinique -	2	65

spécificité clinique -: 65.7%
sensibilité clinique +: 88.8%
Valeur préd. d'une clinique +: 39.0%
Valeur préd. d'une clinique -: 97.0%

GROUPE MAP

	<37 sem	>37 sem
FBNf +	12	5
FBNf -	4	20

spécificité FBNf -: 80.0%
sensibilité FBNf +: 75.0%
Valeur prédictive de FBNf +: 70.6%
Valeur prédictive de FBNf -: 83.3%

Conclusions: il n'existe pas de test idéal pour prédire l'accouchement prématuré ni se rassurer en cas de menace. Dans notre collectif total, la valeur d'une clinique positive pour prédire un accouchement prématuré est de 39.0% alors que la FBNf > 50 ng/ml a une valeur prédictive de 57.1%. Appliquée aux patientes qui présentent une menace clinique d'accouchement prématuré, la FBNf avec une valeur prédictive positive de 70.6% et une valeur prédictive négative de 83.3% semble être un outil diagnostique utile. D'autres études seront nécessaires pour trouver la place optimale de ce test dans le schéma décisionnel.

Zur Technik der 'LUNA' (Laser uterine Nerve Ablation)

C. Carosso, M. Eberhard, M. Litschgi
Frauenklinik, Kantonsspital Schaffhausen, 8208 Schaffhausen

Bei diagnostischen Laparoskopien wegen schwerer, therapieresistenter primärer und sekundärer Dysmenorrhoe, ohne sichtbares morphologische Korrelat, führen wir die 'LUNA' durch.

Mit der Laserevaporation der Nervenfasern des Plexus hypogastricus inferior (Nn hypogastrici) wird eine Unterbrechung der viscerosensiblen Versorgung des Uterus und damit Schmerzfreiheit erreicht.

Im Video zeigen wir das operativ technische Vorgehen: Vaporisation der Lig. sacro-uterina mit dem CO_2-Laser auf einer Länge von 2-3 cm und knapp unterhalb der Ansatzstelle der Sakrouterinligamente am Uterus durchzuführen. Spezielle Aufmerksamkeit muss dem Venenplexus und den Ureteren, welche lateralseits verlaufen, geschenkt werden.

Mit der Laparoskopie unter Verwendung des CO_2-Lasers ist uns somit eine elegante Methode gegeben, primäre und sekundäre Dysmenorrhoen ohne morphologisches Korrelat z.T. erfolgreich zu therapieren. Sutton berichtete 1989 anhand eines Kollektivs von 126 Patientinnen von einer Besserung der Beschwerden in 86 % bei sekundärer Dysmenorrhoe und 73 % bei primärer Dysmenorrhoe. Zu einer Verschlechterung kam es bei keiner Patientin. Donnez und Nisolle erreichten bei einem Kollektiv von 100 Patientinnen das Verschwinden der Beschwerden in 50 %, eine Besserung in 41 % und bei 9 % trat keine Veränderung ein.

Technik der laparoskopischen Hysterektomie
M.K.Hohl, M.Häberle
Frauenklinik
Kantonsspital Baden

Ein Videofilm

Die erste laparoskopische Hysterektomie wurde 1988 in den USA durchgeführt. Bis heute sind aber erst vereinzelt Erfahrungen publiziert worden.

Im Gegensatz zur laparoskopisch assistierten vaginalen Hysterektomie wird bei der laparoskopischen Hysterektomie unter Darstellung der retroperitonealen Strukturen (Ureter und Parametrien) die Präparation einschliesslich art. uterina, Parametrien, Blase·und Lig. sacrouterina laparoskopisch durchgeführt.

Wir möchten unsere Technik in diesem Videofilm vorstellen.

Technische Aspekte und Variationen bei der laparoskopischen Hysterektomie

M. Eberhard, M. Litschgi, C. Carosso
Frauenklinik, Kantonsspital Schaffhausen, 8208 Schaffhausen

Die operative Pelviskopie wird zunehmend bei der Hysterektomie eingesetzt, einerseits in Form der laparoskopisch assistierten vaginalen Hysterektomie, andererseits aber auch mit vermehrter Gewichtung der Endoskopie als laparoskopische Hysterektomie mit oder ohne vaginale Assistenz.

Ziel der Videodemonstration ist die Präsentation von Varianten pelviskopischer Operationstechniken bei den Operationsschritten der Hysterektomie:

Gezeigt wird das Absetzen von Adnexen und Ligamenta rotunda, Mobilisieren der Blase, Absetzen der Uteringefässe und Parametrien sowie Durchtrennung und Verschluss der Vagina.

Eingesezt werden Aquadissektion, scharfe Präparation, CO2-Laserdissektion, Bikoagulation, Endonähte, Endostapler und Endoclips.

Laparoskopische Adnexektomie: Vergleich von drei verschiedenen Techniken

G. Berclaz, M. Mueller, G. Boss, U. Herrmann
Frauenklinik, Regionalspital Biel

<u>Fragestellung</u>: Die operative Laparoskopie wird zunehmend zur Behandlung von gutartigen Adnextumoren eingesetzt. Wenn die Erhaltung des Ovars nicht machbar oder sinnvoll ist, ist die Adnexektomie indiziert. Wir vergleichen in diesem Film drei technisch verschiedene laparoskopische Methoden der Adnexektomie.

<u>Methode</u>: Zuerst wird die optimale Positionierung der Instumente gezeigt. Bei Methode 1 werden das Ligamentum infundibulopelvicum, das Ligamentum latum und der uterine Teil der Adnexe bipolar koaguliert. Bei Methode 2 wird das Ligamentum infundibulopelvicum mit doppelten Ligaturen versorgt und abgesetzt, nach Eröffnung des Ligamentum latum mit dem monopolaren Haken. Die Methode 3 zeigt die Resektion der ganzen Adnexe mit einem Endo GIA Stapler (Autosuture). Anschliessend wird die Adnexe mit einer neuen selbst aufklappbaren Tasche entfernt. Dies verhindert eine peritoneale Kontamination.

<u>Diskussion</u>: Alle drei Techniken sind einfach und sicher. Die Methode 1 braucht wenig Material, ist aber zeitintensiver. Methode 2 entspricht am besten der herkömmlichen offenen Technik. Die Endo GIA Methode ist am schnellsten, ist jedoch mit höheren Kosten verbunden.

Apport de la coelioscopie pour les annexites

Centre de Colpo-Coeliochirurgie de Lausanne (CCL)
Département de Gynécologie-obstétrique (Prof. P. De Grandi)

Steve Spuhler, Philippe Sauthier, Eric Chardonnens

Présentation : Film vidéo de 12 minutes, Pal Secam

Sujet :
Aspects coelioscopiques des différents stades des annexites. Critères diagnostiques. Critères de gravité pour en établir le "staging". Apport de la coeliochirurgie initiale. Rappel des gestes chirurgicaux réalisables lors du premier look coelioscopique.Apport de la coelioscopie de contrôle (II look) et rappel des interventions réalisables à "froid".

Méthode :
Basée sur l'aspect coelioscopique des annexites diagnostiquée et opérées au centre CCL (140 cas de 1990 à 1992). Montage et sonorisation effectués au CCL. Réalisation : cemcav du Centre hospitalier Universitaire Vaudois (CHUV)

Faits principaux :
Classification des annexites. Revue des gestes coeliochirurgicaux et de leurs indications.

Videofilm: Die endoskopische intrakorporelle Einzelknopf-Naht: Knotentechnik mittels Drehmethode.
(H.U. Bratschi, Klinik Sonnenhof, Bern, 1993)

Der Videofilm zeigt anhand der laparoskopischen Operation einer hämorrhagischen Korpus-luteum-Zyste die Technik der endoskopischen intrakorporell gefertigten Einzelknopfnaht mit der Drehmethode als Knotentechnik: Nachdem mit dem CO2-Laser die Adhäsiolyse im Bereiche der Appendektomienarbe durchgeführt wurde, wird mit dem Laser die Zystenkapsel inzidiert, der Zystenbalg in toto auspräpariert und die verbleibende Wunde am Ovar mit der intrakorporellen Nahttechnik adaptiert, wobei ein langsam resorbierbarer Faden (Polydioxanon) verwendet wird. Die wichtigen Einzelheiten werden speziell hervorgehoben, so zum Beispiel die neue Skinadel, der ergonomische Nadelhalter mit dem runden Handgriff und der Rätsche, welcher die Führung der Nadel und des Fadens erleichtert. Auch die neuen Trokare mit den manuell bedienbaren Ventilen erleichtern das Vorgehen.

Laparoskopische Tubensterilisation in Lokalanästhesie

J.C.Rageth, M.Jöhr
Spital Limmattal, Schlieren und
Abteilung für Anästhesie, Kantonsspital Luzern

Methode:

34 Frauen, davon 10 postpartal, wurden in Lokalanästhesie sterilisiert. Neben der lokalen Betäubung mit 20 ml Xylocain 1% für den subumbilicalen Einstich und ca. 5 ml Xylocain 4% für die Besprühung der Tuben wurde eine leichte intravenöse Analgesie und Sedation mit Propofol und Alfentanil durchgeführt. Für das Anlegen des Pneumoperitoneums wurde N2O verwendet. Die Sterilisation erfolgte durch den Arbeitskanal der durch den Bauchnabel eingeführten abgewinkelten 12mm-Optik mittels bipolarer Koagulation ohne vorheriges Einlegen vaginaler Instrumente.

Resultate:

In einer schriftlichen Umfrage erklärten sich die ersten 34 Frauen mit der beschriebenen Anästhesieart zufrieden; alle würden wiederum das gleiche Verfahren wählen.
Durch den Verzicht auf eine Vollnarkose kann die Patientin den Eingriff am TV-Bildschirm mitverfolgen und unmittelbar postoperativ mobilisiert werden. Der Wochenbettverlauf wird kaum gestört und ambulante Patientinnen sind rascher entlassungsfähig.

Geburtshilfe / *Obstétrique*

Vorsitz / Présidence: Dr. med. V. Barrelet, Neuchâtel
Prof. Dr. med. H. Schneider, Bern

WÜNSCHE, ERWARTUNGEN UND AENGSTE VON SCHWANGEREN ZUR GEBURT
BEEINFLUSSEN DIESE GEBURT UND GEBURTSERLEBNIS ?

Hotz-Amati, D., Geissbühler, V., Eberhard, J.
Frauenklinik, Thurgauisches Kantonsspital, Frauenfeld
Chefarzt PD Dr. med. J. Eberhard

Fragestellung: Seit 1990 bemüht sich unsere Klinik, alternative Geburtsmethoden (Wasser, Maiastuhl, usw.) in die schulmedizinische Geburtshilfe zu integrieren, ohne auf die Sicherheit von Mutter und Kind zu verzichten. Um Wünsche, Erwartungen und Aengste unserer Schwangeren vor der Geburt besser kennenzulernen, starteten wir im November 1991 eine prospektive Studie. In der vorliegenden Arbeit prüften wir deren Einfluss auf den Geburtsverlauf sowie das subjektive Geburtserlebnis.

Methode: Mit Hilfe eines Fragebogens werden Wünsche, Erwartungen und Aengste mittels einfacher Fragen und visueller Analogskalen vor und während der Geburt und das Geburtserlebnis nach der Geburt erfasst. Während einem Jahr, mit 1200 Geburten, konnten 700 Fragebogen ausgefüllt und ausgewertet werden. Ausgeschlossen werden mussten Frauen mit fehlenden Deutschkenntnissen oder raschen Geburten sowie bei Zeitmangel.

Resultate: 90% der Frauen haben konkrete Wünsche zur Geburt und zur Geburtsleitung. Dies gilt gleichermassen für Erst- wie für Mehrgebärende. 80% gebaren spontan Einlinge in Kopflage. Von diesen entbanden 15% ihr Kind im Wasser, 20% auf dem Maiastuhl und 40% auf dem Bett (5% andere). Vor der Geburt wünschten sich - oder konnten sich vorstellen: 40% eine Wasser-, 30% eine Maiastuhl- und 20% eine Bettgeburt zu haben. Trotz der Diskrepanz bestand bezüglich des Geburtserlebnisses unmittelbar nach der Geburt und im Wochenbett kein signifikanter Unterschied. Unterteilt man die visuelle Analogskala bezüglich des Geburtserlebnisses in fünf Gruppen, so findet man in der Gruppe "traumhaft schön" signifikant mehr Wasser- und Maiastuhlgeburten, mit keinerlei Schmerzbehandlung sowie kurzer Geburtsdauer.

Schlussfolgerungen: Schwangere haben Wünsche, Erwartungen und Aengste zur Geburt. Alternative Geburtsarten wie Maiastuhl- oder Wassergeburten bringen Abwechslung und helfen den Circulus vitiosus Angst - Verspannung - Schmerz zu durchbrechen, machen die Geburtsschmerzen erträglicher und führen zu einem sehr schönen Geburtserlebnis, ohne auf Sicherheit für Mutter und Kind verzichten zu müssen.

Ursache und Auswirkung einer steigenden Sectio-Rate an der Universitätsfrauenklinik, Zürich

R. C. Müller, A. Huch, R. Huch

Ziel der Arbeit:
Analyse der weiterhin leicht ansteigenden Sectio-Rate aufgrund der Indikationen, des Geburtsverlaufs und des klinikspezifischen Risikoprofils. Vergleich der Sectio-prädisponierenden Faktoren der Jahre 1975/81 mit den Faktoren von 1990/91. Beurteilung der Auswirkungen auf die Komplikationen im Wochenbett u. die Hospitalisationsdauer.

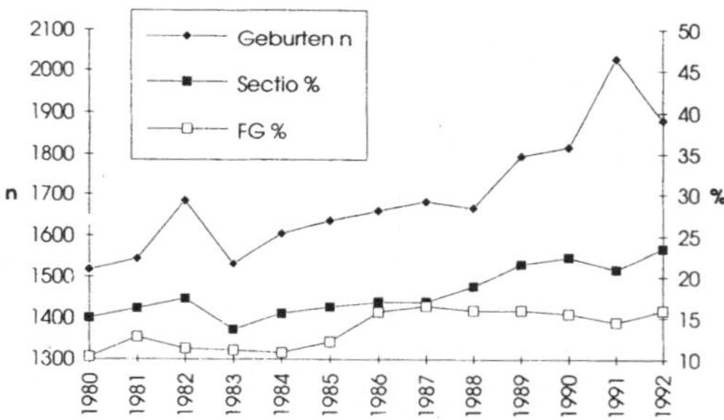

Patientinnen:
Alle Patientinnen von 1990 bis1991, die durch Sectio caesarea entbunden wurden

Methode:
Retrospektive Analyse der Krankengeschichte, des Operationsberichtes u. der Überwachungsblätter. Bilden von mütterlichen und fetalen Indikationsgruppen. Überprüfen der Indikationen anhand des Geburtsverlaufs. Systematische Erfassung des postoperativen Verlaufes in Bezug auf Antibiotika-Anwendung, Anzahl der Bluttransfusionen und die Hospitalisationsdauer.

Resultate:
Die Sectio-Rate, eine einzige Zahl, hat allein keinen Aussagewert. Nur zusammen mit einem aktuellen Klinikprofil (Frühgeburten, Resectiones, Beckenendlagen, Mehrlinge, etc.) kann die Leistung einer Klinik bewertet werden. Mit der Analyse des Wochenbettverlaufes können die kurzfristigen Auswirkungen einer Sectio beurteilt werden.

	1980	1981	1982	1983	1984	1985	1986	1987	1988	1989	1990	1991	1992
Geburten n	1517	1544	1683	1531	1604	1635	1659	1682	1666	1795	1817	2028	1882
Sectio in %	15	16.1	17.3	13.6	15.5	16.3	16.9	16.9	18.8	21.5	22.4	20.9	23.5
Frühge. in %	10.3	12.7	11.3	11.1	10.8	12.1	15.7	16.4	15.9	15.9	15.5	14.5	15.9

Bedeutung der subpartalen Notfalltokolyse zur intrauterinen Reanimation

B. Studer, J. Benz, J. Frölicher
Frauenklinik Kantonsspital Winterthur

Ziel der Arbeit: Eine subpartale Tokolyse zur intrauterinen Reanimation bei drohender fetaler Asphyxie strebt die verbesserte Durchblutung der uteroplazentaren Einheit an. Kann eine Geburt nicht spontan oder operativ beendet werden, wird eine Verbesserung des CTG bzw. des Säurebasenstatus (pH) angestrebt. Wirkung und Bedeutung für den weiteren Geburtsverlauf wurden retrospektiv untersucht.

Methodik: Zwischen 1990 und 1992 wurden bei 3659 Geburten (Termingeburten, Schädellagen, keine mütterlichen Risiken) 100 intrauterine Reanimationen über mindestens 30 Minuten durchgeführt. Der fetale Zustand wurde mittels MBU (pH) und CTG (Score nach Fischer), die Wirkung der Tokolyse anhand der Wehen beurteilt.

Resultate: In 2.7% aller untersuchten Geburten musste eine Dauertokolyse aus fetaler Indikation durchgeführt werden.

Indikation (N = 100):		Tokolyseeffekt (N = 100):		
Fetale Präazidose	74 %		Schlecht	28 %
Fetale Azidose	18 %	Effekt	Mässig	36 %
			Gut	35 %
Suspektes CTG	80 %			
Pathologisches CTG	10 %	MBU nach Rea pH $\geq$ 7.27		36 %
		MBU nach Rea pH $\leq$ 7.26		53 %

Entbindungsart (N = 100):			
Vaginal spontan	15 %		
Vakuum	22 %		
Forzeps	7 %	Sekundäre Sektio	56 %

Zeitpunkt der Tokolyse, Abstand Tokolysebeginn – Geburt, Einfluss der Parität und Entbindungsart wurden zusätzlich analysiert.

Schlussfolgerungen: Die Indikation zur Reanimation konnte zuverlässig nur mittels MBU gestellt werden; die CTG-Beurteilung bei suspektem CTG war wenig aussagekräftig. Eine wirkungsvolle Wehenhemmung konnte in rund 70%, eine deutliche Erholung des Fetus in 36% erreicht werden. Gesamthaft musste trotz erfolgter Reanimation in 56% eine Sektio, in 29% eine vaginal-operative Geburt durchgeführt werden; nur in 15% konnte spontan entbunden werden.

Orales Magnesium in der Schwangerschaft unerlässlich?

U. von Mandach, R. Huch, A. Huch, Klinik f. Geburtshilfe Uni Zürich

Ziel

Die Wirksamkeit der oralen Magnesiumeinnahme in der Schwangerschaft sollte in einer randomisierten Doppelblindstudie geprüft werden und zu einer klar formulierten Aussage zum Stellenwert des oralen Magnesiums in der Schwangerschaft dienen.

Kollektiv

Die Untersuchung umfasst 490 Schwangere, die Magnesiumhydrogenaspartat 15 mmol/Tag (n=248) bzw. Plazebo ab spätestens 16+0 SSW bis zur Entbindung erhielten. Bezüglich der allgemeinen und gynäkologisch-geburtshilflichen Anamnese bestand kein Unterschied zwischen den beiden Gruppen.

Methode

Zwischen der Magnesium- und Plazebogruppe wurden Parameter 1. zum Schwangerschaftsverlauf, 2. zur Geburt, 3. zum Neugeborenen-Zustand und 4. zur Verträglichkeit statistisch verglichen (χ^2-Test).

Resultate

Von allen Parametern erreichten der Geburtsmodus (weniger operative Entbindungen) und die Apgar Werte (weniger Neugeborene mit einem Wert $\leq$ 7) in der Magnesiumgruppe ein signifikant besseres Resultat (p < 0.05).

Diskussion und Schlussfolgerung

Insbesondere zu bemerken sind die zwischen den beiden Gruppen nicht signifikanten Unterschiede im Gestationsalter, dem Geburtsgewicht und der Häufigkeit der Frühgeburtsbestrebungen und der hypertensiven Erkrankungen. Bestätigt werden damit die Ergebnisse der Untersuchungen von Sibai (1989) und Skajaa (1991) und zusammen mit diesen in Frage gestellt die älteren Untersuchungen von Kovács (1988) und Spätling (1988). Die generelle Empfehlung zur Verordnung oralen Magnesiums bei jeder Schwangeren kann unserer Meinung nach nicht aufrecht erhalten werden.

Subpartale Mikroblutuntersuchung (MBU) unter 7,20

Th. Hess, J. Benz
Frauenklinik, Kantonsspital Winterthur

<u>Ziel der Studie:</u> Untersuchung des Management bei fetalen Acidosen sub partu (MBU-Werte von 7,20 und weniger) mit der Frage nach Kausalität und Vermeidbarkeit der Acidosen.

<u>Patientengut:</u> Retrospektiv wurden bei mehr als 13000 Geburten von 1983 bis 1992 insgesamt 176 subpartale fetale Acidosen (1,3 %) gefunden. Untersucht wurde der Geburtsverlauf, Geburtsmodus und fetal outcome anhand der NApH-Werte und der Kindsverlegungen auf eine pädiatrische Abteilung. Indikation zur MBU-Untersuchung war immer ein suspektes oder pathologisches CTG.

<u>Resultate:</u> Durchschnittliche MBU-, wie auch NApH-Werte lagen bei 7,14 im untersuchten Kollektiv. 74 % waren Primiparae durchschnittlich in der 40 3/7 SSW. 57 % wurden per Sectionem, 43 % vaginal entbunden. Je tiefer die kindliche Leitstelle und je weiter die Muttermundsweite war, desto leichter fiel die Acidose sub partu aus mit den besten Resultaten bei Spontangeburten. Die Gruppe mit vaginalem Entbindungsmodus zeigte höhere MBU- und NApH-Werte und weniger Kindsverlegungen auf eine Neonatologie. Die häufigste Ursache - falls überhaupt eruierbar - war eine Nabelschnurkomplikation (Nabelschnurumschlingungen).

<u>Folgerungen:</u> Subpartale fetale Acidosen gehören zu den selten, jedoch trotz kontinuierlichem CTG-Monitoring unvermeidbaren Geburtskomplikationen. Subpartale fetale Acidosen treten häufiger in fortgeschrittenen Geburtsphasen auf und können dank kontinuierlicher CTG-Ueberwachung in einem früheren Zustand als leichtere Acidosen erkannt werden. NApH-Werte korrelieren durchschnittlich sehr gut mit den MBU-Werten. Daher kann die MBU als Mittel der Wahl angesehen werden, um fetale Acidosen subpartal zu erkennen, wenn sie zu einer früheren Geburtsphase nicht zu vermeiden sind.

LA FIBRONECTINE FOETALE, UNE NOUVELLE METHODE DE DIAGNOSTIC DES RUPTURES PREMATUREES DES MEMBRANES

G. Spoletini, Y. Vial, P. Hohlfeld, H. Bossart
Département de gynécologie-obstétrique du CHUV, Lausanne

But de l'étude :
La rupture des membranes complique environ 10 % des grossesses, son diagnostic est d'une importance capitale dans la surveillance de la santé foetale. Cette étude apprécie la validité du dépistage de la rupture des membranes par la fibronectine foetale.

Patientes :
Trois groupes de patientes sont testés, comparant l'examen clinique, le Fern test et le ROM Check®.

Méthode :
Les méthodes les plus souvent employées pour son diagnostic sont : la confirmation de l'écoulement liquidien dans un examen au speculum et le Fern test.
Une méthode plus sophistiquée, basée sur une technique d'immuno essai (ROM Check®), nous est actuellement proposée. Elle détecte la fibronectine foetale présente dans le liquide amniotique et la membrane choriale.

Résultats :
31 présentent une rupture franche, 30 une rupture suspecte et 21 matchées pour l'âge gestationnel, servent de témoin. Ces trois groupes sont analysés statistiquement afin d'évaluer la sensibilité, la spécificité, la valeur prédictive positive et négative du ROM Check® et du Fern test.
La sensibilité du ROM Check® est de 93 %, sa spécificité de 85 %, sa valeur prédictive positive et négative respectivement de 87 et 92 %. Le Fern test, quant à lui, a une sensibilité de 87 %, une spécificité de 92 %, une valeur prédictive positive et négative de 93 et 85 %.

Conclusion :
Le ROM Check® est donc une méthode fiable pour le diagnostic de rupture des membranes mais ne présente pas d'avantage significatif lorsqu'il est comparé au Fern test.

Fruchtwasserembolie als Ovarialvenenthromboseaetiologie? Interessante Spekulation aufgrund eines histopathologischen Befundes

G.Balas, T. Erban, Th. Grüninger
Maternité Inselhof Triemli, ZH
F. Bannwart, Institut für Pathologie, Triemli, ZH
U. Metzger, Chirurgie, Triemli, ZH

Die puerperale Ovarialvenenthrombose ist eine relativ selten auftretende Komplikation. Sie wird in der Regel ausgelöst durch eine Endomyometritis mit aszendierender Phlebitis (puerperale Ovarialvenenthrombophlebitis).

Das **klinische Erscheinungsbild** sowie die ausgedehnten **apparativen Befunde** werden präsentiert, die interdisziplinären therapeutischen Konsequenzen anhand einer **Kasuistik** erörtert.
Der präsentierte Fall weicht klinisch und morphologisch von der üblichen Pathogenese ab. Die **histopathologisch** im Ovarialvenenthrombus nachgewiesene **Fruchwasserembolie** wird als mögliche spezifische Aetiologie diskutiert.

ÜBER DEN NACHWEIS VON FETALEM FIBRONEKTIN IM ZERVIKALEN SEKRET ZUR ERKENNUNG EINER DROHENDEN FRÜHGEBURT
R.Gaudenz, A.Steiner
Gebh.-Gyn. Klinik Kantonsspital Liestal

EINLEITUNG:
Das fetale Fibronektin (fFN) ist ein Glycoprotein, das vom Choriotrophoblasten gebildet wird und in hohen Konzentrationen im Fruchtwasser, zwischen den Eihäuten und zwischen Chorion und Dezidua vorkommt. Mittels serologischem Nachweisverfahren (Sandwich-Methode) kann das fFN hochspezifisch nachgewiesen werden.
Ausgedehnte Untersuchungen haben gezeigt, dass in einer normal verlaufenden Schwangerschaft zwischen der 20. und 37. Schwangerschaftswoche (SSW) kein fFN im zervikalen Sekret vorkommt.
Mehrere, zum Teil noch nicht veröffentlichte Studien zeigen einheitlich, dass der Nachweis von fFN zwischen der 20. und 37. SSW in über 80% mit einer Frühgeburt (FG) einhergeht. Umgekehrt kommt es bei über 90% der Frauen mit wiederholt negativem fFN-Test zu einer Termingeburt.
PATIENTEN UND METHODEN:
In der Folge wurden an unserer Klinik alle schwangeren Frauen mit einem erhöhten Risiko zur FG (Gemelli Schwangerschaft, Polihydramnie, frühere FG, vorzeitige Kontraktionen mit oder ohne Portioreifung, floride Kolpitis, fraglicher Blasensprung und St.n. Konisation oder Cerclage) zwischen der 20. und 37. SSW anlässlich der Schwangerschaftskontrollen oder beim Auftreten von entsprechenden Beschwerden mittels fFN Membrabe Immunoassay (ADEZA Biomedical) auf fFN im Zervikalsekret untersucht. Bei positivem fFN wurde nach therapeutischer Intervention erneut ein Test durchgeführt.
VORLÄUFIGE RESULTATE:
(Die Studie war bei Verfassung des Abstracts noch nicht abgeschlossen).
Unser bisheriges Patientengut rekrutierte sich aus Frauen mit vorzeitigen Kontraktionen (36%), fraglichem Fruchtwasserabgang (23%, davon waren 40% am Termin), vorzeitiger Portioreifung mit oder ohne Kontraktionen (18%), symptomatischer Kolpitis (13%), vaginaler Blutung (5%) und anderen Indikationen (5%).
In 27% der Fälle war fFN positiv. Davon hatten 50% der Patientinnen vorzeitige Kontraktionen (33% mit gleichzeitiger Portioreifung) und 17% eine symptomatischen Kolpitis. Die restlichen 33% waren Frauen am Termin mit fraglichem Fruchtwasserabgang.
Bei zwei Drittel der fFN positiven Patientinnen konnten reichlich pathogene Keime im zervikovaginalen Sekret nachgewiesen werden (50% ß-hämolytische Streptokokken, 25% Chlamydien, 25% Gardnerellen). Ausser in einem Fall sistierten nach resistengerechter antibiotischer Behandlung die Beschwerden und der fFN-Test wurde negativ.
Mit einer Ausnahme (Sectio cesarea aus fetaler Indikation) gebaren bis anhin alle Frauen mit negativem fFN-Test termingerecht.
KONSEQUENZEN:
Die bisherigen Resultate lassen folgende Schlussfolgerungen zu:
1. Der Nachweis von fFN im zervikalen Sekret zwischen der 20. und 37. SSW kann mit hoher Sensitivität (>80%) und noch höherer Spezifität (>90%) eine drohende FG voraussagen. Die sofortige Ursachensuche und Therapieeinleitung können einer drohenden FG entgegenwirken.
2.Infektionen im zervikovaginalen Bereich scheinen eine häufige Ursache für die Auslösung einer FG zu sein. Eine adäquate antibiotische Behandlung neben vorübergehender Einschränkung der Mobilisation zu einem möglichst frühen Zeitpunkt können eine infektinduzierte FG verhindern.
3.Ein negativer fFN-Test vermindert das Risiko einer vermeintlichen FG wesentlich. Ferner macht ein negativer fFN-Test zu jedem Zeitpunkt der Schwangerschaft einen vermeintlichen Blasensprung sehr unwahrscheinlich.
Wir empfehlen somit, jede Schwangerschaft mit anamnestischem oder manifestem Frühgeburtsrisiko auf fFN im zervikalen Sekret zu untersuchen.

L'incision de Pfannenstiel a-t-elle sa place dans le HELLP syndrome?

K. Raszka, J.-F. Delaloye, Y. Vial, P. De Grandi, H. Bossart
Département de Gynécologie et d'Obstétrique
CHUV 1011 Lausanne

Objectif:

Le nombre des ré-interventions pour hématome sous-aponévrotique après césarienne en cas de Hellp syndrome pose au moment de la césarienne la question de la voie d'abord: incision de Pfannenstiel ou incision médiane sous-ombilicale? Cette étude analyse l'incidence de survenue des hématomes sous-aponévrotiques afin d'attirer l'attention sur la fréquence de cette complication.

Méthode:

De 1987 à 1992, 28 césariennes ont été pratiquées pour Hellp syndrome. Elles ont été comparées rétrospectivement à 1626 césariennes (groupe contrôle) faites pour d'autres raisons obstétricales.

Résultat:

Dans le groupe Hellp syndrome, 5 patientes (**21.4%**) ont été ré-opérées pour un hématome sous-aponévrotique.
Dans le groupe contrôle, il y a eu 9 reprises (**0,55%**) pour la même complication.

Conclusion:

En cas de Hellp syndrome l'incision médiane sous-ombilicale serait préférable à l'incision de Pfannenstiel.

Urodynamik / *Urodynamique*

Vorsitz / Présidence: Dr. med. S. Meyer, Morges
Dr. med. L. Bronz, Bellinzona

COMPUTERGESTÜTZTE AUSWERTUNG DER URETHRADRUCK-PROFILE NACH DEN STANDARDISIERUNGSRICHTLINIEN DER SCHWEIZ. ARBEITSGRUPPE FÜR URODYNAMIK

Häberlin, F., Eberhard, J.
Frauenklinik, Thurgauisches Kantonsspital, Frauenfeld
Chefarzt PD Dr. med. J. Eberhard

Die schweizerischen Standardisierungsrichtlinien zur Auswertung der Urethradruckprofile (Lit. 1 und 2) haben sich durchgesetzt. Sie lassen die Urethraverschlussfunktion in Ruhe und unter Stressituationen gut quantifizieren und eignen sich daher zur Stressinkontinenzdiagnostik und zur Beurteilung operativer und konservativer Therapieerfolge. Es wird nun ein komerzielles, computergestütztes Messystem zur urodynamischen Datenerhebung und Datenspeicherung vorgestellt. An einem Patientengut von je 30 Frauen mit Stressinkontinenz 1. und 2. Grades und an 20 Messungen bei kontinenten Frauen werden mit diesem Computerprogramm neue Normwerte für das Ruhe- und Stressprofil berechnet und mit den bisherigen, manuell erhobenen Normwerten verglichen. Die Dokumentation der Profile für den Arztbericht wird vorgestellt.

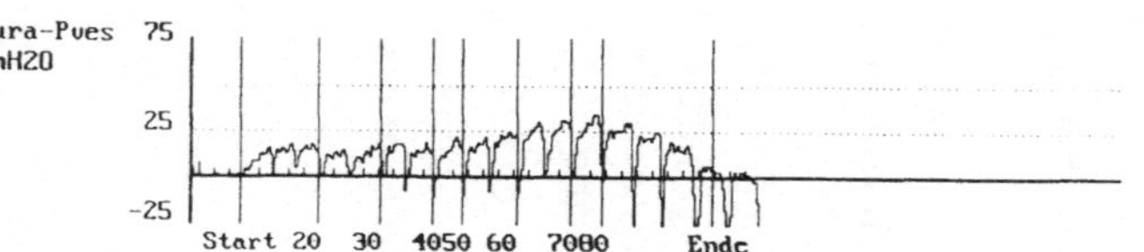

Literatur

1 Standardisierte Urethradruckmessung mit Normwerten zur Stressinkontinenzdiagnostik. Geburtsh. u. Frauenhilk. 46 (1986) 145-150. J.Eberhard.

2 Standardisation des mesures et normalisation des valeurs de pression urétrale dans le diagnostic de l'incontinence d'effort. [In: P. De Grandi (Hrsg): Incontinence urinaire en gynécologie. Monographie SSGO. Médecine & Hygiène. 1991] 101-114. J. Eberhard, C.f. Furrer, R. Rottenberg.

VALEUR DES PARAMETRES CLINIQUES ET URODYNAMIQUES DANS L'APPRECIATION DE LA SEVERITE D'UNE INCONTINENCE URINAIRE A L'EFFORT

S. Meyer, P. De Grandi, W. Sanzeni, N. Schmidt
Département de Gynécologie-Obstétrique, CHUV, Lausanne

BUT DU TRAVAIL :
Tester l'utilité des paramètres cliniques et urodynamiques dans l'appréciation de la sévérité de l'incontinence urinaire d'effort (IUE).

MATERIEL ET METHODE :
54 patientes (50±13 ans) avec IUE, avec un pad test fait sur une heure négatif (gr 1) ont été comparées à 63 patientes de parité identique (49±10 ans) avec IUE, mais avec un pad test positif (gr 2). L'axe urétral au repos (AUR) et à l'effort (AUE), la longueur fonctionnelle (LF), la pression maximale de clôture urétrale (PMCU), le facteur de transmission (FT), l'aire de continence résiduelle à l'effort (ACRE), le nombre de patientes avec pics incontinents et la distribution de ces pics sur le profil urétral à l'effort ont été déterminés en position couchée et debout.

RESULTATS :
Exprimées en position couchee puis debout, les valeurs de l'AUR (9degr±13/9degr±12), de l'AUE (54degr±29/59degr±25), de la LF (24±6mm/26±7mm et 26±8mm/24±8mm), de la PCMU (51±23cm H2O/47±20cm H2O et 45±21cm H2O/38±18cm H2O) et du FT (83±27%/84±31% et 81±25%/88±27%) sont identiques dans les deux groupes.
En revanche, comparée au gr 1, l'ACRE est statistiquement significativement plus basse dans le gr 2 en position couchée et debout (502±497mm2/246±268mm2 et 501±534mm2/271±306 mm2).
Le pourcentage de patientes avec pics incontinents est également plus élevé dans le gr 2 (couché 57%/93%, debout 54%/84%). La distribution des pics incontinents sur le profil urétral à l'effort ne montre pas de différences entre les deux groupes.

CONCLUSION :
A l'exception de l'ACRE, les paramètres cliniques et du profil urétral à l'effort ne sont pas discriminatoires dans l'appréciation de la sévérité d'une incontinence urinaire à l'effort.

L'HYPERMOBILITE DE LA JONCTION URETRO-VESICALE A L'EFFORT A-T-ELLE UNE TRADUCTION CLINIQUE ET TONOMETRIQUE ?

N. Schmidt, S. Meyer, P. De Grandi, W. Sanzeni , A. Blaser
Département de Gynécologie-Obstétrique, CHUV, Lausanne

BUT DU TRAVAIL :

Déterminer s'il existe une corrélation entre le degré d'hypermobilité du col vésical et 1. l'importance clinique des pertes d'urine 2. la valeur du facteur de transmission (FT) sur le profil urétral à l'effort.

MATERIEL ET METHODE :

204 patientes souffrant toutes d'incontinence urinaire d'effort (IU) ont été réparties en 4 groupes d'âge et de parité identiques, en fonction de l'importance de leur degré d'hypermobilité du col vésical à l'effort calculé par la méthode du Q-tip test (Détermination de l'axe urétral à l'effort (AUE) par rapport à l'horizontale) :

Gr 1 (N:28) : AUE : $<$ =30 degrés $(14^0 \pm 14)$
Gr 2 (N:67) : AUE : 31-60 degrés $(48^0 \pm 8)$
Gr 3 (N:78) : AUE : 61-89 degrés $(74^0 \pm 7)$
Gr 4 (N:31) : AUE : $>$ =90 degrés $(94^0 \pm 5)$

RESULTATS :

L'importance des pertes d'urine, calculée par la méthode du pad test sur 1 heure est la suivante :

Gr 1 : 12,7g $\pm$ 32   Gr 2 : 11,7g $\pm$ 19
Gr 3 : 8,7g $\pm$ 14   Gr 4 : 9 g $\pm$ 15

Il n'y a pas de différence statistiquement significative entre les 4 groupes.
Calculé sur le profil à l'effort en position couchée et debout, le facteur de transmission est le suivant :
Gr 1 : 96% $\pm$ 20/94% $\pm$ 27   Gr 2 : 87% $\pm$ 31/82% $\pm$ 31
Gr 3 : 81% $\pm$ 23/79% $\pm$ 17   Gr 4 : 87% $\pm$ 27/83% $\pm$ 31
Comparé au Gr 1, le FT est significativement abaissé dans les gr 2 et 3, mais ne l'est pas dans le gr 4.

CONCLUSION :

Il n'y a pas de corrélation entre l'hypermobilité du col vésical à l'effort et l'importance des pertes d'urine. La corrélation avec l'abaissement du FT est inconstante, ceci même pour une hypermobilité extrême du col vésical.

MODIFICATIONS DES PARAMETRES DE DEBITMETRIE PAR LA PRESENCE D'UN CATHETER INTRA-URETRAL

W. Sanzeni, S. Meyer, P. De Grandi, N. Schmidt
Département de Gynécologie-Obstétrique, CHUV, Lausanne

BUT DU TRAVAIL :

Appréciation des effets obstructifs d'un microtip intra-urétral sur les paramètres habituels de débitmétrie.

MATERIEL ET METHODE :

156 patientes investiguées pour incontinence urinaire à l'effort ont eu successivement, à vessie pleine, deux débit-métries : premièrement, une débitmétrie "libre" (DL) conventionnelle a été faite en début d'examen, deuxièmement une débitmétrie avec enregistrement simultané des pressions intra-vésicales per-mictionnelles (DESP) a été faite en fin d'examen urodynamique. Le flux maximal (Qmax), le temps nécessaire à atteindre le flux maximal (TQmax) et l'aspect des courbes obtenues ont été comparées chez chaque patiente.

RESULTATS :

Qmax a été de 26 $\pm$ 11 ml/sec mesuré par DL et de 21 $\pm$ 11 ml/sec mesuré par DESP (P $<$ 0,001). TQmax a été de 11 $\pm$ 9 sec mesuré par DL et considérablement prolongé par 30 $\pm$ 52 sec mesuré par DESP (P $<$ 0,0001).
La pression intravésicale à l'ouverture du col vésical chez les patientes avec TQmax $<$ 15 sec (c'est-à-dire identique aux valeurs mesurées par DL) a été de 23 $\pm$ 20 cm H2O et s'est abaissée à 17 $\pm$ 16 cm H2O chez les patientes avec TQmax $>$ 15 sec (P $<$ 0,04).
En revanche, la pression maximale du detrusor avec TQmax $<$ 15 sec et TQmax $>$ 15 sec a été la même (44 $\pm$ 21 cm H2O et 49 $\pm$ 33 cm H2O, P :0,1).
La comparaison de l'aspect des courbes obtenues avec DL et DESP a montré une bonne corrélation chez 71% des patientes, aucune corrélation chez 11% (chez 18% : non comparable).

CONCLUSION :

Les effets occlusifs d'un microtip per-urétral durant la miction se traduisent par une diminution des valeurs de Qmax, une diminution importante des valeurs de TQmax, due à une pression d'ouverture du col vésical plus basse chez certaines patientes. L'aspect des courbes n'est lui que peu modifié par la présence d'un cathéter intra-urétral.

Perinealsonographie als Alternative zum lateralen Urethrozystogramm

G. Schär, C. Hutzli, O.R. Köchli, D. Fink, E. Wight, R.A. Steiner, U. Haller
Universitätsfrauenklinik Zürich

Das laterale Urethrozystogramm gehört zum Untersuchungsstandard im Rahmen einer urodynamischen Untersuchung, obwohl ihm einige Nachteile anhaften. Dazu zählen die Invasivität der Untersuchung mit der Blasenkatheterisierung, die statische Untersuchungsanordnung beim Pressen, welche Auswirkungen durch schnelle intraabdominale Druckerhöhungen nicht wiedergeben kann und die Röntgenbelastung, welche vor allem in den Augen der Patientinnen einen wesentlichen Nachteil darstellt. Mehrere Autoren berichteten über die gute sonographische Darstellung von Blase und Urethra mit dem perinealen Zugang, weshalb wir die beiden Methoden miteinander verglichen haben.

Methode: Bei 81 Patientinnen führten wir Perinealultraschall- und Röntgenuntersuchung unter standardisierten Bedingungen in Ruhe und beim Pressen durch. Zur Auswertung der Distanzen wurde ein Koordinatensystem mit Zentrum beim ventralsten Punkt des unteren Symphysenrandes verwendet. Es wurden auch der Winkel ß nach Green, die Form und Lage der Urethra verglichen.

Resultate: Mit der perinealsonographischen Untersuchung gelingt es in überzeugender Weise, die geforderten anatomischen Strukturen darzustellen. Urethra, Blase und Symphyse sind auch beim Husten oder Pressen einwandfrei darstellbar. Eine Blasenkatheterisierung ist nicht notwendig. Die Messung der Distanzen und Winkel gelingt, ausser bei grosser, prolabierender Zystozele, so gut wie im lateralen Urethrozystogramm. Die verglichenen Messwerte zeigen vor allem beim Pressen, dass die Distanzen und der Winkel Beta im Ultraschallbild stärkere Ausschläge ergeben als im Röntgenbild. Ein wesentlicher Vorteil der sonographischen Methode liegt in der besseren Steuerbarkeit des Untersuchungsvorganges. Die Untersuchung kann ohne Strahlenbelastung mehrmals wiederholt werden, was bei schlecht kooperierenden Patientinnen ein Vorteil ist. Die Perinealsonographie ist einfach durchzuführen, zeit- und kostensparend. Sie ist jedoch bei Patientinnen mit prolabierender Zystozele weniger aussagekräftig, da die Darstellung von Urethra und Meatus internus erschwert oder sogar unmöglich ist.

Schlussfolgerung: Die vorlegende Studie zeigt, dass der Perinealultraschall dem lateralen Urethrozystogramm bezüglich Darstellung der geforderten anatomischen Strukturen ebenbürtig ist. Wesentliche Vorteile der Perinealsonographie sind die bessere Steuerbarkeit der Untersuchung, womit im Pressbild Deszensuszeichen besser zur Geltung kommen. Bei der prolabierenden Zystozele behauptet das laterale Urethrozystogramm seinen Stellenwert. Diese Erfahrungen haben dazu geführt, dass wir das laterale Urethrozystogramm zu 95% durch den Perinealultraschall ersetzt haben. Die vorliegenden Erkenntnisse sind auch die Grundlage zur Erarbeitung von dynamischen Untersuchungsanordnungen mittels Videoperinealsonographie und simultaner urodynamischer Druckmessung.

Reproduzierbarkeit der perinealsonographischen Untersuchung in der Inkontinenzdiagnostik

D. Fink, G. Schär, O.R. Köchli, E. Wight, R.A. Steiner, U. Haller
Departement für Frauenheilkunde, Klinik für Gynäkologie, Universitätsspital Zürich

Ziel der Arbeit:

In einer vorangehenden Vergleichsstudie mit dem lateralen Urethrozystogramm konnten wir zeigen, dass die Perinealsonographie eine gute Alternative in der bildgebenden Inkontinenzdiagnostik ist. Ziel dieser Studie ist die Untersuchung der Reproduzierbarkeit der perinealsonographischen Technik, um die Zuverlässigkeit der erhobenen Resultate beurteilen zu können.

Material und Methode:

Bei 40 Patientinnen wurden unter standardisierten Bedingungen jeweils zwei perinealsonographische Untersuchungen durch zwei verschiedene Ärzte durchgeführt und miteinander verglichen. Die Messungen erfolgten bei liegender Patientin unter intravesikaler Druckkontrolle bei 300 ml Blasenfüllung. Es galt die geforderten anatomischen Strukturen (Blase, Urethra und Symphyse) im Sagittalschnitt in Ruhe und beim Pressen darzustellen. Zur Auswertung wurde ein Koordinatensystem mit Zentrum am ventralsten Punkt des unteren Symphysenrandes verwendet. Beurteilt wurden: Höhe des Meatus internus zum unteren Symphysenrand, Distanz zwischen Meatus internus und hinterem Symphysenrand, Retrovesikalwinkel ß nach Green, Blasenform, Form und Lage der Urethra.

Resultate:

Die Darstellung der geforderten anatomischen Strukturen gelang durch beide Untersucher sowohl in Ruhe als auch beim Pressen, so dass bei standardisierten Grundbedingungen (Blasenfüllung, intravesikaler Druck, Messverfahren) keine signifikanten Unterschiede zwischen den Resultaten der beiden Untersucher gefunden wurden. Schwierigkeiten in der Darstellung von Urethra und Meatus internus traten bei Patientinnen mit grosser Zystozele auf.

Schlussfolgerung:

Die vorliegende Studie zeigt eine gute Reproduzierbarkeit der perinealsonographisch erhobenen Daten. Die Messwerte sind zuverlässig. Damit unterstreichen die vorliegenden Resultate den Stellenwert der Perinealsonographie in der Inkontinenzdiagnostik. Einzig bei grosser Zystozele stösst diese Untersuchungstechnik an ihre Grenzen.

Lang-Zeit-Resultate nach Inkontinenzoperation nach Marshall-Marchetti-Burch

J. Feyereisl, W. Hänggi*, A. Brandenberger*, E. Dreher*
II. Universitäts-Frauenklinik, Prag
*Universitäts-Frauenklinik Bern

Ziel der Arbeit:
Objektive Beurteilung der Erfolgsrate nach Inkontinenz-operation nach Marshall-Marchetti-Burch (MMB) mindestens 5 Jahre nach dem Eingriff.

Patientinnengut:
Im Zeitraum von 1979 - 1984 wurden an der Universitäts-Frauenklinik Bern 87 Frauen mit einer Stress-Inkontinenz mittels MMB operiert. Bei 35 Frauen (40%) erfolgte der Eingriff aufgrund einer Rezidiv-Inkontinenz nach einer früheren Operation. Bei 52 Frauen (60%) erfolgte die Operation als erstmalige Inkontinenz-Korrektur.

Methodik:
Bei jeder Patientin wurde prä- und postoperativ (mindestens 5 Jahre nach dem Eingriff) eine klinische, eine urodynamische und eine morphologische Abklärung zur Beurteilung der Inkontinenz durchgeführt.

Resultate:
Eine sowohl klinisch als auch urodynamisch verifizierte Kontinenz, mindestens 5 Jahre postoperativ, wurde bei 81% der Frauen erreicht. Die Erfolgsraten unterscheiden sich in den Unterkollektiven derjenigen Frauen, bei denen der MMB als Erst-Inkontinenz-Operation durchgeführt wurde (79%) nicht von denjenigen, bei denen 1 Inkontinenz-Operation (83%) bzw. 2 Inkontinenz-Operationen (82%) vorausgegangen sind.

CORRECTION D'UN PROLAPSUS GENITAL AVEC INCONTINENCE URINAIRE A L'EFFORT PAR URETRO-VESICO-SUSPENSION A L'AIDE D'UNE BANDELETTE DE LYODURE: RESULTATS A ...NG TERME

Dr D. DEVAUD, PD Dr A. WEIL, Prof. F. KRAUER
Clinique de Gynécologie / Hôpital Cantonal Universitaire de Genève

BUT DE L'ETUDE

Cette étude présente les résultats d'un follow-up de 8 ans en moyenne (5 - 10 ans) de patientes ayant subi une correction chirurgicale d'un prolapsus génital, avec incontinence urinaire à l'effort primaire ou récidivante.

PATIENTES ET METHODE

106 patientes ont pu être évaluées. Toutes avaient subi une exploration pré-opératoire comportant un examen clinique et urodynamique (débimétrie, urétrocystométrie, sphinctérométrie statique et dynamique, Nappy test). 75 patientes ont pu être réévaluées par les mêmes méthodes après un follow-up d'une durée moyenne de 8 ans. Les autres 31 patientes ont répondu seulement à un questionnaire téléphonique qui permettait d'apprécier leur degré de satisfaction subjective, la présence ou absence d'une éventuelle récidive de l'incontinence, ou d'autres troubles mictionnels et l'intervalle libre après l'opération. De ces 106 patientes, 14 (13%) ont été opérées pour une récidive d'incontinence. Interventions chirurgicales: colpo-vésicorraphie, avec ou sans hystérectomie, pose d'une bandelette de Lyodure sous-urétrale, colporraphie postérieure si nécessaire (voir Rottenberg et al., Brit. J.Obstet.Gynecol. 92:829, 1985).

RESULTATS

Globalement 82 patientes (77%) se disaient satisfaites de l'intervention, 24 patientes (23%) étaient insatisfaites. Sur le plan subjectif 74 patientes (70%) sont continentes, 32 patientes (30%) sont incontinentes à différents degrés. L'intervalle libre moyen évaluable pour 25 patientes est de 14 mois. Une association d'autres troubles mictionnels (nicturie, pollakiurie, dysurie, urgences mictionnelles) a été diagnostiquée chez 21 patientes(20%) dont 12 se plaignaient également d'une incontinence urinaire à l'effort. Les autres 9 patientes étaient continentes. Sur le plan clinique (status génital) 52 patientes sur 75 patientes examinées (69%) étaient guéries de leur cystocèle, 17 patientes (23%) avaient une cystocèle I°, 6 patientes (8%) une cystocèle II° et 3 patientes (4%) un prolapsus du dôme vaginal. 2 entérocèles ont été retrouvées. Sur le plan urodynamique, une récidive d'insuffisance urétrale a été documentée chez 19 patientes (25,3%) ainsi que 4 vessies instables de novo.

DISCUSSION ET CONCLUSION

Les résultats cliniques et urodynamiques chez les 106 patientes opérées pour une incontinence urinaire accompagnant un prolapsus génital et réévaluées après un follow-up d'une moyenne de 8 ans sont comparables aux chiffres trouvés dans la littérature. Le collectif de départ contenait un certain nombre de patientes avec une incontinence urinaire mixte ou avec d'autres facteurs de risque comme l'obésité, des affections respiratoires, le tabagisme et la constipation chronique qui expliquent peut-être certains échecs. L'utilisation d'une bandelette de Lyodure pour suspension de l'angle urétro-vésical nous semble une méthode valable pour traiter une incontinence urinaire à l'effort accompagnée d'un prolapsus génital.

Die semizirkuläre, transurethrale Blasenhalsresektion als minimal invasiveTherapieoption beim überkorrigierten Blasenhals

Fehr P.[1], Müller J.[2], Benz D.[1], Lorenz U.[1]

[1]Frauenklinik, Kantonsspital St. Gallen
[2]Urologische Klinik, Kantonsspital St. Gallen

Therapiekonzept:
Minimal invasives Operationsverfahren bei postoperativer infravesikaler Obstruktion als interdisziplinäres Problem nach Inkontinenzoperationen.

Patienten und Methode:
Retrospektive, kasuistische Analyse von 4 Patientinnen mit signifikanter Blasenentleerungsstörung nach abdominalen Inkontinenzoperationen. Beobachtungszeit 14 - 24 Monate. Alle Patientinnen wiesen eine schwere, zystomanometrisch verifizierte, infravesikale Obstruktion auf. Medikamentöse Therapieversuche waren ohne Erfolg.
<u>Operation:</u> Vorsichtige, semizirkuläre TUR-Blasenhals der dorsalen, obstruierenden Blasenhalslippe zwischen 3 und 9 Uhr in Steinschnittlage durch den Urologen.

Resultate:

Restharnfrei	4 von 4 Patientinnen
Rezidiv-Stressinkontinenz	0 von 4 Patientinnen
Subjektiv gute Miktion	4 von 4 Patientinnen

Konklusion:
Die transurethrale, semizirkuläre Blasenhalsresektion stellt als minimal invasives Therapieverfahren eine wertvolle Alternative zur herkömmlichen retropubischen Lyseoperation und zum intermittierenden Selbstkatheterismus dar.

Senologie / *Senologie*
Vorsitz / Présidence: Dr. med. J. F. Delaloye, Lausanne
Dr. med. D. Benz, St. Gallen

SCHEMA THERAPEUTIQUE DES MASTODYNIES CYCLIQUES

P. Stückelberger*, P. Schäfer, F. Krauer; Clinique de Gynécologie, Hôpital Cantonal Universitaire Genève.

Les mastodynies sont largement le motif de consultation principal en sénologie. Dans un tiers des cas il s'agit de **mastodynies non cycliques** qui peuvent être rattachées à une pathologie organique intramammaire ou extramammaire. Les deux tiers des cas restant sont représentés par des **mastodynies** dont le caractère **cyclique** reflète une pathologie fonctionnelle d'origine hormonale (centrale ou/et périphérique)dont l'étiologie précise est encore inconnue. Ces mastodynies cycliques (MC) sont souvent associées à un état fibrokystique ou à un sydrome prémenstruel. De 1991 à 1993, sur 1054 nouvelles patientes de notre consultation de sénologie, le diagnostic de MC à été retenu dans 21 % des cas (n=219). Une revue critique de la littérature nous a permis de modifier notre approche thérapeutique des MC de la façon suivante :

1) examen clinique +/- mammographie +/- cytoponction
2) réassurance (suffit dans 85%)
3) contraception orale (C.O.) :
   - si C.O. ⟶ stop
   - si arrêt de C.O. impossible ou si désir de C.O. :
   augmenter dosage progestatif et/ou utiliser dérivés lynestrenol ou
   desogestrel *(marvelon, ovidol, mercilon, yermonil, ovanon, ovostat micro)*
   - le seul traitement possible avec C.O. = acides gras essentiels
    (primrose oil, efamol)
4) "Breast Pain Chart" (minimum 2 mois)
   MC modérée ou/et désir de traitement "non hormonal"
     - *primrose oil : efamol 2 x 500 mg 3x/j. pdt. 4 mois*
     - régime pauvre en graisse
     - diminuer stress et methylxanthine
   MC sévère ou échec de traitement non hormonal :
    mesurer taux basal prolactine:
    > 15 ng/ml. ⟶ *parlodel 2 x 2,5 mg/j. pdt. 3 mois*

    < 15 ng/ml. ⟶ *danazol 2 x 100 mg/j. pdt. 2 mois*

        "low dose danazol " : maximum 6 mois
        100 mg/j ⟶ *800 mg/mois* (schéma dégressif)
        + contraception mécanique !
5) **MC récidivante** et/ou échec de traitement "classique"
    (efamol, parlodel,danazol)
      - *tamoxifen 10 mg/j (8-25 j./cycle)*
      - *decapeptyl R 1x/mois pdt. 3-6 mois*
      -*(4 hydroxytamoxifen gel)*

Korrelation von Mammapalpationsbefund,Mammographie und Histologie

M.Krayenbühl,B. von Dach,G.Krestin,U.Haller
Departement für Frauenheilkunde, Klinik und Poliklinik für Gynäkologie
Universitätsspital Zürich;

Die Mammografie zeigt unter den bisher bekannten bildgebenden Verfahren die höchste Sensitivität im Nachweis von Karzinomen,insbesondere von klinisch okkulten Karzinomen.Ziel unserer retrospektiven Studie war es,als Qualitäts-sicherung zu eruieren,bei wievielen mammografisch suspekten Befunden histologisch ein Karzinom nachgewiesen werden konnte.Ebenso prüften wir die Histologien der Probeexzisionen aufgrund von Palpationsbefunden mit unauffälli-gen Mammografien.

1991 wurden an der Universitätsfrauenklinik Zürich 127 Probexzisionen aufgrund eines mammografisch suspekten Befundes und/oder eines Mammapalpationsbefundes durchgeführt.Die mammografischen Befunde stellen den Konsensus von zwei Radiolog/innen und eines Gynäkologen/einer Gynäkologin dar,die Aufnahmen erfolgten in zwei Ebenen:mediolateral und craniocaudal.Suspekte Befunde waren:gruppierter Mikrokalk,Sternfiguren,Verschattungen und Asymmetrien.

83 der 127 Mammaprobexzisionen (65%) wurden wegen suspektem mammografischen Befund z.t. nach präoperativer Markierung durchgeführt,44 (35%) aufgrund eines supekten Palpationsbefundes bei unauffälliger Mammografie.Bei den 83 suspekten Mammografien fand sich histologisch bei 31 Patientinnen (37%) ein Karzinom.Davon waren drei In-Situ-Karzinome.Sechs Karzinompatientinnen wiesen keinen Palpationsbefund auf.Bei 44 Patientinnen wurde aufgrund eines Palpationsbefundes bei unauffälliger Mammografie eine Probeexzision durchgeführt.Histologisch fand sich bei sechs Patientinnen (13%) ein Karzinom.

Zusammenfassend kann festgestellt werden,dass beim Vorliegen eines suspekten Mammografiebefundes und/oder eines Palpationsbefundes in knapp einem Drittel der Fälle mit dem Vorliegen eines Mammakarzinomen gerechnet werden muss.

TRAITEMENT CHIRURGICAL DU DCIS 1978 - 1992: ÉVOLUTION OU RÉVOLUTION?

P. Schäfer   Clinique de Gynécologie, HCU Genève

BUT:

Analyse de notre attitude thérapeutique en cas de DCIS (cancer canalaire in situ) et des bases décisionnelles.

MATERIEL ET METHODES:

De janvier 1978 à décembre 1992 nous avons traité 84 DCIS: 10 ont été trouvés fortuitement par le pathologue dans des pièces de mastectomie contro-latérale effectuée pour des raisons non-oncologiques lors du traitement chirurgical du cancer du premier sein; chez 4 patientes la découverte du DCIS dans le sein contro-latéral était métachrone; chez 5 patientes il s'agissait d'un diagnostic de DCIS synchrone. Il reste pour la période 1978 à 1987 32 patientes et pour la période de 1988 à 1992 33 patientes chez lesquelles le diagnostic de DCIS correspondait à la première lésion maligne observée.

RESULTATS

	1978 - 1987	1988 - 1992
Total cancers traités par chirurgie	647	578
Total DCIS traités	45	39
Pour notre étude retenus	32	33
% par rapport au total des cancers traités par période	4,9%	5,8%
- mastectomie $^+$ curage ganglionnaire	25	5
- traités par moins que mastectomie, $^+$ RT	7	28
Total récidives (observées jusqu'en février 1993)	4	2
Durée de surveillance en mois (médiane)	110	23
Délais en mois	14 à 48	13 et 24

DISCUSSION:

Jusqu'au milieu des années 80 la mastectomie, avec ou sans curage axillaire, correspondait au traitement standard du DCIS. Encore en 1989, certains auteurs plaidaient pour le traitement radical, car la guérison était ainsi garantie à presque 100 %; un traitement conservateur ne leur semblait envisageable que dans le cadre d'une étude.

En 1986 l'EORTC breast cancer cooperative Group avait activé un protocole phase 3, se basant sur trois études à faible nombre d'observations de traitements par excision seule avec un taux de rechute sous forme d'un cancer invasif allant jusqu'à 30 %. Leur protocole ne comportait que deux bras: excision seule et excision suivie de radiothérapie; un bras-contrôle qui aurait dû comporter le traitement standard de l'époque n'était pas pris en considération.

Ce changement radical de l'attitude thérapeutique se faisait manifestement sous la pression d'une détection de plus en plus fréquente du DCIS dans le contexte du dépistage systématique; le traitement radical pour les lésions dépistées n'était tout simplement plus acceptable.

Les nouvelles connaissances sur la biologie des différentes lésions de DCIS et les résultats des différentes études actuellement en cours ainsi que nos propre résultats nous rassurent aujourd'hui sur notre attitude adoptée en 1988.

Verteilungsmuster axillärer Lymphknotenmetastasen beim invasiven Mammakarzinom

M.K. Fehr, O.R. Köchli, D. Fink, G. Schär, E. Wight, R.A. Steiner, U. Haller
Departement für Frauenheilkunde, Klinik für Gynäkologie, Universitätsspital Zürich

Ziel: Das Ziel der axillären Lymphonodektomie besteht darin, sowohl die Diagnose (Staging), Prognose wie auch adäquate Therapie (axilläre Rezidivfreiheit) der Patientin (P.) zu sichern. Das Verteilungsmuster der axillären Lymphknotenmetastasen und die Häufigkeit von Skip-Metastasen wurde bei unseren Patientinnen (P.) mit invasivem Mammakarzinom bestimmt. Zusätzlich wurde geprüft, ob sich der Befall höherer axillärer Lymphknoten (Level II und III) mit pathologischen Prognosefaktoren voraussagen lässt.

Patientengut und Methodik: Die Untersuchung erfolgte von 1990 bis 93 retrospektiv. 91 P. konnten eingeschlossen werden. Die Auswertung erfolgte für mastektomierte und brusterhaltend operierte P. getrennt. Die Zuteilung der resezierten Lymphknoten (Lk) zu den Gruppen Level I bis III erfolgte durch den Operateur. Die Patientengruppe mit Befall des Lk-Level II und/oder III wurde mit derjenigen mit alleinigem Befall des Level I bezüglich Tumorgrösse, Histologie, Grading, Bilateralität, Lokalisation, Multizentrizität, peritumoraler Lymph-/Hämangiose, Hautinfiltration, diffusem Stromabefall, und Ausprägung der in situ Komponente verglichen.

Ergebnisse: Durchschnittlich wurden 25,5 Lk (9-60) pro Axilla entfernt, wobei 18,2 (5-34) zu Level I (=72%), 5,8 (0-24) zu Level II (=22%) und 1,5 (0-7) zu Level III (=6%) gezählt wurden. Zwischen brusterhaltend operierten und mastektomierten P. fand sich kein Unterschied was die Anzahl exstirpierter Lk oder deren Verteilung auf die 3 Level betraf. Bei den 39 nodalpositiven P. (43%) fanden sich bei 2 P. Skip-Metastasen (5,1%). Ansonsten lag ein kontinuierlicher metastatischer Befall der Axilla vor mit 87% der befallenen Lk in Level I, 11% in Level II und 1,3% in Level III. Bei 62% der nodalpositiven P. war ausschliesslich Level I, bei 10% alle drei Lk-Stationen befallen. Im Level III fanden sich bei 13% der nodalpositiven P. Metastasen. Das Metastasierungsmuster war vom Ausmass des Gesamtlymphknotenbefalls sowie vom Befall des Level I abhängig. Level II und III waren signifikant häufiger befallen wenn sich im Primärtumor eine peritumorale Lymph- und/oder Hämangiose fand, wenn ein diffuser Stromabefall oder eine perinodale Lymph- und/oder Hämangiose in der Axilla vorlag.

Schlussfolgerungen: Die axilläre Lymphonodektomie bei brusterhaltender Therapie mittels separatem Zugang liefert die gleiche Lk-Anzahl und Verteilung wie diejenige durch den Mastektomie-Schnitt. In der Regel liegt ein kontinuierlicher metastatischer Befall der Axilla vor, das Ueberspringen der Lk-Gruppe in Level I ist selten (2,6%). Einzelne pathologische Kriterien des Primärtumors liefern einen Hinweis auf das zu erwartende Ausmass und das Verteilungsmuster der Lk-Metastasierung.

La Mastectomie Contro-latérale Synchrone dans le Traitement du Cancer du Sein Unilatéral

Clinique de Gynécologie de l'Hôpital Cantonal Universitaire de Genève.
M.Mueller Sapin, P.Schaefer, F.Krauer

But: Comparer les patientes ayant subi une mastectomie uni ou bilatérale pour traitement d'un cancer du sein unilatérale en utilisant plusieurs paramètres quantifiables.

Matériel et méthode: De janvier 1985 à décembre 1991 nous avons traité 382 patientes chez qui l'ablation du sein était indiquée. Cette étude rétrospective a retenu 139 patientes ayant subi une mastectomie selon Patey seule (groupe 1) et 105 patientes ayant eu un Patey et une mastectomie contro-latérale (groupe 2). Les patientes décédées ou présentant un cancer bilatéral synchrone ou métachrone ont été exclues. Nous avons comparé l'âge et le poids des patientes, le poids du sein malade, le nombre de transfusions sanguines et la durée de l'intervention et de l'hospitalisation pour les 2 collectifs.

Résultats:

groupes	1*	2*
Age (ans)	55	71
Poids du sein (gr.)	365	500
Poids patiente (Kg)	61	65
Durée opératoire (min)	105	120
Transfusions (pat.)	3	4
Durée d'hospitalisation (j.)	11	12

** tous les chiffres correspondent à des médianes*

Conclusions: La mastectomie bilatérale est plus souvent effectuée chez la patiente âgée présentant des seins de gros volume. La durée d'hospitalisation, le nombre de transfusions et le poids des patientes sont semblables dans les 2 collectifs.La durée opératoire n'est que peu rallongée et n'entraine pas de perte sanguine supplémentaire.
Depuis 1985 nous discutons avec toutes nos patientes, pour qui une mastectomie est nécessaire, la possibilité de la mastectomie synchrone controlatérale. En cas de traitement conservateur, la possibilité d'une mastectomie uni ou bilatérale est également discutée. Cette proposition ne se fait pas dans le contexte oncologique, mais dans un but d'améliorer la qualité de vie et de confort de la patiente. Une étude rétrospective sur l'acceptation à long terme de cette approche thérapeutique est en cours.

Subjektive und objektive Beurteilung plastischer Mammaoperationen

A. Juchler, J. Benz, K. Amstutz, B. Studer
Frauenklinik, Kantonsspital Winterthur

Ziel der Arbeit: In einer retrospektiven Studie werden die Langzeitresultate plastischer Mammaoperationen subjektiv und objektiv beurteilt.
Patientinnen: Bei 179 Frauen wurden 303 Brüste plastisch korrigiert. Darunter sind 155 Reduktionen, 45 Augmentationen, 26 Mastopexien, 26 Rekonstruktionen und 31 andere plastische Eingriffe. 90 Patientinnen konnten 3 bis 12 Jahre nach der Operation kontrolliert werden.
Methoden: Die Nachkontrollen bestanden aus einem persönlichem Gespräch auf Grund eines identischen Fragebogens und aus einer objektiven Beurteilung durch eine an Indikation, Planung und Operation nicht beteiligte Person. Beurteilt werden Grösse, Form, Symmetrie, Sensibilität und Gesamtresultat. Das präoperative Vorgehen war stets identisch, da der gleiche Operateur alle Frauen behandelte.
Resultate: In allen Gruppen waren über 90 % der Frauen mit dem Langzeitresultat zufrieden, während bei objektiver Beurteilung die kosmetisch guten Ergebnisse je nach Gruppe zwischen 62 % (Reduktion) und 92 % (Mastopexie) lagen. Bei Operationen aus rein kosmetischen Gründen (Augmentation, Mastopexie) beurteilten die Patientinnen ihr Aussehen selbst sehr kritisch und kamen so der objektiven Beurteilung nahe. Dagegen waren die Frauen nach Reduktion, bzw. Rekonstruktion mit dem Operationsergebnis eher zufrieden. Der Grad der subjektiven Zufriedenheit korreliert nicht streng mit dem objektiven Resultat.
Schlussfolgerungen: Insgesamt ist der hohe Grad der Zufriedenheit erfreulich und bedeutet, dass viele Frauen von einer plastischen Mammaoperation profitieren können, falls die Indikation zurückhaltend gestellt wird und die Patientin ihren Entscheid für den Eingriff frei wählen kann, basierend auf sorgfältiger Aufklärung.

Nodalnegative Mammakarzinompatientinnen, die von einer adjuvanten Systemtherapie profitieren

J. Benz, B. Benz-Baumann, B. Studer
Frauenklinik, Kantonsspital Winterthur

Ziel der Arbeit: Dank verbesserter Früherkennung
nimmt der Anteil nodalnegativer Mammakarzinompa-
tientinnen laufend zu. Rund 30 % dieser Gruppe hat
ein hohes Rezidivrisiko, wobei ihr tumorfreies
Intervall durch eine adjuvante Systemtherapie ver-
längert werden kann. Es ist deshalb wichtig, diese
Untergruppen mit zusätzlichen Prognosefaktoren ein-
zugrenzen.
Patientinnen: Unter 509 primär operierten Patientinnen konnten 112 mit histologischem und zytolo-
gischem Grading beurteilt werden. Davon waren 49
(43,8 %) nodalnegativ. 53 Frauen hatten zusätzlich
eine DNA-Bestimmung. Davon waren 34 (64,2 %) nodalnegativ. Die Beobachtungszeit schwankte zwischen
minimal 2 und maximal 10 Jahren.
Methoden: - histologisches Grading nach Bloom-
Richardson, - zytologisches Grading nach Schenck,
- DNA-Gehalt, ausgewertet nach Auer.
Resultate: Tumorfreies Ueberleben und:

1. histologisches Grading (n: 49, nodalnegativ)

Grading	12	24	36	48	≥60 M.
I	87,5 %	87,5 %	71,4 %	40,0 %	25,0 %
II	96,8 %	87,1 %	87,1 %	65,0 %	52,9 %
III	100,0 %	90,0 %	66,7 %	50,0 %	33,3 %

2. zytologisches Grading (n: 49, nodalnegativ)

Grading	12	24	36	48	≥60 M.
1-4	100,0 %	100,0 %	100,0 %	87,5 %	71,4 %
5-8	94,3 %	82,9 %	50,0 %	35,0 %	30,0 %

3. DNA Muster (n: 34, nodalnegativ)

Auertypen	12	24	36	48	≥60 M.
I + II	100,0 %	100,0 %	88,9 %	87,5 %	87,5 %
III + IV	93,3 %	80,0 %	54,5 %	22,2 %	22,2 %

Schlussfolgerungen: Das zytologische Grading und
die DNA-Histogrammtypen eignen sich neben anderen
Prognosefaktoren zur Abgrenzung des nodalnegativen
Risikokollektiv, welches von einer adjuvanten Systemtherapie profitiert. Das histologische Grading
ist nach unseren Resultaten dazu nicht in der Lage.

Etablierung des ATP-Chemosensibilitätsassays beim Mammakarzinom

O.R. Köchli, B.-U. Sevin*, G. Schär, E. Wight, R. Steiner, U. Haller
Universitätsfrauenklinik Zürich, *Sylvester Cancer Center Miami, USA

Ziel der Arbeit:
Anwendung des Adenosintriphosphat-Cell-Viability-Assays (ATP-CVA) an Mammakarzinom-Zell-Linien und an Mammakarzinom-Frischtumor

Material:
Der ATP-CVA wurde an 3 verschiedenen Mammakarzinom-Zell-Linien MCF-7, T47D und BT-20 angewendet. Folgende Zytostatika wurden gestestet: Adriamycin (ADR), 4-Hydroperoxy-Cyclophosphamid (4-HC), 5-Fluorouracil (5-FU), Taxol (TAX) und Pirarubicin (PIRA). Ausserdem wurden die Chemosensibilitätsprofile von 61 Mammakarzinom-Frischtumoren untersucht. Bei 14 Patientinnen mit metastasierter Erkrankung konnte in 17 Fällen die in vitro-in vivo Korrelation erzielt werden.

Methode:
Die Methode des ATP-CVA konnte für die Zell-Linienuntersuchungen analog den Untersuchungen beim Ovarialkarzinom übernommen werden (Gynecol Oncol 31: 191-204). Die Methodik für Mammakarzinom- Frischtumoren musste neu etabliert bzw. adaptiert werden (Disaggregationsmedium, Kultivierungsmedium, Kultivierung u.a.m).

Resultate:
Zell-Linienuntersuchungen: Die durchschnittlichen IC50-Werte in Spitzenplasma-konzentrationen mit Standardabweichungen lagen bei: 5-FU: 0.09±0.06, ADR: 0.32±0.04, 4-HC: 0.57±0.33, PIRA: 0.035±0.04, TAX 0.00623±0.004 Frischtumor-untersuchungen: Verfügbarkeitsrate des Tests: 95 %, Sensitivität: 90 %, Spezifität: 86 %

Schlussfolgerungen:
Zell-Linienuntersuchungen: Der ATP-CVA stellt auch beim Mammakarzinom eine verlässliche, praktische und reproduzierbare Methode zur in vitro Testung von Zytostatika dar. Taxol war von den getesteten Substanzen die aktivste. Frischtumor-untersuchungen: Die Verfügbarkeitsrate des Tests liegt sehr hoch und die präliminären Daten der klinischen Korrelationen sind sehr erfolgversprechend, müssen aber in weiteren Untersuchungen bestätigt werden.

Video/FM Endoskopie / *Vidéos/CL Endoscopie*

Vorsitz / Présidence: PD Dr. med. A. Weil, Neuchâtel
Prof. Dr. med. A. Almendral, Basel

DIE LAPAROSKOPISCHE ADHÄSIOLYSE

M. Mueller, U. Herrmann, Ch. Klaiber*
Frauenklinik, Regionalspital Biel
*Chirurgische Abteilung, Spital Aarberg

Zweck der Studie : Bei Abdominalschmerzen infolge Adhäsionen führt die Verwachsungslösung per laparotomiam, wegen der Neubildung von Adhäsionen, selten zu einer Heilung. Die laparoskopische Adhäsiolyse (LSC-ADL) hat das Potential, Verwachsungen zu lösen ohne de novo Adhäsionen zu induzieren. In dieser Arbeit wird die Hypothese untersucht ob die LSC-ADL eine effiziente Behandlung der chronischen Abdominalschmerzen beim Verwachsungsbauch darstellt und auch als geeignetes Operationsverfahren beim Bridenileus dienen kann.

Patienten : Bei 53 Patienten (38 Frauen und 15 Männer) wurde eine LSC-ADL durchgeführt (41 in Aarberg, 12 in Biel). In 17 Fällen handelte es sich um Notfalleingriffe (darunter 8 Fälle mit einem Ileus). In allen Fällen waren ausschliesslich Adhäsionen für die Beschwerden nachzuweisen; Patientinnen mit Endometriose oder anderen Pathologien wurden ausgeschlossen.

Operations-Methode : Adhäsionen Grad I-II wurden entweder scharf durchtrennt oder nach bipolarer Koagulation gelöst, Adhäsionen Grad III wurden ligiert oder geclippt und anschliessend durchtrennt. Bei allen Patienten wurde zur Adhäsionsprophylaxe 500 ml Ringer-Lösung intraabdominal hinterlassen, und unmittelbar postoperativ eine Therapie mit einem Gastro-Prokinetikum (Prepulsid^R) eingeleitet. Bei ausgedehnter und darmnaher Adhäsiolyse wurde zusätzlich eine Antibiotika-Prophylaxe durchgeführt.

Ergebnisse & Diskussion: Bisher konnten 32 Patienten anhand eines standartisierten Fragebogens, im Median 12,2 Monate postoperativ, nachkontrolliert werden:

	Chronisch	Notfall	Ileus	Total
Beschwerdefrei	4	9	7	20
Gebessert	9	0	1	10
Unverändert	2	0	0	2
Stärker	0	0	0	0

31 Patienten würden sich in derselben Situation nochmals dieser Operation unterziehen. Nur durch die Laparoskopie können vermutete Adhäsionen mit Sicherheit nachgewiesen werden. Sie erlaubt zusätzlich eine Lösung derselben und kann, bei adäquater Nachbehandlung, die Mehrheit der Patienten von den Schmerzen befreeien.

Dr B. KUNZ et Dr J-M. LAMBERCY (Lausanne)

But de l'étude :

Présentation de l'hystéroscopie diagnostique au cabinet médical avec évaluation de la faisabilité et de la fiabilité.

Patientes :

L'expérience porte sur des patientes examinées au cabinet médical de novembre 1992 à mai 1993.

Méthode :

Présentation d'une part du matériel de l'hystéroscopie diagnostique et des indications.

Résultats :

Les résultats sont évalués en fonction d'une part de l'évolution des patientes après l'examen ou par confirmation hystologique dans certains cas.

Conclusion :

Sans aller jusqu'à penser que cette méthode se substitura au curetage, elle permet néanmoins d'éviter un certain nombre de ces interventions pratiquées sous narcose, donc d'aller dans le sens d'une diminution des coûts de la santé.

Technik und erste Erfahrungen mit der laparoskopischen Hysterektomie.

M.K. Hohl, M.Häberle
Frauenklinik
Kantonsspital Baden

Einleitung:

Die erste laparoskopische Hysterektomie wurde 1988 in den USA durchgeführt. Bis heute sind aber erst vereinzelt Erfahrungen publiziert worden, oder sie betreffen nur die laparoskopisch assistierte vaginale Hysterektomie. Wir möchten deshalb unsere Technik und erste Erfahrungen mit der laparoskopischen Hysterektomie vorstellen.

Technik:

1. Schritt: Absetzen der Lig. rotunda mittels Bikoagulation und Schere.
2. Schritt: Absetzen von Tube und Lig. ovarii proprium vom Uterus mittels Bikoagulation und Schere oder Endo-GIA Stapler (oder am Lig. infundibulopelvicum bei gleichzeitiger Adnexektomie).
3. Schritt: Präparation des Ureters im Retroperitonealraum bis zum Eintritt in das Lig. cardinale
4. Schritt: Inzision der vorderen Blätter des Lig. latum und Blasenumschlagsfalte und Abpräparation der Blase bis zur Vagina mittels Bikoagulation und Schere.
5. Schritt: Darstellung der art. uterina am Abgang der A. iliaca interna, absetzen derselben mittels Bikoagulation und Schere oder Endo-GIA Stapler.
6. Schritt: Absetzen von Parametrien und Lig. sacrouterina mit Bikoagulation und Schere oder Endo-GIA Stapler.
7. Schritt: Entfernung des Uterus durch die Vagina, Fixation und Verschluss derselben von vaginal her.

Erste Erfahrungen:

Bis 2/93 führten wir 11 laparoskopische Hysterektomien durch. Intraoperativ traten keine Komplikationen auf, postoperativ kam es bei einer Patientin zu einer Richter'schen Hernie! Die konsequente Darstellung der retroperitonealen Anatomie (Ureter, Parametrien) ist derzeit eine wichtige Massnahme zur Prophylaxe postoperativer Komplikationen. Unsere positiven ersten Erfahrungen bilden die Grundlage für eine grössere prospektive Untersuchung (Vergleich zwischen minimal invasiver und abdominaler Hysterektomie).

LAPAROSCOPIE INTERVENTIONELLE EN STERILITE

G. de Candolle et A. Campana
Clinique de stérilité et d'endocrinologie gynécologique, Maternité, Hôpital cantonal universitaire de Genève

Cette cassette vidéo décrit les intruments de base nécessaires pour les interventions laparoscopiques en stérilité. Ciseaux, pince à préhension atraumatique, pince à mors lisses pour saisir les trompes, pince à coaguler bipolaire fine, palpateur gradué et dispositif d'irrigation-aspiration permettant un fort débit dans les 2 sens constituent l'équipement de base indispensable. Une incision ombilicale et 2 à 3 contre-incisions secondaires permettent l'accès à la cavité péritonéale.

L'installation de la patiente est démontrée en détail, ainsi que la position des membres de l'équipe opératoire. Les divers accessoires que sont le moniteur vidéo, l'insufflateur, la lumière froides, les dispositifs de lavage et de coagulation occupent des emplacements privilégiés permettant leur surveillance constante par l'opérateur.

Enfin un certain nombre d'interventions sont montrées: adhésiolyse, salpingostomie, destruction de lésions d'endométriose, kystes endométriotiques et enfin Z.I.F.T..

Narbenneurinom im Pfannenstiel:
Laparoskopische Durchtrennung des n. ilioinguinalis

J.C.Rageth*, F. Sgier**, B. Schüssler***
Spital Limmattal*, Schlieren
Konsiliarius für Neurochirurgie, Kantonsspital Luzern**
Frauenklinik Kantonsspital Luzern***

Narbenneurinome im Pfannenstielbereich sind glücklicherweise selten. Wenn sie auftreten, ist jedoch die Behandlung problematisch, denn die Narbenrevision verspricht unsichere Erfolgschancen und Rezidive sind häufig. Betroffen sind meist die Äste des n.ilioinguinalis und/oder des n.genitofemoralis.

Es wird berichtet von einer 34-jährigen Patientin, welche im Anschluss an eine konservative Adnexoperation wegen Endometriose intensive Narbenschmerzen im Pfannenstielbereich aufwies. Die erste operative Revision des Narbenbereichs führte zu Beschwerdefreiheit, welche jedoch nur ein knappes Jahr lang anhielt. Sie trat mit massiven, durch Opiate kaum beherrschbaren Schmerzen in der rechten Leiste mit Ausstrahlung ins labium majus rechts wiederum notfallmässig ein.

Mittels Lokalanästhetikainfiltration im Verlauf des n.ilioinguinalis an der rechtsseitigen spina iliaca ant. sup. konnten die Schmerzen kurzfristig behoben werden.

Dieser Nerv wurde laparoskopisch auf Höhe der crista iliaca aufgesucht und durchtrennt, worauf die Patientin beschwerdefrei, jedoch mit einem kleinen cutanen Sensibilitätsausfall knapp oberhalb des rechten Knies entlassen werden konnte.

Laparoskopischer Situs bei intraabdominaler Echinokokkosis

P.Rittmann, E.Wight, R.Caduff, R.Steiner, U.Haller
Dept. für Frauenheilkunde. Klinik und Poliklinik für Gynäkologie,
Universitätsspital Zürich

Ziel:
Die Videopräsentation zeigt den aussergewöhnlichen intraabdominalen Situs einer disseminierten Echinokokkosis. Es werden Epidemiologie, heutige therapeutische Möglichkeiten und die Prognose zusammengefasst.

Patientin:
Bei einer 1956 geborenen Patientin aus dem Mittelmeerraum wurde 1991 nach spontaner Ruptur einer Echinokokkuszyste in der Leber eine Zystenexstirpation mit Cholezystektomie durchgeführt und eine Netzplombe angelegt. Die parasitologischen Untersuchungen ergaben eine Infestation mit Echinokokkus granulosus (= zystikus). Der postoperative Verlauf wurde kompliziert durch einen Leberabszess, der nach Drainage unter antibiotischer Therapie abheilte.
Elf Monate später klagte die Patientin über rechtsbetonte Unterbauchschmerzen. Ausser einer erhöhten Blutsenkungsreaktion (61 mm in der 1. Stunde) fiel radiologisch (vaginaler Ultraschall und Computertomografie) eine inhomogene z.T. papillär strukturierte, z.T. flüssigkeitsenthaltenende Veränderung retrouterin auf mit einem Durchmesser von ca. 3,5 cm. Die Wiederholung der 1991 noch positiven Echinokokkus-Serologie fiel diesmal negativ aus.

Methode und Resultat:
Die diagnostische Laparoskopie zeigte das Bild einer disseminierten intraabdominalen Echinokokkose mit ausgeprägtem Befall des Peritoneums sowie Ausbildung einer im Douglaschen Raum gelegenen Echinokokkuszyste. Daneben fand sich noch eine Saktosalpinx rechts.
Postoperativ, nach Laparoskopie und Salpingektomie rechts, wurde gemäss einem Studienprotokoll eine hochdosierte Mebendazol-Therapie begonnen, die über Jahre durchgeführt werden soll. Der bisherige Verlauf zeigte sich komplikationslos.

Sterilität / *Stérilité*

Vorsitz / Présidence: Dr. med. M. Germond, Lausanne
Prof. Dr. med. M. Litschgi, Schaffhausen

Einfluss der Embryoqualität auf die Schwangerschaftsrate bei der In-Vitro-Fertilisation

A. Andermatten/ C. Urech-Ruh/ M. Häberle/ P. Scheurer/ MK. Hohl
Frauenklinik
Kantonsspital Baden

Einführung:
Um in einem IVF-Programm eine klinische Schwangerschaft zu erzielen, werden in der Regel mehrere Embryonen transferiert. Dies führt im Vergleich zur natürlichen Konzeption zu einem signifikanten Anstieg der Mehrlingsschwangerschaften. Um die optimale selektion der Embryonen für eine maximale Schwangerschaftsrate mit einer möglichst geringen Mehrlingsrate zu erreichen, benötigen wir ein einfaches Embryo-Score-System.
Methode:
Die Embryoqualität wird 2 Tage nach der Punktion, vor dem Transfer folgend eingeteilt: III für symmetrische Blastomere ohne Fragmente, II für asymmetrische Blastomere und Oder weniger als 50% Fragmente, I für asymmetrische Blastomere mit mehr als 50% Fragmenten. Aufgrund der Kombination der transferierten Embryonen werden die Patient- innen in Gruppen von 1 - 6 eingeteilt, wobei in den Gruppen 1 - 3 (n=128 Transfers) vorwiegend morphologisch schöne IIIer Embryonen und in den Gruppen 4 _ 6 (n=120 Transfers) IIer und Ier Embryonen transferiert werden.
Resultat:
In den Gruppen 1-3, bei einem Tranfer von max. 2-3 morphologisch schönen Embryonen erreichten wir eine Schwangerschaftsrate von 51%. Im Gegensatz dazu ist die Schwanger- schaftsrate beim Transfer von qualitativ schlechteren Embryonen, auch hier max. 3, in unserem IVF-Programm mit 24% deutlich geringer. In der Gruppe 1-3 traten 15x Mehrlinge auf, davon 5X Drillinge. In der Gruppe 4-6 gab es 3X Mehrlinge, 1 davon Drillinge.
Diskussion:
Obengenannter Embryo-Score ist eine einfache und rasch durchzuführende Einteilung der Embryonen aufgrund morphologischer Kriterien zum Zeitpunkt des Transfers. Diese Kriterien lassen eine optimale Selektion der Embryonen und ANzahl der zu transferiern- den Embryonen zum, um eine hohe Schwangerschaftsrate bei möglichst niederer Mehrlingsrate zu erreichen. Aufgrund der guten Embryoqualität und des Freezing- Programmes haben wir uns entschlossen, in unserem IVF-Programm nur noch maximal 2-3 Embryonen zu transferieren.

Schwangerschaftsraten und "Life-Table" Analyse von 755 Therapiezyklen mit GIFT und IVF.
M.Häberle, C.Urech-Ruh, P.Scheurer, M.K.Hohl
Frauenklinik
Kantonsspital Baden, Schweiz

Einleitung:
Um eine realistische Prognose in der assistierten Reproduktionsmedizin stellen zu können ist die Schwangerschaftsrate/Zyklus nicht ausreichend.Die "Life-table" Analyse der kumulativen Schwangerschaftsrate nach einer definierten Anzahl von Zyklen ist aus der Sicht des betroffenen Paares der aussagekräftigste prognostische Parameter.
Material und Methodik:
Es handelt sich um eine retrospektive Anaylse von 6 Jahren (1986-92:GIFT, 1989-92:IVF). Wir analysierten 236 Pat mit 275 Therapiezyklen mittels GIFT und 386 Pat mit 480 Therapiezyklen mittels IVF.Ausgewertet wurde die Schwangerschaftsrate und Geburtenrate pro Zyklus sowie die kumulative Schwangerschaftsrate mittels "Life-table" Analyse.
Ergebnisse:
Die Patientinnen in der GIFT Gruppe mit verschiedenen Indikationen und einer mittleren Sterilitätsdauer von 5,0 Jahren weisen eine Schwangerschaftsrate resp. Geburtenrate pro Zyklus von 32% resp. 21,4% auf.Die kumulative SS-Rate nach 3 Zyklen beträgt 68,3%.
Die Pat in der IVF-Gruppe mit verschiedenen Indikationen. und einer mittleren Sterilitätsdauer von 5,6 J zeigen eine Schwangerschaftsrate resp. Geburtenrate pro Zyklus von 22,1% resp. 19%.Die kumulative SS-Rate nach 6 Zyklen beträgt 79%.
In der Gruppe der rein tubaren Sterilität betrug die Schwangerschaftsrate resp. Geburtenrate pro Zyklus 32,1% resp 24,7%. Die kumulative SS-Rate nach 6 Zyklen beträgt 74,6%.
Diskussion:
Mit dem Gametentransfer und der IVF erreichen wir kumulative Schwangerschaftsraten, welche einer normalen Fertilität bei einer Fekundabilität von 0,25 entsprechen.Bei der IVF gilt dies besonders für die Gruppe der tubaren Sterilität. In der Gruppe der männlichen Subfertilität ist die "Life-table" Analyse nicht geeignet da nach 2 Zyklen ohne Fertilisation von einer weiteren IVF abgeraten wird.

HORMONE FOLLICULO-STIMULANTE RECOMBINANTE : RESULTATS PRELIMINAIRES D'UNE EVALUATION CLINIQUE DE STIMULATION OVARIENNE POUR FECONDATION IN VITRO ET TRANSFERT D'EMBRYONS.

M. Germond*, Unité de Stérilité, Département de Gynécologie-Obstétrique, CHUV, Lausanne.

BUT DE L'ETUDE : Le but de cette étude multicentrique, ouverte, randomisée en groupes parallèles, est de comparer l'efficacité et la tolérance du Gonal-F® administré par voie sous-cutanée avec celles de la Metrodin® (FSH urinaire purifiée) administrée par voie intramusculaire pour stimuler un développement folliculaire multiple chez des patientes traitées par busereline (200 meg/j. en SC) pour FIV.

PATIENTES : L'analyse préliminaire porte sur un total de 109 patientes (Gonal-F® = 53, Metrodin = 56).

METHODE : L'hormone folliculo-stimulante recombinante humaine (r-hFSH) est produite in vitro par des cellules d'ovaire de hamster chinois (CHO) dans lesquelles les gènes codant les sous unités de la FSH humaine ont été introduits (Serono, Aubonne, Suisse). Cette r-hFSH (Gonal-F®) a une activité spécifique moyenne supérieure à 10'000 UI/mg de protéine, soit une pureté environ 60 fois supérieure à celle des préparations urinaires de FSH (Pergonal® et Metrodin®). Gonal-F® présente des caractéristiques physico-chimiques, immunologiques et pharmacologiques similaires à celles de la FSH naturelle. Elle est complètement dépourvue d'activité lutéinisante (LH).

RESULTATS : La durée moyenne de traitement par FSH est de 9.7 ± 0.3 et 9.5 ± 0.2 jours, et la dose totale moyenne de FSH de 2222 ± 82 et 2090 ± 76 UI, respectivement pour Gonal-F® et Metrodin® (NS) (moyenne $\pm$ SEM). Le nombre de follicules de taille > 14 mm est de 8.2 ± 0.7 et 9.1 ± 0.7, le nombre d'ovocytes obtenus de 9.0 ± 0.7 et 11.0 ± 0.7, le nombre d'embryons diploïdes clivés 4.9 ± 0.5 et 5.5 ± 0.6, et le taux d'implantation par embryon transféré de 13.3 et 13.2%, respectivement pour Gonal-F® et Metrodin® (NS). 12 grossesses cliniques furent obtenues chez les patientes traitées par Gonal-F® et 11 chez celles traitées par Metrodin®. Ceci correspond à un taux de grossesses de 22.6 et 19.6% par cycle, de 24.0 et 20.7% par prélèvement ovocytaire et de 27.3 et 23.9% par transfert d'embryons, respectivement pour Gonal-F® et Metrodin®. La tolérance locale aux injections est bonne et comparable. Aucune patiente ne développa d'anticorps anti-FSH durant le traitement.

CONCLUSION : Cette analyse préliminaire indique que la FSH produite par génie génétique est au moins aussi efficace que la FSH extraite d'urines de femmes ménopausées pour stimuler un développement multifolliculaire chez des femmes traitées par busereline. En outre, l'administration sous-cutanée de Gonal-F® est bien tolérée, facilitant l'auto-injection à domicile par les patientes.

*Auteurs de l'étude multicentrique : Alvarez S., Barlow D., Barri P., Beltrami V., Berth T., Demoulin A., Desole A., Germond M., Gudmunson J., Fanchin R., Egan D., Frydman R., Hazout A., Howles C., Hull M., Salat-Baroux J., et Loumaye E.

C. Urech-Ruh, M. Häberle, P. Scheurer, M.K. Hohl
Frauenklinik
Kantonsspital Baden

Kinderwunsch nach 40 ist keine Seltenheit. Vorallem aus beruflichen Gründen verschieben immer mehr Frauen die Familiengründung auf einen späteren Zeitpunkt. Mit der Eispende auch für postmenopausale Frauen hat das Thema der späten Mütter eine neue, nicht unproblematische Dimension erhalten. Viele Sterilitätzentren halten sich an eine fixe Altersgrenze von 40 Jahren.Aufgrund unserer eingenen Erfahrungen möchten wir zur Sterilitätstherapien nach 40 Stellung nehmen.

Material und Methodik:

Es handelt sich um eine retrospektive Analyse von 580 mikrochirurgischen Eingriffe seit 1982, 275 GIFT-Therapien seit 1986 und 480 IVF-Zyklen seit 1989. 14 (2.5%) Frauen waren zum Zeitpunkt der Operation über 40. 6 (2.1%) GIFT-Versuche und 19 (3.9%) IVF-Zyklen wurden in dieser Altersgruppe durchgeführt. Bei den Mikropatientinnen wurden nur 9 Fälle ausgewertet, da der Follow up bei den übrigen 5 kürzer als ein Jahr ist.

Ergebnisse:

Von den 9 operierten Patientinnen erzielten 5 insgesamt 7 Schwangerschaften. Eine Patientin erlitt zwei Aborte, eine zweite gebar nach der Operation zwei Kinder. 6 GIFT-Versuche bei 5 Frauen führten zu einem Abort und zu einer intakten Einlings-schwangerschaft. in 19 IVF-Zyklen bei 15 Frauen kam es zu 6 Schwangerschaften, davon waren 5 intakt mit zwei Gemini-Graviditäten.

Diskussion:

Unsere eigenen, wenn auch kleinen Fallzahlen bestätigen die Ergebnisse in der Literatur: Die Schwangerschaftsraten nach invasiven Sterilitätstherapien bei der über 40-jährigen Frau unterscheiden sich nicht wesentlich von allgemeinen Erfolgszahlen. Die Take-home-rate liegt allerdings tiefer wegen der erhöhten Abortrate von ca 40%. Aufgrund der positiven Erfahrungen kennen wir an unserer Klinik keine fixe Altersgrenzen. Sorg-fältige Vorabklärungen ermöglichen meist eine realistische Prognose. Die Entscheidung für oder gegen eine Therapie wird dann individuell mit dem gründlich informierten Paar getroffen.

SCHWANGERSCHAFT NACH SUBZONALER MIKROINSEMINATION (SUZI)

B. Imthurn, E. Macas, M. Münch, M. Rosselli, P.J. Keller
Klinik für Endokrinologie, Departement für Frauenheilkunde, Universitätsspital, 8091 Zürich

Bei der SUZI handelt es sich um eine Weiterentwicklung der extrakorporalen Befruchtung mit dem Ziel, auch bei schwerer männlicher Subfertilität erfolgreich eine homologe Sterilitätsbehandlung durchführen zu können. Nachdem 1990 erstmals von einer Geburt nach SUZI berichtet wurde, führten wir diese neue Sterilitätsbehandlungsmethode nach intensiven Vorarbeiten 1992 auch an unserer Klinik ein.

PAAR, METHODIK UND RESULTAT:

Die 25jährige Patientin (Partner 43jährig) wurde uns nach 6jähriger primärer Sterilität zur Weiterbehandlung überwiesen. Bei persistierender Asthenozoospermie waren früher erfolglos mehrere Stimulationszyklen in Kombination mit intrauteriner Insemination und ein intratubarer Gametentransfer durchgeführt worden. Zur Überprüfung der Fertilisation sollte nun bei uns aus diagnostischen, therapeutischen und nicht zuletzt prognostischen Gründen eine extrakorporale Befruchtung mit allfälligem Zygotentransfer erfolgen. Die Spermaanalyse bestätigte mit dem Fehlen von rasch progressiv motilen Spermien und einem hochpathologischen Mukus-Penetrationstest (Penetrak®) die Asthenozoospermie. Eine probatorische Spermaaufbereitung ergab im ersten Versuch 0.2 Mio. motile Spermien/ml, im zweiten Versuch aber 3 Mio./ml. - Nach GnRHa-hMG-Stimulation wurden mittels transvaginaler Punktion 10 reife Oozyten gewonnen. Die Percoll/Swim-up-Spermaaufbereitung am Punktionstag ergab nur 0.7 Mio. motile Spermien/ml, womit eine Fertilisation mit konventioneller extrakorporaler Insemination aussichtslos war. Deswegen entschloss man sich vollständig auf SUZI umzustellen. Alle 10 Oozyten wurden mit 5-8 Spermatozoen subzonal mikroinseminiert. 19 Stunden später wurden 4 Oozyten mit 2 Vorkernen beobachtet. Weitere 24 Stunden später wurden 2 regelmässige 4-Zellembryonen und 2 Embryonen mit unregelmässiger Morphologie intrauterin transferiert. Nach 3 Wochen konnte ultrasonografisch eine intrauterine Schwangerschaft diagnostiziert werden.

SCHLUSSFOLGERUNG:

Die subzonale Mikroinsemination ist eine neue Sterilitätsbehandlungsmethode, welche Paaren mit bisher homolog nicht behandelbarer männlicher Subfertilität helfen kann. Die Schwangerschaftsrate ist allerdings noch gering und obschon die bisher bekannten Publikationen von keinem erhöhten Risiko für chromosomale Aberrationen nach SUZI berichten, bedarf es zur Bestätigung dieser Resultate noch weiterer Untersuchungen.

Chirurgie laparoscopique et fécondation in vitro en cas de pathologie tubaire distale sévère

G. de Candolle et A. Campana
Clinique de stérilité et d'endocrinologie gynécologique, Maternité, Hôpital cantonal universitaire de Genève

De nombreux score ont été décrits avant l'ère de la laparoscopie opératoire pour apprécier la gravité des modifications post inflammatoires annexielles(nature de l'hydrosalpinx, importance des adhérences...) afin de les corréler avec le succès d'une intervention. Ces scores ont, malgré leur grossierté, démontré leur utilité dans la décision d'infliger ou non une laparotomie à la patiente.

Le même type de processus décisionnel a été utilisé par les laparoscopistes afin de leur permettre de décider de transformer 'une simple laparoscopie diagnostic en laparoscopie interventionnelle, principalement dans la prise en charge de la pathologie distale(hydrosalpinx, adhérences...). L'abstention se traduit le plus souvent par l'inclusion de la patiente dans un programme de F.I.V.

Nous proposons une autre approche consistant en l'opération de la majorité des patientes, même les plus cas les plus sévères à la condition de ne pas augmenter de manière significative la morbidité de la laparoscopie. Les mêmes scores sont utilisés mais non plus pour décider d'opérer ou non la patiente mais pour déterminer dans quel délai la transférer dans un programme F.I.V.

Le principal avantage pour les cas sévères nous semble être la possibilité de combiner 2 types de traitement dans un laps de temps donné sans augmentation du risque de morbidité. Une grossesse peut donc survenir soit avant un cycle F.I.V. déjà programmé, soit suite à celui-ci, soit après son échec. Cette démarche nous semble particulièrement indiquée pour des patientes d'âge limite.

Les résultats préliminaires sont présentés.

Sterilität / Endokrinologie
Stérilité / Endocrinologie
Vorsitz / Présidence: Dr. med. J. Stamm, Locarno
Prof. Dr. med. E. Dreher, Bern

Der Einfluss der vaginalen Östrogentherapie auf die Harninkontinenz in der Postmenopause

M.Fritz, G.Schär, O.R.Köchli, U.Haller,
Universitätsfrauenklinik Zürich

Ziel der Arbeit: Die Abnahme der Östrogenproduktion in der Postmenopause führt zu vermehrtem Auftreten von Harnwegsinfekten, Urge-, Stress- und Mischinkontinenz. Alle östrogensensitiven Strukturen erfahren durch den Östrogenmangel eine Rückbildung und Erschlaffung, die Schleimhäute werden dünner und infektanfälliger, der Turgor der Urethrawand und des Beckenbodens nimmt ab. Die vorliegende offene multizentrische Studie hatte zum Ziel, anhand klinischer und anamnestischer Untersuchungen den Einfluss der lokalen Östrogentherapie auf die Harninkontinenz festzustellen.

Material und Methode: Es wurden 160 Patientinnen über 3 Monate untersucht. Einschlusskriterien waren: mindestens 6 Monate lang andauernde Inkontinenz, letzte vaginale Blutung vor mindestens 12 Monaten, keine Östrogentherapie seit 12 Monaten. Die Patientinnen wurden während 3 Wochen 2 mal und anschliessend einmal pro Woche intravaginal mit einem Estriolpräparat in Depotform (Ortho-Gynest D mit 3.5 mg Estriol) behandelt. Verglichen wurden Ausgangs- und Endwerte der Inkontinenzbeurteilung anhand eines Fragebogens, wobei acht Symptome auf statistische Signifikanz der Änderungen getestet wurden: Unfreiwilliger Urinverlust, Stressinkontinenzsituationen, Brennen beim Wasserlösen, Anzahl Miktionen während des Tages und der Nacht, Möglichkeit des Zuwartens bei Harndrang, Vorkommen eines kaum unterdrückbaren Harndranges, Bedeutung des unfreiwilligen Harnverlustes für die Patientin.

Resultate: Alle 8 auf statistische Signifikanz getesteten Symptome verbesserten sich signifikant (p<<0.05). Bezüglich Harnverlust stellten 63% eine Verbesserung fest, Symptome der Stressinkontinenz besserten bei 50%. Brennen beim Wasserlösen verschwand bei allen symptomatischen Patientinnen. Die Miktionshäufigkeit nahm sowohl tagsüber wie nachts signifikant ab. Das Zuwarten bei Harndrang und die Unterdrückung des plötzlichen Harndranges verbesserte sich signifikant, ebenso die Angaben über die subjektive Störung durch den unfreiwilligen Harnverlust. Von den 124 Patientinnen, welche die Studie beendet hatten, äusserten 105 den Wunsch, die Behandlung weiter zu führen.

Schlussfolgerung: Die lokale Applikation eines Estriolovulums in Depotform ist eine wirksame Behandlungsform der Harninkontinenz in der Postmenopause. Durch den guten Erfolg und die problemlose Applikation wird eine gute Akzeptanz dieser Therapieform erreicht.

Association entre les modifications de structure ovarienne déterminées par échographie transvaginale (TVS) et les signes cliniques et biochimiques du syndrome des ovaires polykystiques (SPCO). T. Pache, B. Fauser. Départements de Gynécologie-Obstétrique, Lausanne, et Rotterdam, Pays-Bas.

But de l'Etude: Déterminer les relations entre une modification polykystique des ovaires et les signes cliniques et biochimiques du SPCO.

Méthode: Mesure prospective par TVS du nombre et de la taille des follicules, du stroma et du volume des ovaires de 95 femmes infertiles et oligo-aménorrhéiques. Evaluation de leur poids et de leur pilosité. Mesure des taux sériques d'hormone lutéinisante immunoréactive et bioactive (I-LH; B-LH), hormone folliculo-stimulante (FSH), testostérone (T), et de résistance à l'insuline.

Résultats: Tous les paramètre TVS sont corrélés avec un hirsutisme, I-LH, B-LH, et T. LH et T sont corrélés indépendamment l'un de l'autre avec les paramètres TVS. La résistance à l'insuline est un facteur prédictif additionnel de transformation polykystique des ovaires.

Conclusions: Ces observations renforcent le rôle apparement cardinal des androgènes dans la pathogenèse du SPCO. La TVS est un outil supplémentaire pour le diagnostic du SPCO.

"VOTRE AVIS SUR LA MENOPAUSE": ENQUETE VAUDOISE

M - C. Gaillard, P. De Grandi, H. J. Welti.
Département de Gynécologie-Obstétrique . CHUV. 1011 Lausanne

But: Connaître l'avis des femmes sur leur ménopause, dans le but d'optimaliser l'acceptation et la compliance vis-à-vis de l'hormono-substitution.

Patientes et méthode: 2408 questionnaires ont été adressés à des femmes âgées de 50 à 60 ans, constituant un échantillon représentatif des diverses catégories socio-culturelles de la population vaudoise. Le questionnaire porte sur la signification attribuée à la ménopause, la connaissance des conséquences potentielles de la ménopause sur la santé, les sources d'information, le vécu en terme de symptomatologie et qualité de vie, les facteurs influençant leur attitude vis-à-vis de l'hormono-substitution.

Résultats: Parmi les répondantes (690) 40 % voient un avantage à la ménopause. 21% n'y voient que des désavantages. 39% y trouvent autant des avantages que des désavantages. La majorité (64%) n'accepte pas que la ménopause altère leur qualité de vie. Ceci correspond au fait que 48% sont hormono-substituées, 13% l'ayant été mais ayant abandonné le traitement. Pour 58% de l'ensemble, la sexualité est inchangée. Les bouffées de chaleur (63%) constituent le symptôme le plus fréquent. 79%, respectivement 69%, connaissent le risque de l'ostéoporose et de maladies coronariennes après la ménopause. 89% ont disposé de plusieurs sources d'information. 72% considèrent que leur médecin consacrent du temps à les informer et à discuter avec elles d'une éventuelle hormono-substitution. L'état civil, la parité, le niveau scolaire, l'activité professionnelle, les antécédents de santé personnelle ne sont pas des facteurs décisionnels pour le choix de suivre une hormono-substitution. La présence d'un cancer dans l'entourage est déterminant dans le choix de ne pas être substituée.

Discussion: Ces résultats sont caractérisés par un taux de réponses plutôt bas et par le biais que représente la proportion importante de femmes hormono-substituées parmi les répondantes. Un complément d'information à propos de ce biais devra être apporté par la comparaison du profil socio-culturel des répondantes par rapport à celui des non répondantes. Au stade actuel de cette enquête, force est de constater qu'il n' a vraisemblablement pas été possible d'obtenir la collaboration de femmes moins informées, moins soucieuses de leur santé et, par conséquent, très probablement moins souvent hormono-substituées. Il est en effet difficile d'admettre que 61% des femmes de 50 à 60 ans ont été (13%) ou sont encore (48%) hormono-substituées.

Conclusion: Des stratégies plus fines et plus insistantes doivent être développées et soutenues, notamment par le corps médical pour augmenter le niveau d'information des femmes ménopausées.

Beeinflussung des klimakterischen Syndroms durch verschiedene Hormonsubtitutionen

J. Schenk, W. Hänggi, A.W. Brandenberger, M. H. Birkhäuser
Endokrinologische Abteilung der Universitäts-Frauenklinik Bern

Ziel der Arbeit:

Vergleich der Beeinflussung subjektiver klimakterischer Beschwerden durch verschiedene postmenopausale Hormonsubstitutionen.

Patientinnengut:

Insgesamt wurden 140 Frauen auf drei Behandlungsgruppen à 35 Frauen sowie eine Kontrollgruppe, bestehend aus 35 Volontärinnen, verteilt.

Methodik:

Anhand eines Fragebogens (modifiziert nach Kuppermann) wurden die subjektiven klimakterischen Beschwerden vor Behandlung, nach 3, nach 6 und nach 12 Monaten Therapie erhoben. Ebenso wurden Körpergewicht und Blutdruck bei jeder Visite gemessen.
Die Behandlungsgruppen erhielten folgende Medikation: a) 2 mg mikroni-siertes E_2 peroral während 28 Tagen b) 3.2 mg E_2 transdermal (Cilag,Schaffhausen) während 28 Tagen. c) Org OD 14 (Livial®; Organon Schweiz). Bei den Gruppen a) und b) wurden zusätzlich während 14 Tagen je 10 mg Dydrogesteron (Duphaston® ; Kali-Duphar Bern) peroral zugegeben.

Resultate:

Die typischen postmenopausalen Beschwerden wie Hitzewallungen, Schlafstörungen und Gemütsverstimmungen sowie der Gesamt-Beschwerde-Score zeigten unter allen drei Therapieformen ein promptes Ansprechen und eine hochsignifikante Abnahme gegenüber den entsprechenden Ausgangswerten bereits nach 3 Monaten. Untereinander zeigten die drei Substitutionstypen eine vergleichbare Wirkung. In der Kontrollgruppe blieb das Beschwerden-Bild konstant.
Körpergewicht und Blutdruck änderten sich im Verlaufe der Kontrolle bei keiner der vier Patientinnengruppen in signifikanter Weise.

Augmentation de la demande de contraception post-coïtale chez les adolescentes de la région lausannoise: une nouvelle réalité ?

S.-C. Renteria, F. Navratil, H. Welti.

Département de Gynécologie-Obstétrique, Centre Hospitalier Universitaire Vaudois, 1011 Lausanne

But: Nous avons investigué les raisons de la demande de contraception post-coïtale (CPC) durant l'année précédant et l'année suivant une campagne d'information pour la prévention du SIDA sous forme de bande dessinée préconisant l'utilisation du préservatif masculin et distribuée aux écoliers de la région lausannoise.

Patientes: Toutes les adolescentes, âgées de 19 ans et moins, s'étant présentées à notre service des urgences entre octobre 1990 et octobre1992 pour demander une CPC.

Méthode: Comparaison des raisons de la demande de CPC durant deux périodes, du 1er octobre 1990 au 30 septembre 1991 et du 1er octobre 1991 au 31 septembre 1992.

Résultats: Le nombre d'adolescentes demandant une CPC a augmenté de 370 à 474 (+ 28 %) entre la première et la deuxième période d'évaluation.
Durant la 1ère et la 2ème période respectivement, les principales raisons de CPC ont été l'échec de contraception par préservatif (52,7 %, 56,5 %), l'absence de toute mesure de contraception (31,9 %, 34,9%) et l'oubli de contraception hormonale (11,6 %, 9,9 %). Durant les 2 mêmes périodes, le nombre d'adolescentes citant le préservatif comme moyen de contraception habituel a augmenté de 57,6 % à 63,7 %, alors que le nombre des patientes avouant n'utiliser aucun moyen de contraception a diminué de 25,1 % à 20 %.

Conclusions: 1) La demande de CPC chez les adolescentes de la région lausannoise est en augmentation.
2) L'échec de la contraception par préservatif masculin est invoqué plus fréquemment, ce qui peut être lié à une augmentation de l'utilisation des préservatifs masculins suite à la campagne d'information pour la prévention du SIDA.
3) La promotion du préservatif, comme moyen de contraception et comme moyen de protection contre le SIDA et les MST,devrait être accompagnée d'instructions appropriées concernant son utilisation et des mesures à prendre en cas d'échec.

Einteilungsmöglichkeiten der Endometriose

M. Litschgi, M. Eberhard
Frauenklinik, Kantonsspital Schaffhausen, 8208 Schaffhausen

Unter dem Begriff Endometriose werden verschiedenste histologische, morphologische, biochemische und klinische Aspekte subsumiert. Grundsätzlich muss festgehalten werden, dass vor jeglicher Therapie einer Endometriose eine Diagnosesicherung obligat ist. Neben der visuellen, morphologischen und stadiengerechten Diagnostik und Einteilung ist aber auch unbedingt eine histologische Untersuchung erforderlich.

Bereits sind viele Einteilungsschematas der Endometriose vorliegend. Zur Zeit ist das der American Fertility Society das am Gebräuchlichsten. Aber eben mit dieser Einteilung ist die Endometriose nur ungenügend definiert. Es soll der Versuch unternommen werden, die Einteilung der Endometriose zu verstehen. Folgende Beurteilungspunkte sind dabei zu berücksichtigen: Lokalisation der Endometrioseherde, Vorliegen von Endometriomen, Begleitpathologien (Adhäsionen, Okklusionen), Dynamik, Apekte und Histologie sowie Anamnese (Schmerz, Sterilität) der Endometriose.

Durch diese Bewertung der Endometriose kann eine differenziertere Aussage über die Endometriose gemacht werden.

Technik / *Techniques*
Vorsitz / Présidence: Dr. med. P. W. Schäfer, Genève
PD Dr. med. U. Herrmann, Biel

EIN NEUES LASERSYSTEM FÜR DIE FORSCHUNG IN PHOTO-DYNAMISCHER THERAPIE (PDT) IN DER GYNÄKOLOGIE*.

H. Walt[1], T. Leemann[2], M. Hanf[2,3], D. Würtz[3], M. Anliker[2], U. Haller[1]

[1]Departement für Frauenheilkunde, Forschungsabteilung Gynäkologie, Universitätsspital, [2]Institut für Biomedizinische Technik und Medizinische Informatik, Universität und ETH, und [3]Interdisziplinäres Projektzentrum für Supercomputing, ETH, Zürich.

Ziel: Erforschung der klinischen Grundlagen der (PDT) vom makroskopischen- bis in den subzellulären Bereich. Verbesserung der klinischen Therapiemodalitäten in der Gynäko-Onkologie.

Methode: Die PDT ist eine neue und wenig invasive Behandlungsform bei Neoplasien und bei benignen, zellproliferativen Vorgängen. Ein intrazellulär akkumulierter Vitalfarbstoff (Photosensibilisator) wirkt nach Bestrahlung durch Laserlicht spezifischer Wellenlänge toxisch durch Produktion von Singulettsauerstoff.

Konzept: Um PDT im gesamten vital analysierbaren Bereich erforschen zu können, wurde eine Anlage aufgebaut, welche aus folgenden Komponenten besteht: Farbstofflaser, konfokales Laser Scanning Mikroskop, Zellkulturlaboratorium und klinischem Behandlungsraum. Dabei gelangt das von einem Farbstofflaser generierte Rotlicht via Glasfaser an den Ort seiner Anwendung. Die mikroskopischen Daten werden dreidimensional und digital verarbeitet und informieren über die Lokalisation und die Menge des intrazellulär aufgenommenen Sensibilisators und somit über den möglichen Effekt der Laserbestrahlung.

Ausblick: Mit der hier präsentierten Möglichkeit zum Studium und zur Anwendung der PDT in der Gynäkologie ist ein erster Schritt in Richtung einer weit gefächerten Therapieform gegeben.

*) Dieses Konzept wurde an der CeBIT93, 24.-31.3.93, Hannover, BRD, in dem mit einen Preis ausgezeichneten Projekt "ZIP-Zurich Information Processing" der Ausstellung "Technologiestandort Schweiz" vorgestellt.

UNTERSUCHUNGEN ZUR DUNKELTOXIZITÄT VON PHOTOSENSI-BILISATOREN WÄHREND DER POSTIMPLANTATIONSPHASE DER MAUS

T. Heim[1], H.Walt[1], T. Rülicke[2], Ch. Michel[3], U. Haller[1]

[1]Departement für Frauenheilkunde, Forschungsabteilung Gynäkologie, [2]Biologisches Zentrallabor, Universitätsspital Zürich, [3]Institut für Medizinische Radiobiologie der Universität Zürich und des Paul Scherrer Instituts.

Ziel: Bei der photodynamischen Therapie (PDT) ist der intrazellulär akkumulierte Photosensibilisator eine wesentliche Voraussetzung zur phototoxischen Wirkung bei der Bestrahlung von Tumoren mit Laserlicht spezifischer Wellenlänge. Photosensibilisatoren der zweiten Generation mit besseren therapeutischen Eigenschaften sind in Vorbereitung für den klinischen Einsatz. In dieser Studie haben wir die gesamte Embryogenese der Maus nach Inkubation im Zweizellstadium *in vitro* mit dem Hämatoporphyrinderivat *Photosan*, Seelab, BRD, und einem für präklinische Studien vorgesehenen Photosensibilisator (*Zn-Phthalozyanin*, in Liposomen) der Firma Ciba-Geigy, Basel, beobachtet.

Methode: Embryonen (Stamm: B6C3F1) im Zweizellstadium wurden nach 24[h] Inkubation mit *Photosan* und *Zn-Phthalozyanin* (1-10 µg/ml Medium) in pseudoträchtige Ammenmütter des gleichen Stammes transferiert. Nach 18 Tagen wurden die Tiere mit CO_2 getötet und auf das Vorhandensein geburtsreifer Feten geprüft. Die Versuche wurden unter gleichen Bedingungen zweimal durchgeführt.

Resultate: Es fanden sich normale Feten in allen Kontrolltieren. Bei der höchsten Konzentration von *Photosan* (10 µg/ml) fanden sich nur im ersten Versuch Feten. Keine Implantationen waren erkennbar bei allen Konzentrationsstufen von *Zn-Phthalozyanin* (1-10 µg/ml).

Schlussfolgerung: Die obigen Daten sind Grund für weitere Abklärungen. Insbesondere sollte geprüft werden ob eine beginnende Schwangerschaft durch PDT bei bestimmten Klassen von Photosensibilisatoren gefährdet sein kann.

PHOTODYNAMISCHE ENDOMETRIUMABLATION DURCH LOKALE INTRAUTERINE APPLIKATION VON PHOTOSENSIBILISATOR UND LASERLICHT

Steiner R.A., Krasieva T.*, Tadir Y.*, Tromberg B.*, Yuan Y.-D.**,
Walt H., Wight E., Köchli O., Haller U.. Berns M.W.*
Dep. für Frauenheilkunde, Klinik und Poliklinik für Gynäkologie, Universitätsspital Zürich;
*Beckman Laser Institute&Medical Clinic, UCI, Cal; **Medical Sciences I, UCI, Cal

Die photodynamische Therapie (PDT) ist eine experimentelle Behandlungsmodalität zur Therapie pathologischer Veränderungen insbesondere neoplastischer Art. Die photodynamische Reaktion beruht auf der Interaktion von Licht adäquater Wellenlänge mit einem sog. Photosensibilisator, der sich im Gewebe anreichert. Bei diesem O_2-abhängigen Prozess entstehen toxische Intermediärprodukte, die zur Schädigung wichtiger Zellorganellen und somit zum Zelltod führen. Aus verschiedenen Gründen hat sich die Methode klinisch bisher nicht durchgesetzt. Einer davon ist die wochenlang andauernde Photosensibilisierung der Haut, die als hauptsächliche Nebenwirkung nach *systemischer* Applikation auftritt. Von einer lokalen Gabe wären wesentliche pharmokokinetische Vorteile zu erwarten. Ziel war es, den Effekt der PDT auf das Endometrium zu untersuchen nach *lokaler intrauteriner Applikation* sowohl des Sensibilisators wie auch des Laserlichtes.

Material und Methode: Wir berichten über Untersuchungen (Fluoreszenzmessungen) zur Aufnahme, Verteilung und Abgabe der Substanzen im Uterusgewebe nach lokaler intrauteriner Applikation. Ferner werden morphologische Veränderungen sowie die biologische Funktionsfähigkeit des Uterus nach PDT beschrieben. Als Medikament kam 5-Amino-Laevulinsäure (ALA) zur Anwendung (15mg/0,15ml ster. H²O)., ein Präkursor in der Haem-Biosynthese, welcher erst im Gewebe zum eigentlichen Photosensibilisatoren, dem Protoporphyrin IX (Pp IX) umgewandelt wird. Die Untersuchungen wurden an der weissen Ratte (Uterus bicornis/bicollis) durchgeführt. Das Licht (630nm) wurde über eine optische Faser mit einem 2 cm langen Diffusor direkt in das Uteruslumen geleitet (80 J/cm²). Die Hautbestrahlung erfolgte mit 100 J/cm² gleicher Wellenlänge

Resultate: 1. ALA wird nach lokaler intrauteriner Applikation in das Uterusgewebe aufgenommen und in PpIX umgewandelt. 2. Die Aufnahme ist in den Endometriumdrüsen und nach 3-6 h am grössten. 3. Histologisch ist eine Gewebezerstörung mit rasch einsetzenden Reparaturvorgängen nachweisbar. 4. PDT des Endometriums im linken Uterushorn führt zu einer signifikanten Reduktion der Zahl von Implantationen/Ratte auf der therapierten Seite (0,44) verglichen mit der nicht behandelten rechten Seite (8,9; p<0,05). 5. Nebenwirkung insbeso eine Hautsensibilisierung wurden nicht beobachtet.

Schlussfolgerung: - Eine wirksame photodynamische Zerstörung des Endometriums ist ohne erkennbare Nebenwirkungen möglich (Rattenmodel). - Die lokale intrauterine Applikation sowohl des Photosensibilisators wie auch des Lichtes eröffnen Perspektiven für eine nicht invasive und somit möglicherweise ambulante Endometriumablation beim Menschen.

Mit Unterstützung der Zürcherischen Krebsliga.

Erste Erfahrungen mit der gemeinsamen Gyn.-Geburtshilfliche Krankengeschichte mit integrierter ASF-Statistik

J.C.Rageth*, E.Saurenmann*, G.Giudici#, B.Schüssler**
Spital Limmattal*, Schlieren
Frauenklinik, Kantonsspital Aarau#
Frauenklinik, Kantonsspital Luzern**

Am Jahreskongress der SGGG 1992 wurde das Projekt einer gynäkologisch-geburtshilflichen Krankengeschichte mit integrierter Qualitätssicherungsdatenerfassung vorgestellt. Die Krankengeschichte enthält Felder für Texte, welche nach Erfassung im Computersystem zur Erstellung von Berichten (Operationsbericht, Geburtsbericht, Austrittsbericht) dienen. Daneben sind die Statistikcodes der ASF (Arbeitsgemeinschaft Schweizerischer Frauenkliniken) aufgeführt und können ebenfalls im EDV-System erfasst werden. Sie werden durch das Erfassungsprogramm auf Plausibilität geprüft.

Im praktischen Einsatz wurde diese Krankengeschichte nun in Luzern und Aarau getestet. Es zeigte sich, dass es nicht einfach ist, die hausüblichen Dokumentationsmethoden (z.B. das Partogramm) auf einen gemeinsamen Nenner zu bringen und dass bei Verwendung der gemeinsamen Krankengeschichte recht umfassende Kompromisse nötig sind. Andererseits hat das Erfassungssystem, welches an das medizinische Datenerfassungsprogramm ADJUMED gebunden ist, seine Erwartungen an die gesteigerte Effizienz in der Berichterstattung und die Prüfung der Statistikdaten auf Plausibilität weitgehend erfüllt.

NACHWEIS VON CHLAMYDIA TRACHOMATIS AUS DEM ZERVIKALABSTRICH
IN EINEM RISIKOKOLLEKTIV

D. Burger [1], U. Lauper [1], G. Schär [2], M. Altwegg [2]
[1] Universitätsfrauenklinik Zürich und [2] Institut für Medizinische
Mikrobiologie, Universität Zürich

Ziel: Vergleich von zwei verschiedenen Zervikalabstrichmethoden
auf Chlamydia trachomatis (G-Probe vs. PCR) in einem
definierten Risikokollektiv an der Universitätspoliklinik. In
welcher Situation ist an eine Infektion mit Chlamydia
trachomatis (CT) zu denken? Gibt es eine Korrelation zwischen
dem Nativuntersuch des Fluors und einer
Chlamydienzervizitis?

Material / Methode:
229 Frauen wurden in der Zeit vom Nov. 92 bis Febr. 93 auf
der Poliklinik gescreent. Die Auswahl erfolgte nach der
Zugehörigkeit zum von uns definierten Risikokollektiv. Die
Reihenfolge der beiden CK-Abstriche wurde durch das
Geburtsdatum der Pat. randomisiert. Bei jeder Patientin wurde
eine Nativuntersuchung des Fluors durchgeführt.

Resultate: Von den 229 Frauen haben 21 Pat. einen positiven Abstrich auf
CT mit der G-Probe- und/oder der PCR-Methode. 17 sind
GP+/PCR+, 3 GP-/PCR+ und 1 GP+/PCR-. Die Häufigkeit in
diesem Kollektiv liegt bei 9 %. Patientinnen mit akuten
Unterbauchschmerzen, verstärktem Fluor, Kontaktblutungen,
rez. HWI, Kolposkopiebefund oder mit Hinweis auf
Promiskuität haben häufiger einen positiven CT-Abstrich als
Patientinnen aus den anderen Risikogruppen. 83% der Nativ-
Abstriche bei der CT-positiven Gruppe und 64% der CT-neg.
Gruppe weisen einen pathologischen Befund auf. Ueber 50% der
Nativ-Abstriche der CT-pos. Gruppe zeigen vermehrt
Leukozyten, bei der CT-neg. Gruppe sind es nur 22%.

Konklusion: Der PCR-Abstrich scheint der G-Probe überlegen zu sein,
wobei dies bei der noch kleinen Fallzahl statistisch nicht
auszuwerten ist. Vor allem bei Kontaktblutungen, rez.
Harnwegsinfekten und vermehrten Leukozyten im Nativ muss
eine Infektion mit CT in Betracht gezogen werden.

HYSTEROSCOPIE OPERATOIRE

Dr J-M. LAMBERCY et Dr B. KUNZ (Lausanne, auteur
principal).

But de l'étude :

Présentation de l'hystéroscopie opératoire et de
sa maîtrise technique par 2 praticiens en pratique privée.

Patientes :

L'étude porte sur des patientes traitées sous
narcose en clinique de novembre 1992 à mai 1993.

Méthode :

Présentation des différents types de matériel
employés en fonction des indications opératoires.

Résultats :

Présentation des résultats en fonction de l'évolution. Evaluation aussi des risques et des échecs
de la méthode.

Conclusion :

Sans tomber dans l'enthousiasme de penser que cette méthode remplacera l'hystérectomie, cette méthode représente une alternative intéressante
dans bon nombres de cas.

KLINISCH-PATHOLOGISCHE BEFUNDE UND THERAPIE DES VAGINALEN MELANOMS

R. PANIZZON[1], T. MEIER[1], R. DUMMER[1], B. VON DACH[2], R. CADUFF[3], U. HALLER[2], G. BURG[1]
[1]Dermatologische Klinik, [2]Departement f. Frauenheilkunde, [3]Institut für Pathologie, Universitätsspital Zürich

Ziel der Arbeit: Hinweis auf die schlechte Prognose des vaginalen Melanoms, die durch Früherkennung und allenfalls wiederholte Biopsien verbessert werden könnte.
Patienten: Es wird über 3 eigene Patientinnen sowie 60 aus der Literatur mit Melanom der Vagina (MV) berichtet.
Methode: Aufarbeitung von Klinik, Pathologie und therapeutischem Vorgehen.
Resultate: Das MV kommt meist im 5. und 6. Dezenium vor, stellt etwa 1% aller Melanome dar, ist hauptsächlich im unteren Drittel der Vagina lokalisiert und weist bei der Diagnose eine mittlere Dicke von 5,5 mm auf. Als erstes Zeichen wird eine leichte Blutung bzw. vaginaler Ausfluss festgestellt. Bei fortbestehenden Symptomen können wiederholte klinische und bioptische Untersuchungen nötig sein. Amelanotische Formen werden sowohl klinisch als auch gelegentlich histopathologisch verkannt. Therapeutisch kommen verschiedenste Verfahren zur Anwendung, wie konservative, relativ knappe chirurgische Exzision, ferner ausgedehntere Eingriffe, aber auch kombiniertes Vorgehen mit Radiotherapie.
Schlussfolgerung: Das zwar sehr seltene MV ist gekennzeichnet durch eine sehr schlechte Prognose, was bei einer durchschnittlichen Dicke von 5,5 mm nicht erstaunt. Pigmentierte Vaginal- und Zervikalveränderungen sind unbedingt ernst zu nehmen. Bei fortbestehender Symptomatik unbedingt wiederholt biopsieren. Die Prognose des MV könnte durch frühere Erkennung und Diagnosestellung verbessert werden.

KASUISTIK EINER NABELSCHNURTAMPONADE NACH AMNIOCENTESE-VERSUCH BEI OLIGO/AHYDRAMNIE

K. Ioannidis, U. Lauper, T. Suter, A. Huch
Klinik und Poliklinik für Geburtshilfe, Universitätsspital Zürich

Eine 28-j. I-Para I-Gravida wurde uns in der 34. SSW wegen vorzeitigen Kontraktionen zur Hospitalisation zugewiesen. Es bestand ein Verdacht auf Mangelentwicklung des Feten (Masse knapp an der 5. Percentile) sowie ein Oligohydramnion von 4 cm. Zudem zeigte das CTG leichte, sporadisch auftretende variable Dezelerationen. Der Flow in der Nabelschnur war normal.

Zur Festlegung des weiteren Managements wurde mit 35 6/7 SSW eine Amniocentese zwecks Bestimmung der Lungenreife durchgeführt: Hierbei wurde das einzig vorhandene, in der Tiefe neben dem Gesäss (Beckenendlage) des Feten gelegene, vermeintliche Fruchtwasser-Depot von 4 cm punktiert, wobei keine Aspiration von Fruchtwasser möglich war, sodass nach 2 Versuchen abgebrochen wurde.

Anschliessend zeigte das zuvor normale CTG mit Baseline um 125/min. eine progrediente Tachykardie von über 170/min., sowie in der Folge unter einer Dauerkontraktion eine Spätdezeleration, womit die Indikation zur sofortigen Sectio caesarea gegeben wurde.
Es zeigte sich, dass eine ausserordentlich breite -zuvor als Fruchtwasser-Depot interpretierte- Nabelschnursulze akzidentell punktiert worden war mit konsekutiver Entwicklung eines Nabelschnur-Hämatoms von 5 x 4 x 3 cm, welches zur Tamponade der Nabelschnurgefässe geführt hat. Die hämodynamischen Konsequenzen für das Kind sind dank dem Kontroll-CTG rechtzeitig erfasst worden.

Schlussfolgerung:
Nach intrauterinen Punktionen jeglicher Art (Amniocentese, Plazenta-Biopsie, Cordocentese) ist eine anschliessende Ueberwachung mittels Kontroll-CTG unerlässlich.
Bei ausgeprägtem Oligohydramnion kann stellenweise eine sehr breite Nabelschnursulze sonographisch ein Fruchtwasser-Depot vortäuschen, sodass im Zweifelsfall eine Kontrolle mittels Gefäss-Doppler indiziert ist.

OSTEOGENESIS IMPERFECTA PROGRESSIVEMENT DEFORMANTE (OI) DE TYPE III
Diagnostic prénatal
Management obstétrical

N. de Quay, C Maillard, J.-L.Micheli, H. Bossart
Département de gynécologie-obstétrique,
CHUV , Lausanne.

Histoire clinique
Découverte, lors d'une échographie prénatale à 28 semaines de grossesse, chez une patiente primigeste de 27 ans, hospitalisée pour des douleurs invalidantes progressives de la hanche G, d'une maladie familiale à type OI .

But de la présentation
A. Préciser le type d'OI (ici type III) à partir d'arguments :
1. échographiques (fractures,déformations et.troubles de l'ossification).
2. cliniques et familiaux (aspects des sclérotiques, faciès, mode de transmission génétique, troubles auditifs...)

B. Evaluer :

1. le pronostic foetal (au vu des lésions rencontrées et du type d'OI).
2. les risques maternels (fractures,hémorragies,hyperthermie, ruptures utérines...) afin d'offrir un management obstétrical adéquat (VB ou césarienne; péridurale/AG;...).
Confirmation d'une OI de type III après la naissance, le 25.01.93, par césarienne, sous péridurale, à 37 semaines, d'une fille de 2'530gr.

Traitement cœliochirurgical des kystes et des masses de l'ovaire chez 140 patientes.
Ph. Sauthier, S. Spuhler, E. Chardonnens, P. De Grandi
Département de Gynécologie-Obstétrique, CHUV.
Centre de Colpo- Cœliochirurgie Lausanne (CCL)

But de l'étude :
Evaluer, par l'intermédiaire d'une étude rétrospective, l'activité cœliochirurgicale de notre département concernant les kystes ovariens et souligner l'importance des critères de bénignité pré-opératoires.

Patientes :
L'étude porte sur 140 patientes de 1990 à 1992 opérées par voie cœliochirurgicale pour un diagnostic de kystes ou de masses de l'ovaire.

Résultats :
Les indications opératoires sont des pelvipathies aigues ou une masse douloureuse dans 57.8% des cas et des pelvipathies chroniques ou une masse indolore dans 33.8%. 48.9% des patientes sont âgées de 40 ans ou plus. La dimension échographique des kystes est de 8 cm ou plus dans 20.3% des bilans pré-opératoires avec des lésions bilatérales per-opératoires constatées dans 8.6% des cas. Les kystes organiques représentent le 37% des cas.

Les traitements ont consistés en 34% de kystectomies intra-péritonéales, 3% de kystectomies transpariétales, 32% de ponctions, 2% d'ovariectomies et 3% d'annexectomies.

Conclusions :
La littérature récente nous apprend que la découverte d'une tumeur maligne de l'ovaire n'est pas rare lors d'excision de masses ovariennes par cœlioscopie. Malgré l'absence de cancer ovarien dans notre série, une plus grande prudence s'impose dans l'application des critères de bénignité pré-opératoires lors du traitement cœliochirurgical des kystes ovariens.

Praeoperative Dignitätsbeurteilung von Adnextumoren

G. Boss, G. Berclaz, M. Mueller, U. Herrmann
Frauenklinik, Regionalspital Biel

Einleitung: Die laparoskopische Ovarialchirurgie setzt eine möglichst exakte präoperative Dignitätsbeurteilung voraus. In diesem Zusammenhang sind verschiedene sonographische Tumor-Scores publiziert worden (Schilling, Sassone). Das Ziel unserer retrospektiven Studie war, diese verschiedenen Methoden zu vergleichen. Weiter interessierte, ob die Sensitivität und die Spezifität durch die Kombination dieser Methoden verbessert wird.

Patientinnen und Methode: In den letzten zwei Jahren wurde bei 130 Patientinnen mit einem Adnexbefund praeoperativ drei Scores bezüglich Tumordignität evaluiert:

1. Homogenitätsscore nach Schilling et al. (1989)
2. Transvaginalsonographie: Sassone et al. (1991)
3. Risk of Malignancy Index (RMI): Jacobs et al. (1990)

Der Farbdoppler wurde in dieser Studie nicht berücksichtigt. RMI (Kombination Ultraschall, CA 125, Menopausenstatus) und die Korrelation zwischen Histologie und praeoperativen Abklärungen wurde überprüft. Sensitivität und Spezifität wurden für die verschiedenen Methoden allein und für die Kombination ausgewertet (incl. ROCCA).

Ergebnisse und Diskussion: Der Sassone Score und der RMI nach Jacobs et al. erlaubten eine signifikant bessere Dignitätsbeurteilung, verglichen mit herkömmlichen klinischen Kriterien oder dem Schilling Score. Optimal ist die Kombination der beiden erstgenannten Scores. Die verbesserte präoperative Beurteilung erlaubt die direkte Staging Laparotomie bei vermutetem Ovarialkarzinom und vermehrt konservative Verfahren (Verlaufsbeobachtung, Laparoskopie, organerhaltende Chirurgie) bei gutartigen Ovarialtumoren.

Die simultane Chemo-Radiotherapie des fortgeschrittenen Zervixkarzinoms

D. Benz[1], C. Braschler[1], P. Fehr[1], G. Ries[2], U. Lorenz[1],
Frauenklinik Kantonsspital St. Gallen[1], Klinik für Radioonkologie, Kantonsspital St. Gallen[2]

Therapiekonzept:
Vom Juni 92 bis Februar 93 wurden in unserer Klinik 3 Patientinnen mit Plattenepithelkarzinom der Cervix uteri Stadium FIGO IIIb mit simultaner Chemo-Radiotherapie behandelt. Das Ziel war die Ueberprüfung der antineoplastischen Aktivität und Toxizität der Therapiekombination.

Methodik:
Radiotherapie:
Homogenbestrahlung des Beckens mit 4500 cGy Woche 1-5.
Parametraner Boost mit 900 cGy Woche 6.
High-dose-rate Kontakttherapie 2400 cGy am PunktA Woche 6 bis 9.
Chemotherapie:
Carboplatin 70 mg/m^2, 5-FU 400 mg/m^2 und Folinat 400 mg/m^2 über einen Tag in den Wochen 1 bis 5.
Carboplatin 300 mg/m^2, 5-FU 1200 mg/m^2 sowie Folinat 1200 mg/m^2 über 3 Tage in den Wochen 8, 12 und 16.
Dieses Therapieschema entspricht demjenigen der Deutschen AGO/ AGR.

Beurteilung des Therapieerfolges:
Alle 3 Patientinnen sprachen gut auf die Therapie an. Es kann eine Vollremission und 2 partiellen Remissionen verzeichnet werden, wobei die beiden letzteren ihre Behandlung erst vor wenigen Tagen beendet haben und so der Therapieeffekt zur Zeit noch nicht definitiv beurteilt werden kann. Die Verträglichkeit muss als mässig bezeichnet werden. In allen 3 Fällen musste zwischen der 4. und 6. Behandlungswoche eine ein- bis zweiwöchige Therapiepause eingelegt werden wegen starken Durchfällen mit Verschlechterung des Allgemeinzustandes in allen 3 Fällen, zudem kam es in einem Fall zu einer Granulozytopenie mit Fieber, welche antibiotisch kontrolliert werden konnte. Die weitere Behandlung tolerierten die Patientinnen dann gut.

La chimiothérapie dans le traitement des carcinomes avancés et récidivants du col utérin

J.-F. Delaloye[1], E. O. Adjahoto[1], S. Leyvraz[2], J. Bauer[2], P. De Grandi[1]

[1]Département de Gynécologie-Obstétrique, [2]Centre Multidisciplinaire d'Oncologie, Centre Hospitalier Universitaire Vaudois, Lausanne

But:

Analyse de la réponse et de la survie des stades avancés, ainsi que des récidives de carcinome du col traités par une chimiothérapie à base de platine

Patientes:

29/46 patientes avaint un stade avancé (IIB-IVA) et 17/46 patientes avaient une récidive.

Méthode:

Les stades avancés ont été traités par du carboplatine, du 5-FU et de la radiothérapie. Les récidives ont été traitées par une combinaison de mitomycin-C, vindésine et cisplatine (MiViP).

Résultats:

Les stades IIB-IVA ont présenté une réponse complète ou partielle dans 82% des cas. 51% survivent à 2 ans. Leur médiane de survie est de 29 mois.
Les récidives ont présenté une réponse complète ou partielle dans 59% des cas. 28% des cas survivent à 2 ans. Leur survie moyenne est de 11 mois.
Une leucopénie de grade OMS 3 et une thrombopénie de grade OMS 3 ont été observées respectivement dans 20% et 7% des cas.

Conclusion:

Les stades avancés et les récidives de carcinome du col utérin peuvent être traités par du platine ou par ses dérivés.

Métastases Cérébrales Isolées du Cancer Epithélial de l'Ovaire. A propos d'un Cas.

Clinique de Gynécologie, Hôpital Cantonal Universitaire de Genève.
B. Sapin, H. Bonnefoi, F. Krauer.

L'extension des cancers épithéliaux de l'ovaire se fait habituellement par voie transpéritonéale ou lymphatique. Plus rarement une dissémination hématogène peut être à l'origine de la survenue de métastases cérébrales.

Nous rapportons le cas d'une patiente primipare traitée en1980 à l'âge de 53 ans, pour un adénocarcinome papillaire séreux de l'ovaire stade FIGO III par chirurgie (sans lésions résiduelles) puis chimiothérapie à base de platine. En 1984 et 1987 des récidives locales pelviennes et spléniques sont traitées par exérèse chirurgicale incomplète puis chimiothérapie (Iproplatine). En 1989 une métastase cérébrale isolée est extirpée chirurgicalement. En 1990 la survenue de 2 nouvelles métastases cérébrales nécessite deux interventions neurochirurgicales consécutives. La deuxième exérèse est suivie d'une radiothérapie crânio-encéphalique. Enfin en décembre 1992 une 4ème récidive cérébrale est traitée par chirurgie. En février 1993 la patiente n'a pas de séquelle neurologique et mène une vie normale. Le bilan clinique, radiologique et biologique ne révèle pas d'anomalie, en particulier pas de récidive tumorale au niveau abdomino-pelvien.

L'efficacité des traitements onco-chirurgicaux a prolongé la survie des patientes atteintes de cancer ovarien, permettant d'observer la survenue de métastases cérébrales, d'apparition relativement tardive dans l'histoire naturelle de ce cancer. La chimiothérapie ne semble pas en mesure de prévenir la survenue de ce type de métastase. Lorsque les métastases cérébrales apparaissent de manière isolée (sans autre localisation) l'exérèse neurochirurgicale, suivie d'une radiothérapie complémentaire nous semble justifiée.

Lues-Screening in der Schwangerschaft

R.Zimmermann, A.Huch
Klinik für Geburtshilfe, Dep. für Frauenheilkunde, Universitätsspital Zürich

Einleitung und Zielsetzung: Die systematische Testung aller Schwangeren gehört in der Schweiz zu den ältesten und anerkanntesten Screeningverfahren in der Geburtshilfe. Die Erfassung einer chronischen Luesinfektion verhindert nicht nur bei der Schwangeren sondern auch bei ihrem Kind und Lebenspartner eine Spätmorbidität. Meldungen aus USA über eine drastische Zunahme der Lues und nicht diagnostizierte Fälle mit Lues connata einerseits sowie Druck der Krankenkasse zu Kosteneinsparungen im Gesundheitswesen mit Weigerung zur Übernahme von Luesscreeningtests andererseits haben uns veranlasst, den Nutzen des Luesscreenings an der Klinik für Geburtshilfe, Universitätsspital Zürich, anhand der eigenen Daten kritisch zu überdenken.

Methodik und Resultate: In einer retrospektiven Analyse wurden die Resultate des Luesscreenings in der Schwangerschaft an unserer Klinik evaluiert. Von 5640 getesteten Schwangeren in den Jahren 1989-91 hatten 30 einen reaktiven TPHA-Test. Bei der genaueren Abklärung mit FTA-ABS- und IgM-Tests waren 2 davon falsch reaktiv. 27 Serologien wurden als Seronarbe eingestuft. Lediglich bei einer Frau war der Befund vereinbar mit einer Lues latens. Leider hat sie unser Land verlassen, bevor eine Therapie eingeleitet werden konnte. Zum Vergleich wurden gesamtschweizerisch in diesen Jahren von den meldepflichtigen Laboratorien jährlich rund 9 positive Luesserologien bei unter 1 jährigen registriert. Aufgrund eigener Abklärung kann man davon ausgehen, dass es sich bei den meisten Fällen um Leih-Antikörper der Mutter handelt. Eine Lues congenita ist in der Schweiz eine Rarität. Im Gegensatz zu den USA hat in der Schweiz die Lues seit 1978 ständig abgenommen und hat sich seit 1989 auf etwa 330 Meldungen / Jahr eingependelt.

Schlussfolgerung: Obwohl die Lues eine therapierbare Krankheit ist und Langzeitschäden bei Mutter, Kind und Partner verhindert werden können, scheint die augenblickliche Lues-Inzidenz in der Schweiz ein generelles Screening nicht mehr zu rechtfertigen. Wenn die epidemiologischen Daten der nächsten Jahre keine erneute Zunahme zeigen, sollte der mutige Schritt, ein eingespieltes und früher sinnvolles Screening zu verlassen, in Erwägung

Utérus de Couvelaire: à propos d'un cas

E. O. Adjahoto, J-F. Delaloye, H. Bossart, P. De Grandi
Département de Gynécologie-Obstétrique, Lausanne

Histoire clinique: Découverte d'un infarcissement utérin de Couvelaire lors d'une césarienne pour souffrance foetale aigue sur un hématome rétroplacentaire à 33 semaines de grossesse chez une primigeste de 33 ans. Lors de la césarienne, il s'est installé une coagulation intravasculaire disséminée (CIVD). La suture de l'utérotomie a été possible avec contrôle de l'hémostase. La patiente rentre à domicile à J11 post-opératoire en bon état général.

But de la présentation: illustration de l'observation par une iconographie présentant un intérêt documentaire.

Conclusion: La suture per-primam de la brèche d'utérotomie doit être tentée bien que certains auteurs préconisent d'effectuer une hystérectomie; les points de suture peuvent en effet cisailler le myomètre toujours fragile sans assurer une bonne hémostase.

Geburtskomplikation mit Impressionsfraktur des rechten os parietale (Ping-Pong-Fraktur)

M. Morger, M. Müller, Ch. Kind, P. Waibel
Klinik für Geburtsh. u.Gynäkol., Kantonsspital, CH-9007 St. Gallen
Kinderchirurgische Klinik, Kinderspital, CH-9006 St. Gallen

Ziel des Posters:

Mitteilung einer aussergewöhnlichen Geburtskomplikation.

Anamnese und Geburtsverlauf:

30-jährige IP/IG mit unauffälligem SS-Verlauf, 39 4/7 SSW. In der Austreibungsperiode fehlendes Tiefertreten des Kopfes trotz Wehenstimulation mit Syntocinon iv. Wegen Geburtsstillstand bei Verdacht auf Kopf-Becken-Missverhältnis wurde eine sekundäre Sectio caesarea durchgeführt. Bei der Kindsentwicklung imponierte eine ausgeprägte Verkeilung des Kopfes im kleinen Becken. Gute Adaptation des Kindes. Neugeborenenuntersuchung ergab eine Schädelimpressionsfraktur des rechten os parietale von 6 mm Tiefe ohne Nachweis einer intrakraniellen Blutung.

Therapie:

Operative Behebung der Schädelfraktur im Kinderspital.

Abklärung:

Postpartales Becken-CT: Conjugata vera obstetrica 10.4 cm.

Schlussfolgerung:

Die conjugata vera ist mitentscheidend für das Eintreten des kindlichen Kopfes ins kleine Becken. Ob die Wirkung der Geburtskräfte gegen den zu engen Beckeneingang für das Entstehen der Fraktur verantwortlich ist, lässt sich nicht beweisen, die einzige andere Ursache könnte nach unserer Meinung der Druck durch die Hand des Geburtshelfers bei der Kopfentwicklung sein. Für nächste Geburt wird eine primäre Resectio caesarea empfohlen.

Multiorganversagen bei HELLP-Syndrom

D. Müller. U. Gigon, Frauenklinik, KSO Olten

Bis 12 % der Schwangeren mit Präeklampsie/Eklampsie können ein HELLP-Syndrom entwickeln. (H = hemolysis, EL = elevated liver enzymes, LP = low platelet counts). In rund 30 % kann das HELLP-Syndrom postpartal auftreten, und zwar innerhalb von wenigen Stunden bis nach 6 Tagen.

Zirka 1/3 der HELLP-Patientinnen haben erhebliche Gerinnungsstörungen, die mit dem Ausmass des Leberschadens korrelieren (subkapsuläres Hämatom bis zur Leberruptur). Bei zirka 20 % findet man eine vorzeitige Plazentalösung und bei etwa 8 % ein akutes Nierenversagen. Weitere Komplikationen wie Pleuraerguss, Lungenödem, ARDS, Netzhautablösung, corticale Erblindung, Diabetes insibitus werden beobachtet. Mikrothromben und Fibrinablagerungen in den kleinen Gefässen sind die Ursache für dieses Multiorganversagen. Die Mortalität bei HELLP-Syndrom wird in der Literatur mit etwa 3 % angegeben.

Wir berichten über einen Fall einer 27-jährigen Primipara, die in der 34. SSW unmittelbar nach der Notfallsectio wegen Präeklampsie und vorzeitiger Plazentalösung ein HELLP-Syndrom mit Multiorganversagen entwickelte, das sich nach 14 Tagen intensivmedizinischer Therapie langsam zurückbildete mit vollständiger restitutio ad integrum.

PERISONO - eine Software zur Dokumentation, Verwaltung und Auswertung von Sonographiebefunden in der Geburtshilfe

J. Kurmanavicius, A. Huch, R. Huch
Perinatalphysiologisches Labor, Klinik und Poliklinik für Geburtshilfe,
Departement Frauenheilkunde, Universitätsspital Zürich

Ziel der Studie:
Vorstellung einer Software, mit deren Hilfe die Dokumentation und Analyse von Sonographiedaten in der Geburtshilfe erheblich vereinfacht werden kann. Im Vordergrund der Programmerstellung standen einfache Bedienung auch für Computerunerfahrene Benützer.

Methode und Resultate:
Die notwendige Hardware besteht aus folgenden Elementen:

- Mindestens Apple Macintosh LC Computer mit 12 Zoll Farbbildschirm,
- Systemversion ab 6.0.7,
- minimal RAM 2 MB, optimal 4 MB oder mehr,
- Postscript-, Personallaser- oder Tintenstrahldrucker (HP Desk Writer) o.a.,

Das Programm wurde in Fox Base+/Mac (Microsoft Corporation, USA) geschrieben. Von der Stammdatenmaske können 5 verschiedene Unterprogramme (Frühgravidität, Routine Fetalbiometrie II.-III. Trimenon, erweiterte Biometrie, Dopplersonographie und Sonographie-Bilder) abgerufen werden. Für jede Patientin können Sonographiebefunde graphisch als Zahlenwert und als Sonographie-Bild dargestellt werden. Die berechneten Normwerte der 5. 50. und 95. Perzentile für mehrere Biometrieparameter werden entsprechend dem Gestationsalter dargestellt. Ergebnisse früherer Ultraschall-untersuchungen können gespeichert werden und zum Vergleich mit früheren Wachstumsbestimmungen sofort wiederabgerufen werden. Zusätzlich zu schnelleren und präziseren Ultraschallberechnungen bietet der Computer die Möglichkeiten, Untersuchungsberichte zu verfassen, Wachstumskurven graphisch darzustellen und weitere schwierige Aufgaben zu bewältigen. Das System ist ausbaufähig. Eine Erweiterung für verschiedene Bereiche wie z.B. einen gynäkologischen oder internistischen Ultraschall, Brief- und Adressen-Verwaltung etc. wird derzeit erstellt.

Der totale Muttermundsverschluss (TMMV) - Erfahrungen am Universitätsspital Zürich im Zeitraum von 1983-1992

K. Faisst, R. Huch, A. Huch.
Klinik und Poliklinik für Geburtshilfe, Departement Frauenheilkunde,
Universitätsspital Zürich

Ziel der Studie:
Prüfung der Effizienz des TMMV in Bezug auf Verminderung der perinatalen Mortalität und Morbidität anhand eines streng selektionierten Kollektives.

Patientinnen:
30 Patientinnen in der 17.-33. SSW mit verstrichener Portio, Muttermunds-eröffnung $\geq$ 3 cm, partiell oder vollständig prolabierender Fruchtblase, keine Kontraktionen, keine bestehende genitale Infektion bei Durchführung.

Methode:
Modifizierte Methode nach Baden-Szendi: Unter perioperativer Antibiotika-prophylaxe und Tokolyse vorsichtiges Zurückschieben der prolabierenden Fruchtblase, Anfrischen des dünn ausgezogenen Muttermundes und zweischichtiger totaler MM-Verschluss mit Einzelknopfnähten.

Resultate:
1. Die mittlere Fortdauer der Schwangerschaften nach TMMV betrug 5 Wochen (1-129 Tage). Bei 8 Patientinnen kam es 1-8 Tage nach dem operativen Eingriff zur Geburt (spontaner Blasensprung mit Amnioninfekt n=2, Tokolysedurchbruch n=6), bei 22 Patientinnen bestand die Schwangerschaft nach TMMV im Mittel noch weitere 6 + 5 Wochen.

2. Tabellarische Gegenüberstellung des Gestationsalters TMMV versus des Gestationsalters bei Geburt:

		n	< 26. SSW	26. -28. SSW	28.-32. SSW	>32. SSW
Anzahl TMMV	< 26.SSW	18	**7** (39%)	**2** (11%)	**4** (22%)	**5** (28%)
	26.-28.SSW	7	-	**3** (43%)	**3** (43%)	**1** (14%)
	28.-32.SSW	4	-	-	**1** (25%)	**3** (75%)
	> 32.SSW	1	-	-	-	1 (100%)

Table header spanning "< 26. SSW" through ">32. SSW": **Anzahl Geburten**

Zusammenfassung:
Der therapeutische TMMV bietet die Möglichkeit:
1. in geburtshilflich aussichtslosen Situationen im II. Trimester, die Schwangerschaft bis mindestens ins lebensfähige Alter des Kindes zu verlängern ($\geq$ 26 SSW) und
2. bei einem Eingriff nach der 26. SSW ein Gestationsalter mit deutlich besserer kindlicher Prognose zu erreichen.

TRANSPOSITION DES GROS VAISSEAUX ET GROSSESSE : DESCRIPTION D'UN CAS RARE .

M.Pfizenmaier Rousseil*, O. Irion*, F.Béguin*, R. Lerch**, R. Adamec**, K. Rifat°,
* Département de Gynécologie-Obstétrique, ** Centre de Cardiologie,
° Département d'Anesthésiologie; Hôpital Cantonal Universitaire de Genève.

La transposition des gros vaisseaux (TGV) est une anomalie cardiaque congénitale survenant dans environ 10% des cardiopathies complexes. La correction chirurgicale définitive se fait généralement par réorientation intra-auriculaire des retours veineux, selon la technique de Mustard ou de Senning. Cette intervention transforme le ventricule droit en ventricule systémique, et comporte comme complications à long terme les arythmies, la sténose des retours veineux , l'oedème aigu du poumon par insuffisance tricuspidienne, et l'insuffisance cardiaque systémique. Dans ces cas, la grossesse peut entraîner une décompensation cardiaque grave et souvent imprévisible.

Casuistique : Nous reportons ici les cas d'une patiente primigeste de 24 ans, dont la TGV avait été découverte à la naissance, et corrigée définitivement selon la technique de Mustard à l'âge de 2 ans. Depuis lors elle était cliniquement stable. Elle présentait une dyspnée d'effort modérée (classe NYHA II-III). Son rythme cardiaque était généralement sinusal, et son échocardiographie montrait une diminution modérée et homogène de sa fonction ventriculaire droite. Il y avait une insuffisance tricuspidienne modérée, et les retours veineux étaient non-modifiés.
Suivie dans notre service depuis 20 semaines de grossesse (SG) et présentée régulièrement à des colloques inter-disciplinaires, elle a eu une évolution obstétricale normale. Les échographies foetales n'ont jamais montré d'anomalies, notamment au niveau cardiaque. Les monitorings réalisés dès 34 semaines ont toujours révélé une excellente vitalité foetale.
Du point de vue cardiologique, tous les paramètres sont restés stables jusqu'à 34 SG. A ce moment, la patiente a été hospitalisée pour l'apparition des nombreux passages en rythme jonctionnel, et de fréquentes extra-systoles ventriculaires et supra-ventriculaires. La digitalisation aux taux de 0,250 mg/j, 5j/7, lui a permi de retrouver un rythme sinusal normal. Suite à cet épisode, et en raison du peu de littérature disponible, il a été décidé de procéder à une césarienne élective à 38 SG. En effet, seulement 8 cas de TGV et grossesse ont été publiés, dont le seul cas vraiment comparable au nôtre avait accouché par césarienne. Les autres patientes avaient toutes un ventricule unique. Vu les complications graves et aiguës pouvant survenir durant un accouchement par voie basse, cette documentation n'était pas suffisante nous guider .
L'intervention a eu lieu sous anesthésie péridurale, avec une surveillance hémodynamique intensive (monitoring cardiaque 5 dérivations, cathéter artériel, PVC, oxymétrie), et sous couverture antibiotique intra-veineuse prophylactique. La patiente a donné naissance à une fille de 3040 g qui a montré une excellente adaptation néonatale. Le post-partum n'a pas posé de problèmes, la digitale a pu être stoppée, et les contrôles cardiologiques étaient superposables à ceux du début de la grossesse.
Ce cas nous a montré que, grâce à une collaboration inter-disciplinaire active, une patiente porteuse d'une TGV peut mener une grossesse à terme avec succès.

Pulmonal arterielle Hypertonie in der Schwangerschaft bei HIV-Infektion

D. Passweg, N. Bürki, R. Konrad*, D. Holtz**, W. Stoll
Frauenklinik, Anästhesiologische Abt.*, Medizinische Klinik**,
Kantonsspital Aarau

Wir berichten über eine 29 jährige I-Para, I-Gravida, mit HIV-Infektion IV-C2. Seit 1985 ist, bei Status nach Heroinabusus, eine HIV-Infektion bekannt. In der Frühschwangerschaft betrug die CD-4 Zellzahl 189/mm^3 eine p24 Antigenämie war nachweisbar.
In der 25. SSW präsentierte sie mit Dyspnoe NYHA II-III. Die weiteren Abklärungen ergaben die Diagnose einer primär pulmonal arteriellen Hypertonie. Dopplerechokardiografisch fand sich ein pulmonal arterieller Druck (PAP) von 70 mmHg, der rechte Ventrikel und Vorhof waren dilatiert. In Ruhe bestand eine leichte respiratorische Partialinsuffizienz.
Ab der 27. SSW wurde eien Lungenreifung durchgeführt. Der klinische Zustand wurde engmaschig überwacht. Wegen zunehmenden Zeichen der Rechtsherzinsuffizienz sowie einem Polyhydramnion führten wir in der 34. SSW geplant eine Sectio in kombinierter Fentanyl-PDA und Intubationsnarkose durch. Die Operation verlief komplikationslos. Postoperativ kam es zu einem transienten Rechtsherzversagen, welches mit intensivmedizinischen Massnahmen beherrscht werden konnte. Bei Austritt (d+14 postop) befand sich die Patientin in befriedigendem Allgemeinzustand Der dopplersonografisch gemessene PAP hatte sich auf 50 mmHg gebessert. Heute, 1 Jahr postop sind Patientin und ihre Tochter wohlauf.
Eine HIV-assoziierte pulmonal arterielle Hypertonie ist beschrieben worden. Die primär pulmonal arterielle Hypertonie verschlimmert sich in der Schwangerschaft u.a. wegen der zusätlichen Volumenbelastung und weist eine hohe Letalität auf.
Wir glauben, dass in unserem Fall die enge Zusammenarbeit der Geburtshilfe mit den Abteilungen für Innere Medizin und Anästhesiologie, die engmaschige Kontrolle und die elektive operative Schwangerschaftsbeendigung bei den ersten Anzeichen der Rechstherzdekompensation zum glücklichen Ausgang beigetraten haben.

INSTANT D'ETERNITE: UNE VIDEO SUR L'ACCOUCHEMENT A LA MATERNITE DE L'HCUG

S. Wieser, O. Irion, F. Béguin
Département de Gynécologie et d'Obstétrique, Hôpital Cantonal Universitaire de Genève.

Cette vidéo VHS de 22 minutes conçue par les auteurs et réalisée par M. S. Popovic décrit une consultation prénatale en salle d'accouchement ainsi que trois accouchements, spontané, par forceps et par césarienne. Ce film a été conçu pour servir d'appui pédagogique et de support émotionnel dans le cadre du cours de préparation à la naissance offert par le département de Gynécologie et d'Obstétrique de l'Hôpital Cantonal Universitaire de Genève.

Subscription Information

ISSN 0932-0067
Volumes 253–254 (4 issues each) will appear in 1993.

North America. Recommended annual subscription rate: Approx. US $ 618.00 (single issue price: approx. US $ 91.00) including carriage charges. Subscriptions are entered with prepayment only. Orders should be addressed to:

Springer-Verlag New York Inc.
Service Center Secaucus
44 Hartz Way
Secaucus, NJ 07094, USA
Tel. (2 01) 3 48-40 33, Telex 023-1 25 994

All Other Countries. Recommended annual subscription rate: DM 876.00 plus carriage charges; [Germany: DM 19.26 incl. VAT; all other countries: DM 42.00]. SAL or airmail charges are available upon request. SAL livery is mandatory to Japan, India, and Australia/New Zealand. Airmail delivery to all other countries is available upon request. Volume price: DM 438.00, single issue price: DM 131.40 plus carriage charges. Subscriptions can either be placed via a bookdealer or sent directly to:

Springer-Verlag, Postfach 31 13 40,
D-10643 Berlin, Germany,
Tel. (0) 30/82 07-1, FAX (0) 30/8 20 74 48

Changes of Address. Allow six weeks for all changes to become effective. All Communications should include both old and new addresses (with Postal Codes) and should be accompanied by a mailing label from a recent issue.

According to § 4 section 3 of the German Postal Services Data Protection Regulations, if a subscriber's address changes the German Federal Post Office can inform the publisher of the new address even if the publisher has not submitted a formal application for mail to be forwarded.
Subscribers not in agreement with this procedure may send a written complaint to Springer-Verlag's Berlin office within 14 days of publication of this issue.

Back Volumes. Prices are available on request.

Microform. Microform editions are available from:
University Microfilm International
300 N. Zeeb Road
Ann Arbor, MI 48106, USA

Printers

Graphischer Betrieb Konrad Triltsch
D-97070 Würzburg, Germany

© Springer-Verlag Berlin Heidelberg 1993
Ursprünglich erschienen bei Springer-Verlag Berlin Heidelberg New York 1993.
ISBN 978-3-662-37105-3
ISBN 978-3-662-37813-7 (eBook)
DOI 10.1007/978-3-662-37813-7